Hefte zur Zeitschrift „Der Unfallchirurg"

Herausgegeben von:
L. Schweiberer und H. Tscherne

250

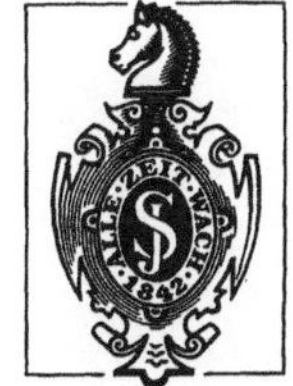

Ekkehard Euler

Das Becken

Anatomie, Biomechanik, Frakturversorgung
und Tumorprothetik

Mit 137 Abbildungen und 29 Tabellen

Springer-Verlag

Berlin Heidelberg New York Barcelona Budapest
HongKong London Mailand Paris Tokyo

Reihenherausgeber

Professor Dr. Leonhard Schweiberer
Direktor der Chirurgischen Universitätsklinik München Innenstadt
Nußbaumstraße 20, D-80336 München

Professor Dr. Harald Tscherne
Medizinische Hochschule, Unfallchirurgische Klinik
Konstanty-Gutschow-Straße 8, D-30625 Hannover

Autor

Priv.-Doz. Dr. med. habil. Ekkehard Euler
Klinikum Innenstadt
der Ludwig-Maximilians-Universität
Nußbaumstraße 20, D-80336 München

ISBN-13: 978-3-540-59447-5   e-ISBN-13: 978-3-642-85212-1
DOI: 10.1007/978-3-642-85212-1

Die Deutsche Bibliothek – CIP-Einheitsaufnahme

[Der Unfallchirurg / Hefte] Hefte zur Zeitschrift „Der Unfallchirurg". –
Berlin ; Heidelberg ; New York ; Barcelona ; Budapest ; HongKong ; Mailand ;
Paris ; Tokyo : Springer.
Früher Schriftreihe
Bis 226 (1992) u.d.T.: Hefte zur Unfallheilkunde
Reihe Hefte zu: Der Unfallchirurg
NE: HST

250. Euler, Ekkehard: Das Becken. - 1996

Euler Ekkehard: Das Becken : Anatomie, Biomechanik, Frakturversorgung
und Tumorprothetik ; mit 29 Tabellen / Ekkehard Euler. – Berlin ; Heidelberg ; New York ; Barcelona ; Budapest ; HongKong ; Mailand ; Paris ; Tokyo : Springer, 1996
(Hefte zur Zeitschrift „Der Unfallchirurg" ; 250)

Satz: FotoSatz Pfeifer GmbH, 82166 Gräfelfing
SPIN: 10496782   24/3135 – 5 4 3 2 1 0 – Gedruckt auf säurefreiem Papier

Vorwort

In den letzten Jahren haben die Verletzungen des Beckengürtels infolge des Anstieges der Rasanztraumen ständig zugenommen, nicht nur zahlenmäßig, sondern auch bezüglich der Schwere der Verletzungen. Die Folgen dieser Verletzungen sind zum einen eine oft erheblich beeinträchtigende körperliche Behinderung des Verletzten, zum anderen aber auch ein beträchtlicher wirtschaftlicher Schaden. Folge der Zunahme der Beckenbrüche war einerseits die Verbesserung der Therapie der Einzelverletzung unter Berücksichtigung anatomischer und biomechanischer Erkenntnisse, andererseits aber auch die Entwicklung zielbewußter Konzepte für die Behandlung der meist aufgrund eines Rasanztraumas polytraumatisierten Personen. Die Behandlungskonzepte sind unterschiedlich und in den jeweiligen Gesamttherapieplan zu integrieren.

Nicht nur auf traumatologischem Gebiet, sondern auch in der Behandlung von Beckentumoren hat sich ein Wandel vollzogen. Dieser basiert auf den in der Traumatologie gewonnenen Erfahrungen sowie auf den Behandlungserfolgen moderner, interdisziplinärer Therapieprotokolle und auf neuen Techniken im Prothesenbau. Unter Einbeziehung dieser Fachgebiete ist die extremitätenerhaltende Tumorresektion und die prothetische Wiederherstellung der Funktion, d. h. eine Lebensverlängerung mit Lebensqualität, in vielen Fällen möglich.

Die vorliegende Arbeit hat das Ziel, einen zusammenfassenden und klinikorientierten Überblick über den derzeitigen Stand der Chirurgie des Beckens – Traumatologie und Tumorchirurgie – zu geben. Eine detaillierte Abhandlung über das Bauprinzip des Beckengürtels stellt hierfür die Grundlage dar. Experimentelle Untersuchungen zur Biomechanik, zur operativen Stabilisierung und zur Prothesenverankerung sollen die klinische Erfahrung ergänzen. Die Gliederung in die drei Hauptkapitel – Anatomie, Biomechanik; Frakturen; Tumoren des Beckengürtels – soll die Übersichtlichkeit gewährleisten und den Lehrbuchcharakter unterstreichen.

Die Erstellung dieser Abhandlung wäre ohne die Unterstützung und die fachliche Beratung kompetenter und in ihrer Fachdisziplin außerordentlich erfahrener Kollegen nicht möglich gewesen. Daher gilt mein besonderer und aufrichtiger Dank meinem hochverehrten Lehrer, Herrn Professor Dr. L. Schweiberer. Er hat nicht nur als Vorbild in der täglichen klinischen Arbeit, sondern auch durch seine Unterstützung in jeder Hinsicht meinen Werdegang maßgeblich geformt und die Voraussetzungen für das Zustandekommen dieser Abhandlung geschaffen. Herrn Prof. Dr. A. Betz bin ich zu außerordentlichem Dank verpflichtet. Sein unermüdlicher Einsatz im klinischen Alltag und seine ständige Bereitschaft, hohe chirurgische Verantwortung zu tragen, haben nicht nur mein eigenes Handeln geprägt, sie waren auch Voraussetzung für die hier vorgestellten klinischen

Ergebnisse, namentlich in der Prothetik. In jahrelanger Zusammenarbeit habe ich Herrn Betz als treuen Mentor und wahren Freund kennen und schätzen gelernt. Herrn Professor Dr. R. Putz danke ich sehr für seine hilfreichen Anregungen, die die Aussage der vorliegenden Arbeit ganz wesentlich bereicherten. Ebenso bedanke ich mich für seine Unterstützung der experimentellen Arbeit. Im Zusammenhang mit den spannungsoptischen Untersuchungen habe ich ganz besonders Herrn PD Dr. Ing. W. Plitz, Leiter des Labors für Biomechanik und Experimentelle Orthopädie an der Orthopädischen Klinik der LMU, für die ständige Hilfsbereitschaft und Unterstützung bei der Durchführung und Interpretation der Ergebnisse zu danken. Bei Herrn OA PD Dr. D. Nast-Kolb bedanke ich mich herzlich für die Hilfe bei der Darstellung der Problematik, die sich vor allem bei der Behandlung von Mehrfach- und Schwerstverletzten ergibt. Auch möchte ich allen im Team der Chirurgischen Klinik und Poliklinik des Klinikums Innenstadt danken, die durch die Teamarbeit zur Entstehung dieser Arbeit beigetragen haben.

E. Euler

Inhaltsverzeichnis

1 Einleitung

Πάντα ῥεῖ – mit diesen einfachen Worten soll Heraklit etwa 500 v. Chr. das allgegenwärtige Prinzip der ständigen Veränderung beschrieben haben. In der Medizin können wir dies tagtäglich beobachten, und zwar nicht nur beim Fortschreiten oder der Rückbildung einer Krankheit, sondern auch speziell auf dem therapeutischen und diagnostischen Sektor. Gleiches gilt für Läsionen des Beckengürtels auf verschiedenen Ebenen. Verletzungen des Beckengürtels nehmen infolge Zunahme der Rasanztraumen ständig zu und sind oft Teil einer Mehrfachverletzung. Für die Behandlung polytraumatisierter Patienten wurden in den vergangenen Jahren zielbewußte Behandlungsprotokolle entwickelt und erfolgreich im klinischen Alltag realisiert. Die Behandlung der Becken- oder Acetabulumverletzungen wurde in dieses Konzept miteinbezogen. Hier vollzog sich der Wandel von der konservativen Behandlung auch instabiler und verschobener Brüche hin zur äußeren Stabilisierung mit dem Fixateur externe und der internen Stabilisierung durch Platten und Schrauben. Letztere wird in der Regel aus Stabilitätsgründen und wegen besserer Behandlungsergebnisse bevorzugt und ist weitgehend standardisiert. Allerdings ergeben sich immer wieder technische Neuerungen und Modifikationen mit dem Ziel der Optimierung der Versorgung. Dasselbe gilt für die operativen Standardzugänge und deren Modifikationen. Parallel zu der Weiterentwicklung der operativen Versorgung von Becken- und Acetabulumfrakturen wurden auch chirurgische Therapiekonzepte für die Behandlung von Tumoren und tumorähnlichen Veränderungen des Beckens entwickelt. Gab es in der präneoadjuvanten Ära zur verstümmelnden äußeren Hemipelvektomie oftmals keine Alternative ohne Konzession an die Radikalität, so konnten die funktionellen Ergebnisse durch die innere Hemipelvektomie, die auf den Erfahrungen der Unfallchirurgie und den Fortschritten im Prothesenbau basierte, erheblich verbessert werden. Die Entwicklung dieser „Limb-salvage-Strategien" ging Hand in Hand mit den Erfolgen neoadjuvanter Therapiemaßnahmen und wurde durch diese erst ermöglicht. Auf prothetischem Sektor repräsentiert die individuell angefertigte Metallprothese den neuesten technischen Stand. Es ist zu erwarten, daß sie weiter an Bedeutung bei der Rekonstruktion nach Beckenteilresektion gewinnt.

Das Ziel der vorliegenden Arbeit ist es, einen zusammenfassenden, praxisbezogenen und klinikorientierten Überblick über den derzeitigen Stand der Chirurgie des Beckens zu erstellen. Als solcher soll die Arbeit nicht nur Kenntnisse vertiefen, sondern auch einen Beitrag leisten zur Standardisierung und Qualitätssicherung. Basierend auf anatomischen und biomechanischen Gegebenheiten werden die verschiedenen Möglichkeiten und Techniken der Wiederherstellung nicht nur des traumatisch lädierten Beckenrings und Acetabulums, sondern auch des durch Tumor befallenen Beckens aufgezeigt und an

Beispielen aus der Klinik erläutert. Hierzu gehört insbesondere die Zusammenfassung der im klinischen Alltag gewonnenen Erfahrungen und Beobachtungen bei der Versorgung Mehrfachverletzter. Die Beschreibung operationstechnischer Details und erzielter Behandlungsresultate auf traumatologischem und tumorchirurgischem Gebiet runden den klinischen Teil ab. Er beinhaltet auch am Beispiel einer Beckenringstabilisierung bei ausgedehntem Tumorbefall die Darstellung einer bislang einzigartigen Operation, die die Grenzen des technisch Möglichen erreicht.

Das Verständnis für die Anatomie sowie für die Statik und Dynamik des Beckenrings und des Beckenknochens im Hinblick auf die Implantatverankerung sowohl in der Traumatologie als auch in der Tumorchirurgie wird durch anschauliche Darstellung der Ergebnisse experimenteller Untersuchungen erheblich erleichtert. Speziell die Befestigung von Knochenprothesen ist erfahrungsgemäß problematisch. Wegen der häufig beobachteten Lockerungen waren die Knochen-Prothesen-Verbindungen schon seit längerer Zeit Gegenstand zahlreicher Untersuchungen und theoretischer Überlegungen. Dies trifft besonders für die Femurschaft- und die Acetabulumprothesen zu. Für Beckenteilprothesen wurden solche Überlegungen oder Untersuchungen bislang noch nicht angestellt. Der Grund hierfür ist zum einen in der geringen Stückzahl solcher Prothesen, verglichen mit Femurschaft- und Acetabulumprothesen, zu suchen, zum andern aber auch in der großen Varianz des Beckenteilersatzes bzw. der Stabilisierungsmaßnahmen nach Beckenteilresektion. Ein Überblick über die verschiedenen operativ-technischen Möglichkeiten erscheint zum jetzigen Zeitpunkt ebenso sinnvoll wie ein Nachdenken über die Optimierung rekonstruktiver Maßnahmen angesichts zu erwartender Erfolge interdisziplinärer Behandlungsstrategien bei malignen Erkrankungen des Skelettsystems. Es ist die Pflicht des Klinikers, sich von der Qualität der von ihm als verantwortlichem Chirurgen implantierten Prothesen zu überzeugen. In diesem Sinne soll mit der vorliegenden Schrift ein Beitrag geleistet werden zur Qualitätssicherung der Knochen-Prothesen-Verbindung nach Beckenteilresektion als klinisch relevantes Ziel.

Dieses Ziel soll unterstützt werden durch experimentelle Untersuchungen. Bei einer qualitativ hochwertigen Knochen-Prothesen-Verbindung erfolgt die Kraftübertragung bzw. die Krafteinleitung zwischen Knochen und Prothese ohne übermäßige Belastung einzelner Zonen, d. h. ohne Spannungsspitzen. Da beim Knochen hauptsächlich die Kortikalis die Kraftübertragung übernimmt, ist ein Verfahren notwendig, das es erlaubt, die Oberflächenspannung zu erfassen. Als Voraussetzung soll das Verfahren in der Lage sein, auch unerwartete Spannungsverläufe aufzuzeigen. Geeignet hierfür ist die Reflexionspolariskopie. Es handelt sich um ein spannungsoptisches Oberflächenschichtverfahren, das üblicherweise in der Spannungsanalyse technischer Werkstoffe Anwendung findet und das in der Lage ist, Oberflächenspannungen des zu prüfenden Werkstücks optisch darzustellen. Es wird daher ein reflexionspolariskopisches Modell am Becken erarbeitet und am Beispiel einer Prothesenverankerung die Aussagekraft dieses Modells bezüglich der Optimierung von Knochen-Prothesen-Verbindungen überprüft. Es wird an diesem Beispiel dargestellt, wie die Spannungsoptik auch für medizinisch relevante Fragestellungen nutzbar gemacht werden kann.

In diesem Sinne sollen die Ergebnisse der experimentellen Arbeit dazu beitragen, das anatomische Wissen und das Verständnis für biomechanische Zusammenhänge des Beckengürtels zu bereichern.

2 Anatomie und Biomechanik

2.1 Anatomie und klinische Biomechanik des Beckenrings

Das knöcherne Becken ist ein aus 3 Teilen zusammengesetzter Ring, mit dessen Hilfe die Last des Körpers auf die unteren Extremitäten übertragen wird.

Der gesamte knöcherne Rahmen dient als Ursprung und Ansatz eines Teils der Rumpf- und Oberschenkelmuskulatur. Seine biomechanische Aufgabe ist es, Bewegung, Statik und hohe Kraftübertragung zu koordinieren [229]. Gleichzeitig ist der Beckenring Ursprung für die Beckenbodenmuskulatur, die durch den aufrechten Gang des Menschen besondere Bedeutung erlangt.

Die 3 knöchernen Anteile des Beckens sind die beiden Hüftbeine und das Kreuzbein. Das Hüftbein entsteht durch die Verschmelzung von Darm-, Sitz- und Schambein im Bereich der Hüftpfanne (Abb. 1). In der Unfallchirurgie unterscheidet man das Pfannendach, den vorderen Pfeiler (Fortsetzung als R. superior ossis pubis), und den hinteren Pfeiler (Fortsetzung als R. ossis ischii) (Abb. 2).

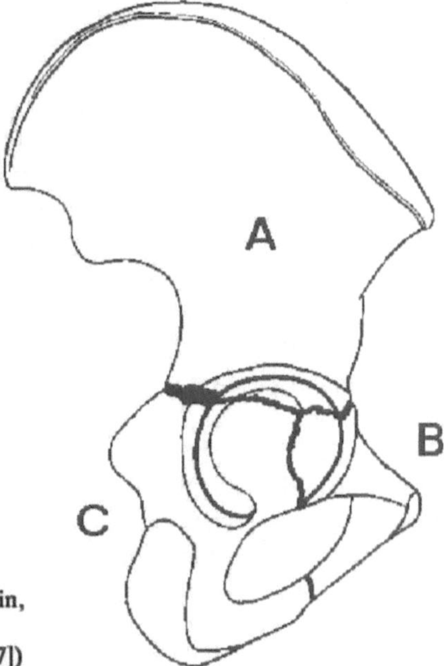

Abb. 1. Zusammensetzung des Hüftbeins aus Darmbein, Sitzbein und Schambein, die in der Y-Fuge zusammentreffen (*A* Os ilium, *B* Os pubis, *C* Os ischii) (Nach [367])

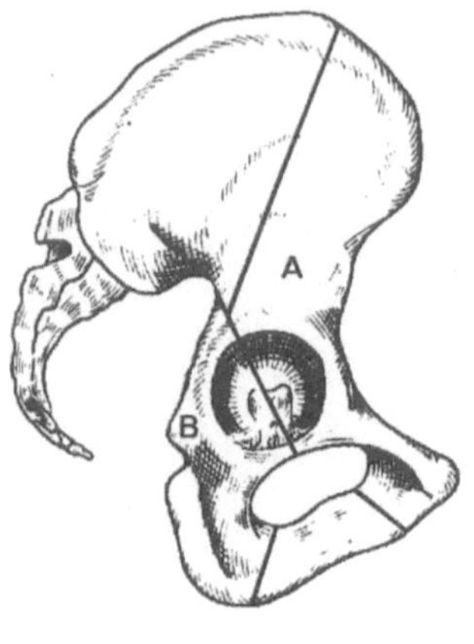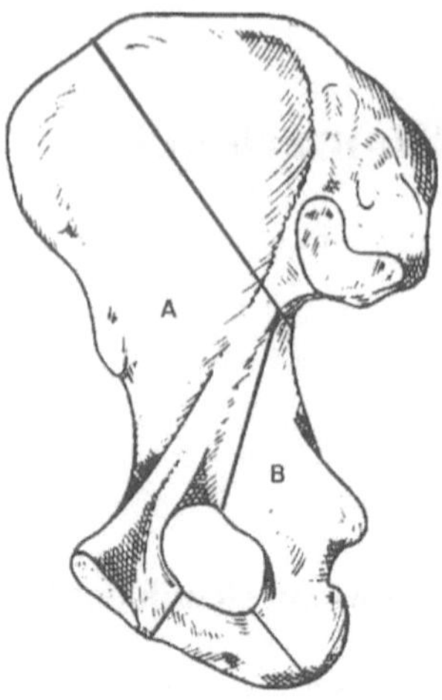

Abb. 2. Zweipfeilermodell (modifiziert nach Mears [216]; *links* Außenansicht; *rechts* Innenansicht; *dunkel schraffiert* vorderer, iliopubischer Pfeiler; *hell schraffiert* dorsaler, ilioischialer Pfeiler)

Zwischen den 3 Bestandteilen des Beckenrings existieren normalerweise keine knöchernen Verbindungen. Die Kräfte (Druck, Schub, Zug) werden über Synchondrosen weitergeleitet. Ventral verbindet die Symphyse beide Schambeine untereinander. Die in den peripheren Anteilen der Symphyse gelegenen, dicht gebündelten kollagenen Faserbündel sind sowohl im oberen, als auch im unteren Teil derart angeordnet, daß sie von den am Ober- und Unterrand transversal verlaufenden Fasern schräg und sich in der Medianlinie überkreuzend zur Gegenseite ziehen. Die Anordnung der Faserstrukturen und der vorwiegend aus hyalinem Knorpel aufgebaute Diskus lassen auf wechselnde Druck-, Zug- und Scherbelastungen schließen, die beim Wechsel vom Zweibein- auf den Einbeinstand auftreten [279]. Die Symphyse spielt im Vergleich zu den Sakroiliakalgelenken (SIG) für die Stabilität des Beckenrings jedoch eine untergeordnete Rolle, da sie außerhalb des Hauptkraftflusses liegt. Eine Symphysendiastase aufgrund einer Elastizitätserhöhung der Symphysenligamente – übrigens auch der Sakroiliakal-(SI-)ligamente – ist in der Schwangerschaft physiologisch [309]. Normalerweise ist sie gering ausgeprägt, übersteigt 10 mm nicht und ist asymptomatisch. Eine Öffnung der Symphyse von mehr als 1 cm im Rahmen einer Schwangerschaft oder Geburt ist Ausdruck einer inkompletten oder kompletten Symphysenruptur. Sie ist in der Regel symptomatisch und behandlungsbedürftig [121, 200]. Moon et al. [227] berichten über eine behandlungsbedürftige Symphysen- und SIG-Ruptur nach der Geburt. Allerdings lagen in diesem Fall auch tuberkulöse Veränderungen des Beckenrings vor.

Der Kraftfluß verläuft beim aufrechten Gang vom Schenkelhals bzw. vom Hüftkopf über die Pfanne nach dorsal in das SIG (Abb. 3). Diese Region verdient deshalb eine besondere Beachtung.

Im dorsalen Beckenbereich bestehen 2 kleine, jeweils ca. 7 cm^2 messende Syndesmosen zwischen dem Kreuzbein und den beiden Darmbeinen. Die Aufhängung des Kreuzbeins im Beckenring ist wegen der Form und der Anordnung dieser Syndesmosenflächen nur bedingt mit dem mechanischen Prinzip eines Schlußsteins in einem gemauerten Bogen vergleichbar (Abb. 4). Dorsal ist das Kreuzbein schmaler als ventral. Bei Belastung durch den aufrechten Gang tendiert es daher zu einer Verschiebung nach ventral-kaudal. Im Experiment wurden Bewegungen im SIG bei Belastung über 2 mm und eine Rotation

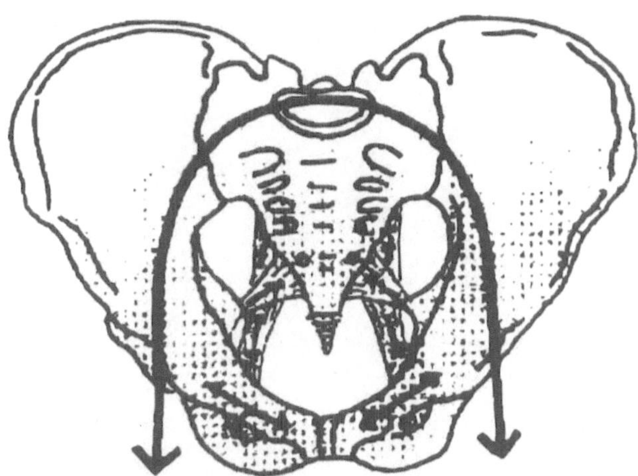

Abb. 3. Hauptkraftfluß von der Wirbelsäule über beide SIG auf das Pfannendach beidseits (*Pfeile* ventraler Schluß des Beckenrings durch die Symphyse, ligamentäre Zuggurtung intrapelvin. (Nach [198])

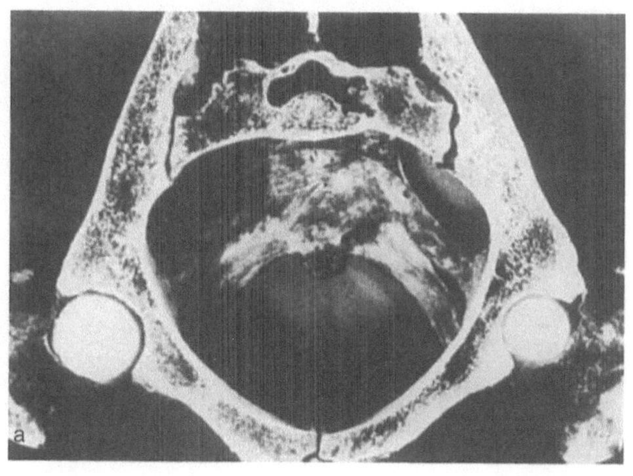

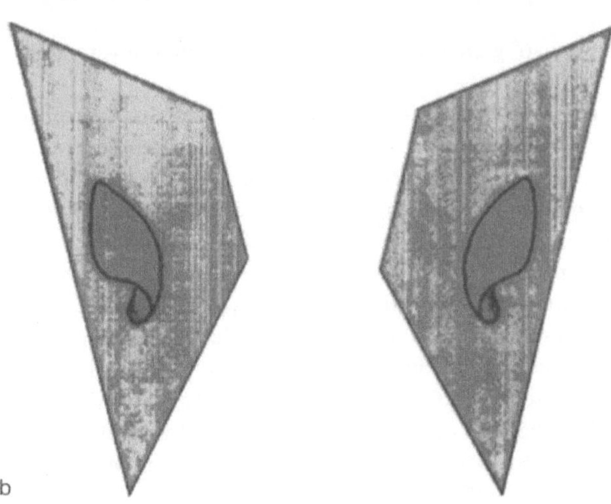

Abb. 4.a Anatomisches Schnittbild durch den Beckenring in der Ebene der Linea iliopectinea. Beachte die Form des Kreuzbeins. **b** Flächen der SI-Gelenke und Hauptebene der Gelenkstellung

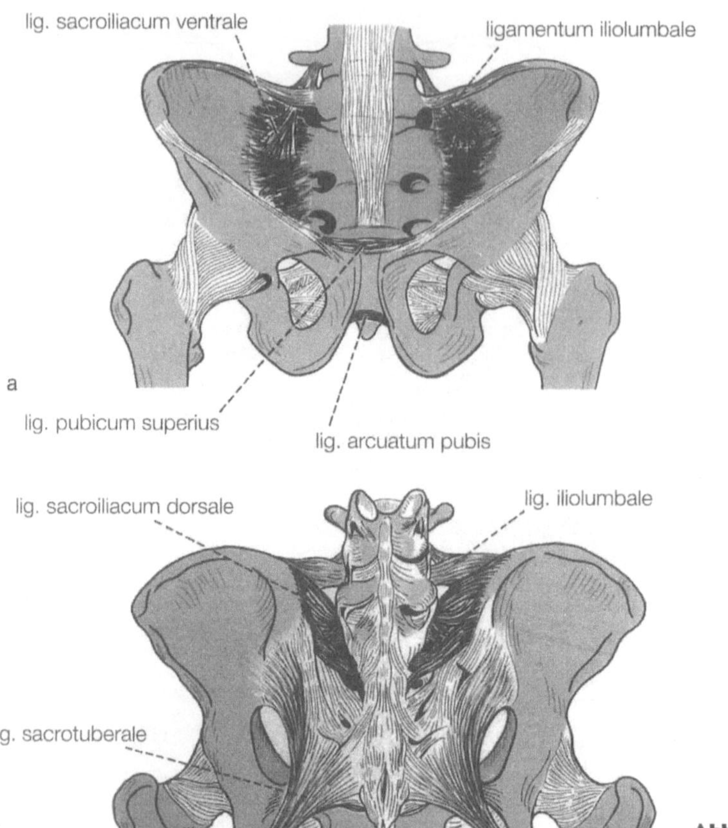

Abb. 5a, b. Bänder des Beckenrings. **a** ventrale Ansicht, **b** dorsale Ansicht

von bis zu 6° gemessen [222]. Dieser Verschiebungstendenz wirken kräftige Bandstrukturen entgegen.

Zu beiden Seiten bilden die Ligg. iliolumbalia, sacroiliaca ventralia (Abb. 5a), interossea und sacroiliaca dorsalia (Abb. 5b) eine feste Verbindung zwischen den 3 Beckenknochen. Dabei kommt den Ligg. sacroiliaca dorsalia die größte Bedeutung zu, da sie die Knochenverbindung wie das Trägerseil einer Hängebrücke überspannen und so die nach ventral gerichteten Kräfte des Kreuzbeins auffangen.

Auch die SIG sind wechselnden Belastungen ausgesetzt. Morphologische Substrate sind zum einen das als dicke Masse zwischen den Gelenkflächen liegende Lig. sacroiliacum interosseum, das als Verstärkung der Gelenkkapsel dorsalseitig zu verstehen ist und in das häufig eine Bursa oder sogar eine gelenkähnliche Fläche eingearbeitet ist. Zum anderen zeigt die CT-Osteoabsorptiometrie die höchste subchondrale Knochendichte randständig, und dies besonders am kranialen als auch kaudalen Rand entsprechend der kranialen Belastung beim Zweibein- und der kaudalen Belastung beim Einbeinstand [232, 233, 273, 278].

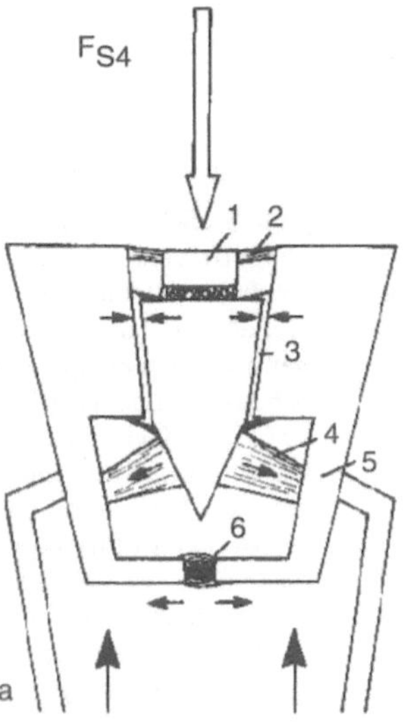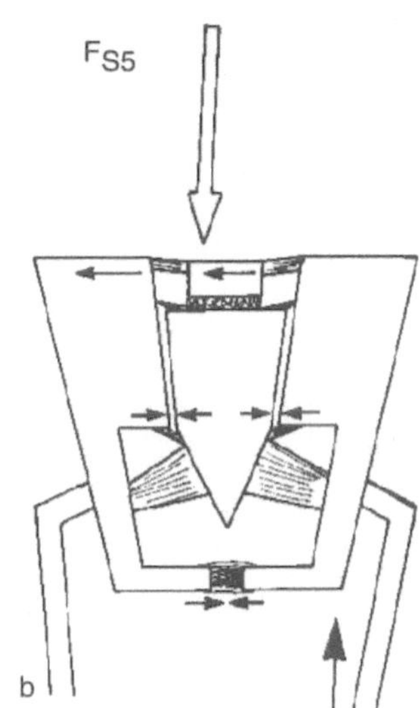

Abb. 6.a Zweibeinstand: Zugbeanspruchung der Symphyse (*6*), der Ligg. sacrospinalia und sacrotuberalia (*4*), sacroiliaca ventralia und interossea im kaudalen SI-Bereich, Druckbeanspruchung im oberen SI-Bereich (*1* LWK 5, *2* Lig. iliolumbale, *3* SIG, *5* Beckenring). **b** Einbeinstand: Verlagerung der Belastungsachse in Richtung Spielbein aus Gleichgewichtsgründen; Zugbeanspruchung der gegenseitigen Ligg. iliolumbale, sacroiliacum interosseum und dorsale im kranialen SI-Bereich, Druckbeanspruchung der kaudalen SI-Zone und der Symphyse, hier auch Scherbeanspruchung. (Nach [278])

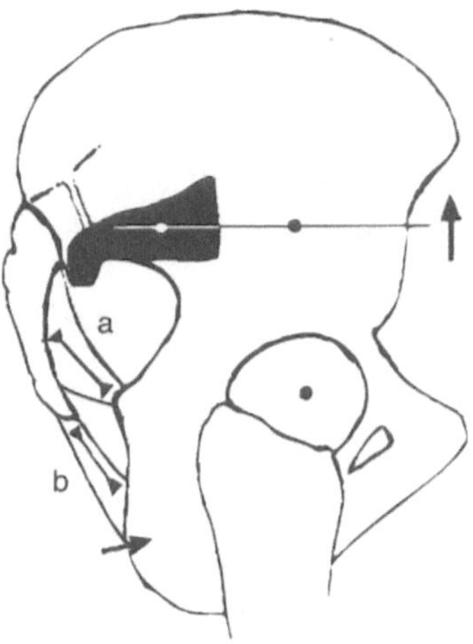

Abb. 7. Rotationskräfte am Becken: Drehachse im Bereich der SI-Gelenke liegen dorsal vom Mittelpunkt des Hüftkopfes. Gleichgewicht der Rotationskräfte durch die intrapelvinen ligamentären Zuggurtungen (*a* Lig. sacrospinale, *b* Lig. sacrotuberale)

Die wechselnden Druck- und Zugbeanspruchungen sind in Abb. 6 dargestellt.

Außerdem wirken beim aufrechten Gang auch Rotationskräfte auf das Becken ein, weil der Drehpunkt im Bereich des SIG dorsal vom Mittelpunkt des Femurkopfes liegt. Die SIG lassen hierbei eine Drehbewegung bis zu 2° um eine transversale Achse zu [66]. Diese Rotationskräfte sind bei intaktem Beckenboden einerseits und intakten Ligg. sacrotuberale und sacrospinale andererseits im Gleichgewicht (Abb. 7). Die Ansicht der beiden genannten Bänder von ventral (vgl. Abb. 3) macht deutlich, daß sie auch einem Aufspreizen der beiden Beckenhälften bzw. – da die Bänder ventral der Drehpunkte im Bereich der SIG gelegen sind – einer Außenrotationsbewegung entgegenwirken.

Diese anatomische Betrachtungsweise spiegelt sich wider im Verspannungsmodell des gesamten Beckengürtels, welches die Weichgewebe als passive (Bänder) und aktive

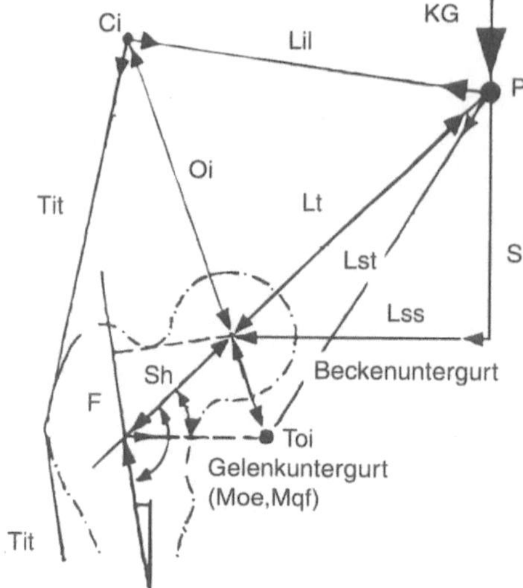

Abb. 8. Schematisierte Architektur der Bekkengürtelverspannung. Sakrum, Sitzbein und Crista iliaca stellen Endpunkte druckbelasteter Hebelarme dar, die über die zugbelasteten Bänder und Muskeln die Scherbeanspruchung des Schenkelhalses reduzieren. (Nach [225, 226], *Ci* Crista Iliaca, *F* Femurachse, *KG* Körpergewicht, *Lil* Lig. iliolumbale, *Lss* Lig. sacrospinale, *Lst* Lig. sacrotuberale, *Lt* Linea terminalis, *Moe* M. obturator externus, *Mqf* M. quadratus femoris, *Oi* Os ilium, *P* Promontorium, *S* Sakrum, *Sh* Schenkelhals, *Tit* Tractus iliotibialis, *Toi* Tuber ossis ischii: R. ossis ischii und R. inferior ossis pubis)

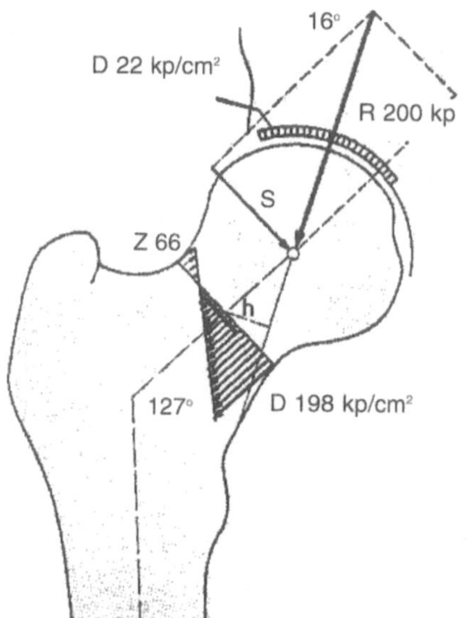

Abb. 9. Zug- und Druckspannungsverteilung im Schenkelhals (*D* Druckspannung, *R* resultierende Druckkraft, *S* Schubkomponente der resultierenden Druckkraft, *Z* Zugspannung, *h* Hebelarm). (Aus [251])

(Muskeln) Repräsentanten der Zugbeanspruchung bei der statodynamischen Analyse gedanklich miteinbezieht (Abb. 8). Die Autoren [225, 226] postulieren, daß die Natur alle Knochen, auch den Schenkelhals, ausschließlich Druckbeanspruchungen aussetzt, und vertreten die gegenteilige Meinung von Pauwels [251, 250], der am kranialen Abschnitt des Schenkelhalses Zugkräfte postuliert (Abb. 9).

Zug- und Druckkräfte werden sicherlich durch die verschiedensten Faktoren (Gewebebeschaffenheit von Knochen, Bändern und Muskeln, Gelenkstellung, CCD-Winkel, aktuelle Beanspruchung) modifiziert. Die klinische Erfahrung zeigt zumindest, daß

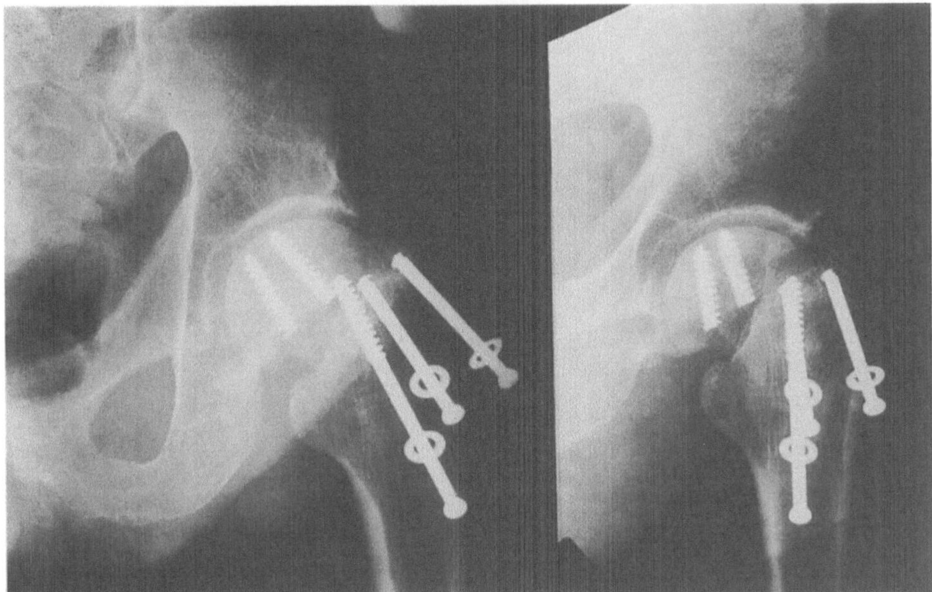

Abb. 10. Ermüdungsbruch nach Zugschraubenosteosynthese einer Schenkelhalsfraktur durch Scherkräfte

Scherkräfte sehr wohl am Schenkelhals auftreten, da es sonst zu Ermüdungsbrüchen von achsparallel zum Schenkelhals eingebrachten Implantaten theoretisch nicht kommen dürfte (Abb. 10). Die Scherkräfte sind so groß, daß im Falle einer Schenkelhalsfraktur nur eine Reduktion der Scherkräfte zugunsten von Druckkräften durch Reposition nach dem Hut-auf-Haken-Prinzip [15, 16] eine Katastrophe verhindern kann, die auch durch eine bizarr anmutende Menge von Osteosynthesematerial [221] nicht aufzuhalten ist. Den Ausführungen von Wolff [388] ist ferner zu entnehmen, daß sich das theoretisch konstruierte Modell des Kraftlinienverlaufs im koxalen Femurende auch tatsächlich in der Anatomie der dann definierten Druck- und Zugtrabekel widerspiegelte. An pathologisch-anatomischen Studien formulierte Wolff daraufhin das nach ihm benannte Transformationsgesetz, nach dem sich die Trabekel entsprechend dem Kraftlinienverlauf ausrichten, und zwar auch jeweils nach Veränderung der statischen Gegebenheiten, wie z.B. nach Fraktur. Ein lediglich achsparallel druckbelasteter Knochen, der keinerlei Scherbeanspruchung ausgesetzt ist, benötigt jedenfalls keine sponiösen Knochenbälkchen, wie es bei den Diaphysen in der Tat zu beobachten ist.

Nach theoretischen Überlegungen und Berechnungen von Fischer u. Bombelli [24] sind die auf das Hüftgelenk übertragenen Kräfte im Ein- und Zweibeinstand erwartungsgemäß sehr unterschiedlich, da sich die Lage des Körperschwerpunkts, die Masse und der Hebelarm wesentlich ändern (Abb. 11).

Um die Statomechanik des komplexen Beckenknochens zu erfassen, wurden eine Reihe weiterer theoretischer Überlegungen angestellt und mathematische Modelle entwickelt [30, 127, 128, 133, 220, 396]. Auch existieren Untersuchungen zur Bewegung des Beckens durch die natürliche Gangbelastung mittels Rasterstereographie [76] und Holographie [365, 366] sowie Berechnungen und mechanische Analysen zur räumlichen Beanspruchung des Beckens mit Hilfe der Methode der finiten Elemente [245, 386]. Ebenso

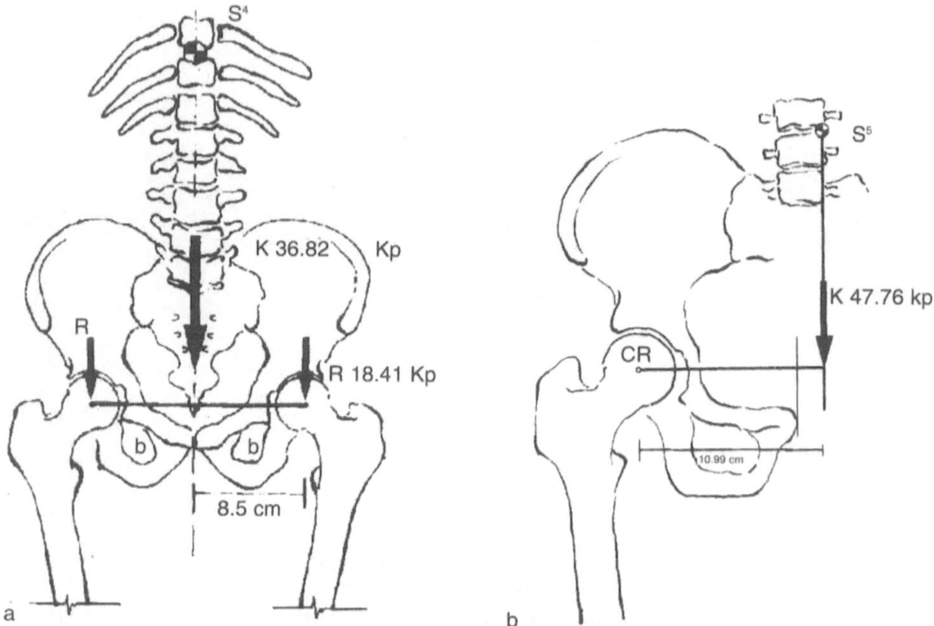

Abb. 11a, b. Hüftgelenkbelastung im Ein- und Zweibeinstand. (Aus [24])
a Zweibeinstand: Schwerpunkt zentrisch Höhe Discus intervertebralis BWK 10/11; Belastung jeder Hüfte mit 18,41 kp bei einem Hebelarm von 8,5 cm. **b** Einbeinstand: Schwerpunkt exzentrisch Höhe Discus intervertebralis LWK 3/4; Hüftbelastung mit 47,76 kp bei einem Hebelarm von 10,99 cm

wie experimentelle Arbeiten zur Beanspruchung des Beckenknochens [156, 241], liefern die meisten dieser Arbeiten ein Ergebnis in tabellarischer Form, als Diagramm oder als Formel. Die Umsetzung solcher Ergebnisse in die Praxis ist zugegebenermaßen schwierig, graphische Darstellungen mechanischer Sachverhalte erhöhen das Verständnis für ein Problem. Holm [153] hat die trabekuläre Struktur des Beckenknochens untersucht und fand eine gute Korrelation zu den zu erwartenden Streßtrajektorien nach dem Wolff-Gesetz [388]. Seine graphischen Darstellungen zeigen anschaulich den Verlauf der Druck- und Zugtrabekel, der den natürlichen Belastungen entsprechen dürfte (Abb. 12). Gleichzeitig weist der Autor jedoch darauf hin, daß ein Großteil der Kraft über die Kortikalis übertragen wird. Sciascia [322] hat eine umfangreiche Arbeit zur Architektur der Spongiosa publiziert. Auf den zahlreichen Schnittbildern in verschiedenen Höhen und Ebenen sind die entsprechend dem zu erwartenden Druckverlauf ausgerichteten Trabekel oberhalb des Acetabulums, aber auch die besonders kräftig ausgeprägte Kortikalis an der Darmbeinschaufelaußenseite supraazetabulär sowie im Bereich der Linea terminalis außen und innen zu erkennen.

Die Verlaufsrichtungen der Druck- und Zugtrabekel sowie die Kortikalisstärke sind in der Chirurgie des Beckenknochens von Bedeutung. So kann sich der Operateur an diesen Angaben orientieren, um Kortikalisschrauben einerseits in kräftigem Knochen zu verankern und andererseits Spongiosaschrauben möglichst längs der Beanspruchungsrichtung des Knochens zu plazieren zur Erhöhung der Vorlast [310], d. h. um die Schrauben möglichst nur auf Druck, nicht auf Scherung zu belasten.

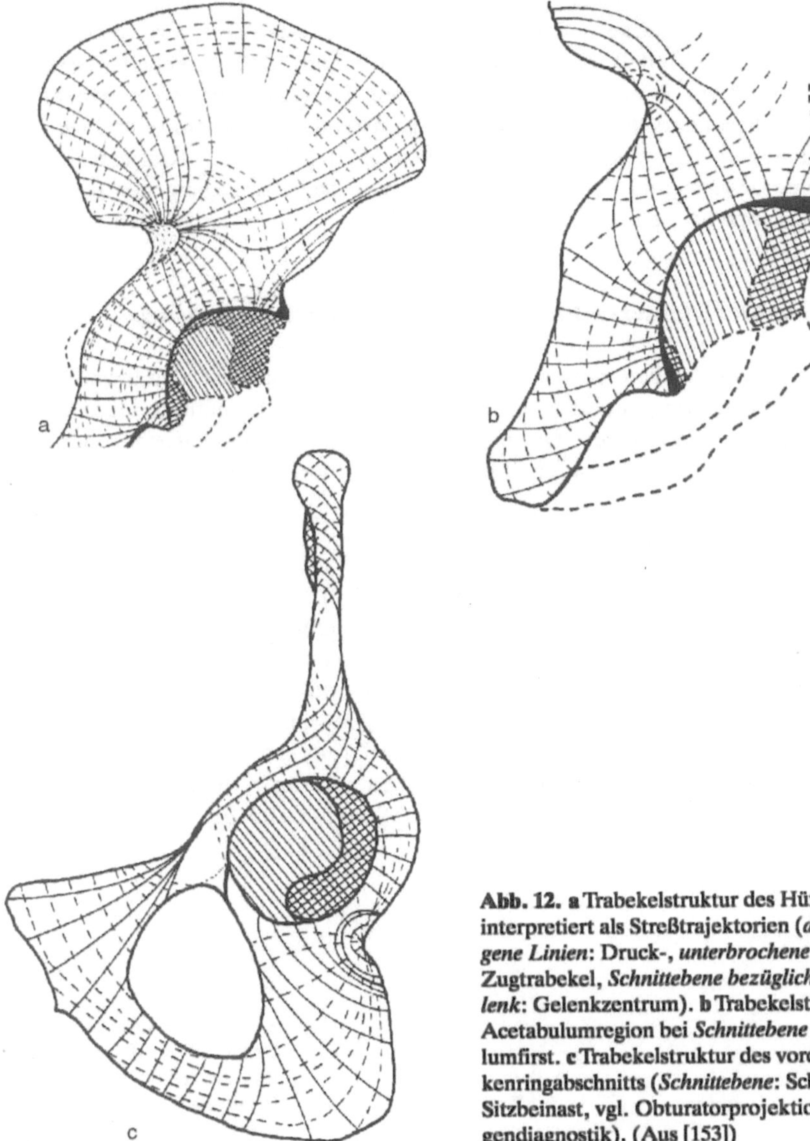

Abb. 12. a Trabekelstruktur des Hüftbeins, interpretiert als Streßtrajektorien (*durchgezogene Linien*: Druck-, *unterbrochene Linien*: Zugtrabekel, *Schnittebene bezüglich Hüftgelenk*: Gelenkzentrum). **b** Trabekelstruktur der Acetabulumregion bei *Schnittebene* Acetabulumfirst. **c** Trabekelstruktur des vorderen Beckenringabschnitts (*Schnittebene*: Schambein-/Sitzbeinast, vgl. Obturatorprojektion der Röntgendiagnostik). (Aus [153])

Neben den knöchernen und ligamentären Strukturen tragen selbstverständlich auch die Muskeln zur Stabilisierung und Gleichgewichthaltung erheblich bei. Der Einfluß der Muskeln ist im beidbeinigen Stillstand auf niedrigem Niveau. Bei Überbeanspruchung wird der Kliniker gelegentlich mit dem Muskelmantel des Beckengürtels konfrontiert, wenn z. B. Apophysenfrakturen vorliegen [181]. Den Muskeleinfluß bei „normaler" körperlicher Aktivität zu bestimmen, ist besonders bei biomechanischen Modellen ein Problem, da es im Modell letztlich nicht gelingt, alle muskulären Einflußgrößen realitätsnah zu simulieren. Es stehen aber Anhaltsgrößen zur Verfügung. So hat bereits 1917 Strasser

[344] die Aktivitäten der verschiedenen Muskelgruppen um das Hüftgelenk in verschiedenen Positionen nach Stärke und Richtung ihrer Kraft analysiert. Crowninshield u. Brand [52] stellten ein Modell zur quantitativen Bestimmung der Muskelaktivitäten der unteren Extremität vor. Die Berechnungen ergaben erwartungsgemäß eine erhebliche Kraftentfaltung besonders der Glutaeen im Einbeinstand. Aus diesem Grund wird bei der Betrachtung der Belastung des Hüftgelenks in der Regel von der Kräfteresultierenden aus Körpergewicht und Kraft der Abduktorenmuskeln ausgegangenen [188] und diese Muskelgruppe häufig bei biomechanischen Untersuchungen am Modell simuliert.

2.2 Experimentelle Untersuchungen zur Stabilität des Beckenrings

Am intakten Leichenbecken wurden die stabilisierenden Einflüsse der ligamentären Strukturen des Beckenrings untersucht. Ziel war es, ein möglichst naturgetreues Modell zur Untersuchung heranzuziehen. Das frische Leichenbecken mit weitestgehend intaktem muskuloligamentärem Halteapparat kam dieser Forderung am nächsten.

2.2.1 Material und Methode

Die Untersuchung wurde in Zusammenarbeit mit dem Labor für Biomechanik der Orthopädischen Klinik der Universität München durchgeführt [186]. Bei einer ca. 70 kg schweren Leiche wurde das Os sacrum in der physiologischen Lendenlordose des Stehenden mit 2 Schrauben auf einer hölzernen Unterlage fixiert. Die vertikale Kraftübertragung erfolgte über eine Trochanterschraube mit einer Drehspindel, wobei die Kräfte über ein Meßgerät digital registriert wurden. Die Registrierung der Relativbewegungen im dorsalen Beckenabschnitt erfolgte über 2 parallel zueinander zu beiden Seiten der SI-Fuge im Os sacrum und im Os ilium eingebrachte Meßpins (Abb. 13–15). Die Messung

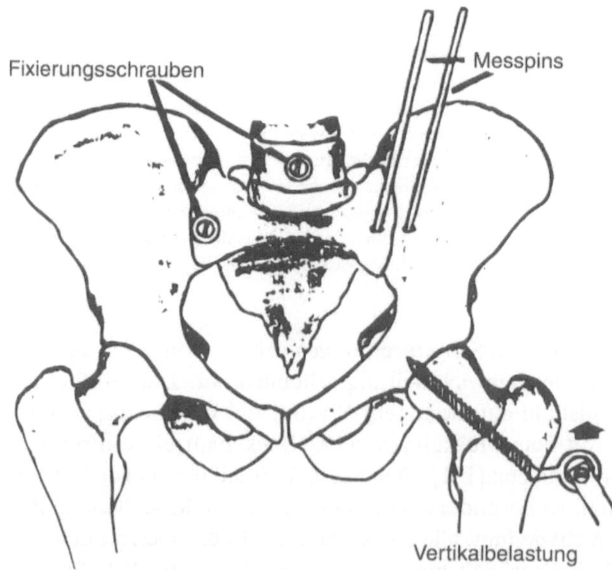

Abb. 13. Versuchsaufbau zur Untersuchung der vertikalen Belastbarkeit des Beckens: Fixierung des Os sacrum in der physiologischen Lendenlordose der Wirbelsäule; vertikale Kraftübertragung über eine Trochanterschraube mit daran angeschlossener Drehspindel (Bein gegen Abduktion gesichert); Registrieren der Kräfte digital über ein Meßgerät an der Drehspindel; Bestimmung der Beckenverschiebung (Vertikalverschiebung, Rotation) mit Hilfe von Meßpins [186]

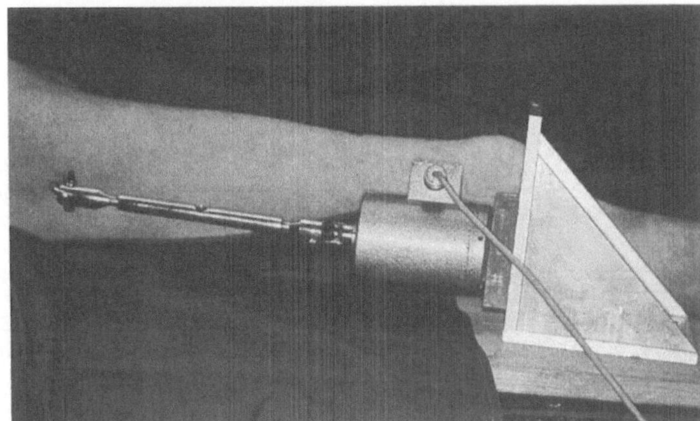

Abb. 14. Lateralansicht des Versuchsaufbaus: Drehspindel greift über eine Verbindungsstange mit einer definierten Kraft in Körperlängsachse an einer Trochanterschraube an

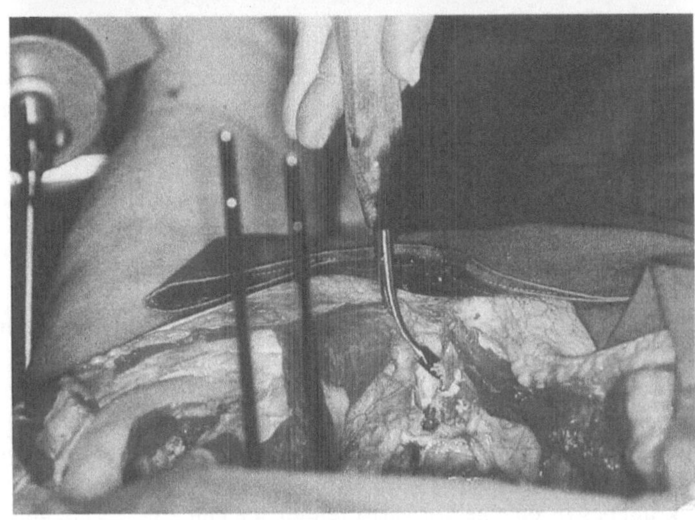

Abb. 15. Ansicht von ventral; Meßpins zu beiden Seiten des SIG, Raspatorium zeigt auf die Symphyse

der Pinbewegungen wurde bei Belastungen von 350, 700, 1040 und 1400 N entsprechend der natürlichen Gangbelastung vorgenommen. Das Bein war hierbei vor Abduktion gesichert.

2.2.2 Ergebnisse

Bei Untersuchungen am frischen Leichenbecken unter Simulation der Beckenbelastung durch den aufrechten Gang hat sich gezeigt, daß bei Durchtrennung der Symphyse sich diese infolge einer Außenrotation um bis zu 2,5 cm öffnet. Es kam aber bei natürlicher Gangbelastung zu keiner Vertikalverschiebung des Beckens, gemessen an der Vertikalverschiebung im Bereich der Sakroiliakalfuge (Abb. 16). Bei einer Belastung von 1400 N ließ sich eine Außenrotation von 12° feststellen.

Erst die Durchtrennung der Bandverbindungen im Bereich des SI-Gelenks führt zu einer Verschiebung des Beckens nach kranial. Die alleinige Durchtrennung des ventralen

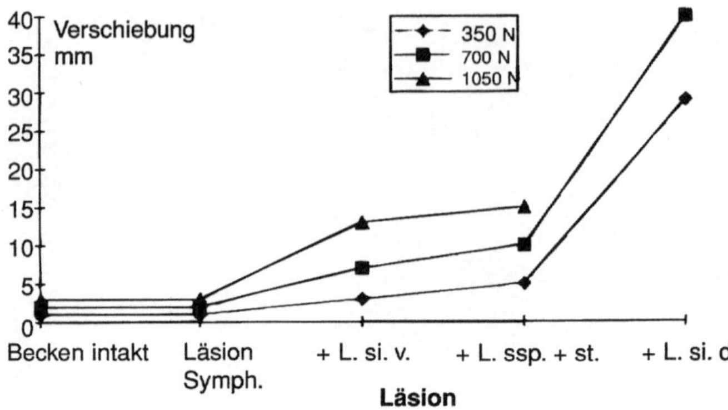

Abb. 16. Beckeninstabilität bei ligamentärer Läsion (*L* ligamentum, *si* sacroiliacum, *ssp* sacrospinale, *st* sacrotuberale, *v* ventrale, *d* dorsale); Ergebnis experimenteller Untersuchung (vgl. Abb. 13)

Bandanteils erbringt bei der Belastung von 700 N eine Verschiebung um ca. 7 mm. Werden zusätzlich die Ligg. sacrospinale und sacrotuberale durchtrennt, findet sich keine wesentliche Zunahme der kranialen Verschiebung, jedoch eine erhebliche Außenrotation der gesamten Beckenschaufel. Wird darüber hinaus das Lig. sacroiliacum dorsale durchtrennt, so resultiert eine vollkommene Instabilität des Beckens. Bereits die Belastung mit 350 N führt zu einer Verschiebung um 3 cm nach kraniolateral (Abb. 16).

2.2.3 Diskussion

Zur Untersuchung der Bewegung der einzelnen Beckenteile stellten Vukicevic et al. [365, 366] holographische Interferogramme am Leichenbecken her und kamen zu dem Ergebnis, daß unter Belastung sich das gesamte Becken nach unten und rückwärts, wohingegen sich die Rr. pubici nach oben bewegten. Die Autoren konnten ebenfalls anfänglich eine Außenrotationsbewegung der Beckenschaufeln beobachten, gefolgt von einer Innenrotationsbewegung in nahezu die Ausgangsposition, allerdings bei intakten Bändern. Das Sakrum beschrieb eine Vorwärtsdrehung um eine ca. 5–9 cm unterhalb des Promontoriums gelegene Achse. Interessant ist auch die Feststellung, daß die Belastung zu einer Protrusion der zentralen Darmbeinschaufelareale führte. Bei durchtrennter Symphyse zeigt sich nun die oben beschriebene Außenrotationsbewegung, die zunächst im wesentlichen durch das Lig. sacrospinale gebremst wird. Das Lig. sacrotuberale übt keinen die Außenrotationsbewegung hemmenden Einfluß aus. Dolati konnte zeigen, daß auch bei extremen experimentell erzwungenen Symphysendiastasen das Lig. sacrotuberale intakt blieb [75]. Diese Untersuchungen wurden am isolierten Leichenbecken durchgeführt. Durch die Verwendung weitgehend intakter Leichenbecken mit intaktem Weichteilmantel können Ergebnisse erwartet werden, die den natürlichen Gegebenheiten näher kommen, obwohl sich der Einfluß der leblosen Muskulatur von dem vitalen Gewebes vermutlich erheblich unterscheidet. Es gelang jedoch, die ligamentären Läsionen, die einerseits bei der „Open-book-Verletzung", andererseits bei der vertikalen Scherverletzung anhand des röntgenologischen Befundes postuliert werden müssen, im Experiment nachzuvollziehen.

2.3 Spannungsoptische Darstellung der Kraftlinien am Beckenring

2.3.1 Klinische Fragestellung

Die bedeutenden Erfolge der neoadjuvanten Therapie maligner Weichteil- und Knochentumore ermöglichen in zunehmendem Maße die extremitätenerhaltenden Resektionsverfahren. Dies gilt auch für maligne Tumore des Beckens, wobei die „äußere" Hemipelvektomie, also die Entfernung der betroffenen Beckenhälfte mitsamt der anhängenden Extremität – unter der Voraussetzung einer im onkologischen Sinne radikalen Resektabilität – als nicht mehr vertretbar angesehen wird. Vielmehr kann durch eine „innere" Hemipelvektomie eine ausreichende Restfunktion des Beckenrings und des Beins erreicht werden, die durch gelenkersetzende Maßnahmen noch erheblich gesteigert werden kann.

Vor diesem Hintergrund werden vermehrt Beckenteilersatzplastiken durchgeführt. Während die Verwendung homologen Materials mit z. T. guten Erfolgen aus der Literatur bekannt ist [140], wird – nicht zuletzt wegen der wesentlich höheren Komplikationsrate bei der Alloplastik und aus hygienischen Gründen – der Verwendung künstlicher Werkstoffe der Vorzug gegeben. Dies kam auch beim Internationalen Kongreß im Oktober 1992 in Pittsburgh [330] zum Ausdruck. Es werden Beckenteilprothesen verwendet, die anhand eines 1:1-Modells – computergesteuert gefräst aus PU-Schaum mit Hilfe des CT-Datensatzes – aus Kunststoffen oder Implantatstahl [40, 134] individuell und paßgenau hergestellt werden. Diese Teilprothesen beinhalten wegen des bevorzugten supraazetabulären Sitzes der Tumore zumeist eine azetabuläre Komponente. Die Herstellung ist aufwendig und erfordert ein Höchstmaß an Präzision, nicht nur auf technischer, sondern auch auf chirurgischer Seite.

Das vordringlichste Problem bei der Beckenteilprothetik, aber auch in der Frakturbehandlung des Beckenknochens, ist aus mechanischer Sicht die Verankerung der Prothese bzw. des Implantats im Beckenknochen. Die Möglichkeiten reichen bei der Prothese von der einfachen Zapfenverbindung über eine Schraubenverankerung im spongiösen Bereich bzw. Befestigung durch handelsübliche Osteosyntheseplatten oder plattenförmige Befestigungslaschen auf dem Knochen bis hin zu einer sandwichartigen Fixierung des Knochens zwischen 2 Prothesenteilen. Die Prothesen-Knochen-Verbindung soll eine Krafteinleitung in den Knochen ermöglichen, die der natürlichen Krafteinleitung nahekommt, so daß eine sofortige Belastbarkeit einerseits gewährleistet und ein späterer Knochenumbau andererseits möglichst vermieden wird.

Die räumliche Beanspruchung des Beckenknochens, speziell des Acetabulums, wurde durch Rechenmodelle erfaßt [60] und kann mit der Methode der Finiten-Elemente bestimmt werden [57, 128, 191, 282, 288, 386]. Auch ist die Messung des intraossären Kraftflusses an einzelnen Meßpunkten durch Dehnungsmeßstreifen möglich [291]. Die zugrundeliegende Problematik dieser Modelle war zumeist das Design von Pfannenprothesen bzw. deren Verankerung [201]. So haben experimentelle Spannungsanalysen an Beckenmodellen Aufschluß über die Kraftübertragung des Knochens ergeben und v. a. die mechanische Bedeutung der Kortikalis aufgezeigt [164]. Für die Praxis der Frakturbehandlung und der Beckenteilprothetik ist jedoch ein Verfahren wünschenswert, das den Verlauf der Spannungslinien am Beckenknochen unter verschiedensten Bedingungen – nativ, nach Versorgung von Frakturtypen oder nach Implantation von Beckenteilprothesen mit unterschiedlicher Verankerung – integral darstellt. Geeignet hierfür ist die Reflexionspolariskopie. Es handelt sich um ein spannungsoptisches Oberflächenschichtverfahren, das üblicherweise in der Materialprüfung Anwendung findet. Biomechanische Untersuchungen mit dieser Methode sind v. a. bei der Überprüfung von Hüftgelenkprothesen durchgeführt worden [69, 109, 368, 395]. Auch wurde die Methode zur Streßanalyse der Malleolenregion [264] und des proximalen Femurendes nach Prothesenschaftimplantation [120] verwendet. Holm [154] entwickelte ein zweidimensionales spannungsoptisches Modell des Beckenknochens und konnte hiermit die Streßtrajektorien (vgl. Abb. 12) reproduzieren. Bekannt sind auch die zweidimensionalen spannungsoptischen Modelle besonders des koxalen Femurendes von Pauwels [249, 250].

Das Ziel ist es, ein reflexionspolariskopisches Modell am Beckenring zu erarbeiten, welches eine wesentliche Grundlage für weitere Untersuchungen darstellt, um die Methoden der Frakturversorgung zu optimieren, in der Prothetik Resektionsgrenzen am knöchernen Becken zu definieren, Prothesen-Knochenverbindungen zu optimieren und nicht zuletzt den operativen Aufwand und damit das Risiko für den Patienten sowohl bei der Frakturversorgung als auch bei der Prothetik zu minimieren.

2.3.2 Material und Methode

2.3.2.1 *Physikalische Grundlagen der optischen Spannungsanalyse im Oberflächenschichtverfahren*

Die Polarisation des Lichts (Abb. 17) und die Doppelbrechung bestimmter optischer Materialien sind die grundlegenden Phänomene der Spannungsanalyse: Die Wellentheorie nach Maxwell (1871; zit. nach [124]) beschreibt Licht als elektromagnetische Strahlung im Empfindlichkeitsbereich des menschlichen Auges, das ist etwa im Frequenzbereich $4 \cdot 10^{14} - 8 \cdot 10^{14}$ Hz (sichtbares Spektrum). Elektromagnetische Wellen sind transversal, d. h. der elektrische und der magnetische Feldvektor stehen immer senkrecht zur Ausbreitungsrichtung. Gekennzeichnet ist die Lichtwelle durch ihre Fortpflanzungsgeschwindigkeit c, die Frequenz f und die Wellenlänge λ, verknüpft in der Beziehung:

$$c = f \cdot \lambda \tag{1}$$

Die Ausbreitungsgeschwindigkeit c ist dabei vom Medium abhängig und beträgt im Vakuum $c = 2{,}99 \cdot 10^8$ ms^{-1}.

In natürlichem Licht, welches z. B. Temperaturstrahler (glühende Körper) aussenden, treten Schwingungen des Feldvektors in allen Richtungen senkrecht zur Fortpflanzungsrichtung auf; das Licht ist unpolarisiert. Durch Reflexion, Brechung oder den Durchgang durch Kristalle kann jedoch eine Schwingungsrichtung bevorzugt und die anderen unterdrückt werden. Solches Licht, dessen elektrisches Feld immer nur in einer Richtung steht, heißt *linear polarisiert*, die Richtung des elektrischen Feldvektors *Polarisationsebene*. Schwingt die elektrische Feldstärke so, daß die Spitze des Vektors auf einem Kreis um die Ausbreitungsrichtung läuft, so wird das Licht als *zirkular polarisiert* bezeichnet. Man kann es als Zusammensetzung von 2 linear polarisierten Wellen auffassen, die bei gleicher Amplitude senkrecht zueinander schwingen und die eine Phasendifferenz von λ/4 aufweisen [124].

Linear polarisiertes Licht läßt sich durch Kristalle oder Filter, sog. Polarisatoren, erzeugen. Ein einfacher Polarisationsapparat besteht aus einem Polarisator, der nur Licht einer Schwingungsebene passieren läßt und einem zweiten, dem Analysator, mit dem man die Schwingungsrichtung nachweist [115]. Die vom ersten Polarisator durchgelas-

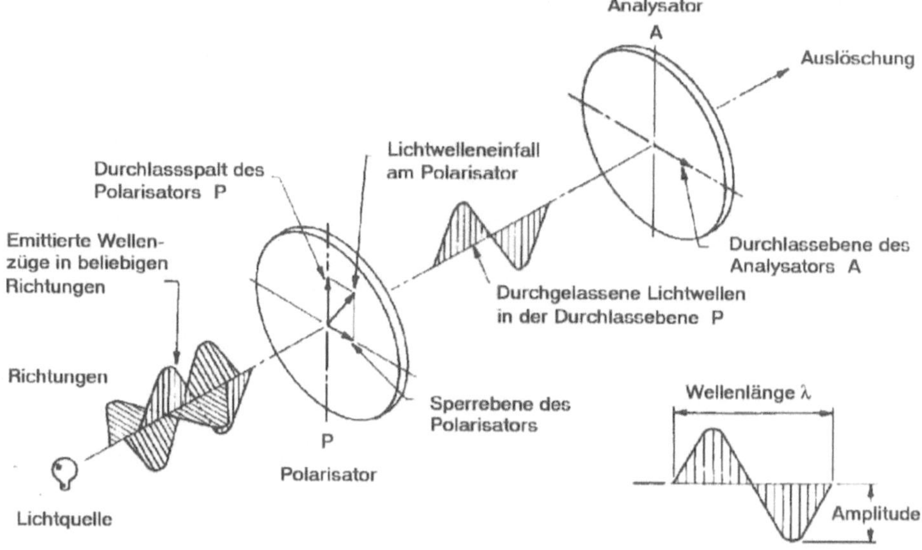

Abb. 17. Polarisation des Lichts. (Nach [260]).

sene Amplitude sei a. Der zweite Polarisator, der gegen den ersten um den Winkel α verdreht ist, läßt von a wieder nur die Komponente a' = a cos α durch, die in seine Einlaßebene fällt. Die entsprechenden Intensitäten I sind proportional zu a'^2:

$$I' = I \cos^2 \alpha. \tag{2}$$

Gekreuzte Polarisatoren (α = 90°) lassen also kein Licht durch (Dunkelfeld), außer wenn sich auf dem Lichtweg zwischen ihnen Vorgänge abspielen, die den Polarisationszustand oder seine Schwingungsrichtung verändern.

Solche Vorgänge spielen sich z.B. in bestimmten Kristallen ab, in denen im Unterschied zu optisch isotropen Medien, wie homogenen Flüssigkeiten oder amorphen Festkörpern (Glas), die Lichtgeschwindigkeit nicht in allen Richtungen gleich ist. Man nennt diese Eigenschaft, die z.B. bei Kalkspat auftritt, *Doppelbrechung*, und sie läßt sich nur so erklären, daß einfallendes Licht im doppelbrechenden Medium in 2 senkrecht zueinander polarisierte Strahlen aufgespalten wird, die unterschiedliche Fortpflanzungsgeschwindigkeiten besitzen. Dadurch kommt es zu einer Phasenverschiebung zwischen den beiden Strahlen, die von der Länge des durchlaufenen Weges im Kristall abhängt und sich durch eine Änderung der Polarisationsrichtung bemerkbar macht (Hellfeld, Abb. 18).

Das Verhältnis von Lichtgeschwindigkeit im Vakuum c und Geschwindigkeit v im transparenten Körper ist der Brechungsindex:

$$n = c/v. \tag{3}$$

Optisch isotrope Medien verlieren i. allg. diese Isotropie, wenn sie elektrischen oder magnetischen Feldern ausgestzt werden oder elastisch deformiert werden. Letzteres, die sog. Spannungsdoppelbrechung, verursacht durch Spannungen im Inneren eines isotropen Körpers, ist das grundlegende Phänomen der Spannungsoptik.

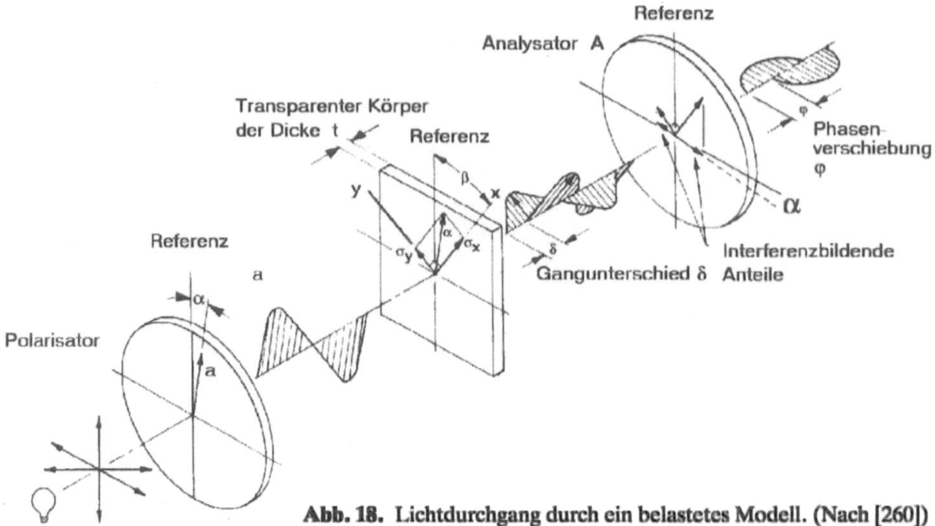

Abb. 18. Lichtdurchgang durch ein belastetes Modell. (Nach [260])

Für den oben beschriebenen einfachen Polarisationsapparat und die Verwendung von monochromatischem Licht leitet sich eine Beziehung zwischen Spannungszustand und Polarisationsgrad wie folgt her:

Ein im Modell vorherrschender ebener Spannungszustand ist durch die beiden Hauptdehnungen ε_x und ε_y charakterisiert. Die Lichtgeschwindigkeit der in diesen Ebenen schwingenden polarisierten Strahlen sei v_x und v_y. Ein Lichtstrahl eilt folglich dem anderen nach, es ergibt sich ein Gangunterschied von:

$$\delta = c(t/v_x - t/v_y) = t\,(n_x - n_y), \tag{4}$$

wobei der Quotient t/v die Zeit zum Durcheilen der Schichtdicke t darstellt. Das Brewster-Gesetz [115] verknüpft die Differenz der Hauptdehnungen linear mit der Änderung des Brechungsindex, folglich:

$$(n_x - n_y) = K\,(\varepsilon_x - \varepsilon_y). \tag{5}$$

K ist die „dehnungsoptische Konstante" und bezeichnet eine Materialeigenschaft. Die Hauptgleichung der Spannungsoptik ergibt sich nun aus der Kombination der beiden Gleichungen:

$$\delta = tK\,(\varepsilon_x - \varepsilon_y). \tag{6}$$

Der Gangunterschied resultiert in einer Änderung der Schwingungsrichtung, die für den Analysator maßgebend ist:

$$I = a^2 \sin^2 2\,(\beta - \alpha)\,\sin^2 \pi\delta/\lambda, \tag{7}$$

wobei $(\beta - \alpha)$ den Winkel zwischen Polarisationsebene und Hauptdehnungsrichtungen beschreibt. Ist $\varepsilon_x - \varepsilon_y = 0$, so ist auch $\delta = 0$, und die beiden den Analysator passierenden Komponenten heben sich auf: Die Intensität I erreicht ein Minimum. Bei einer Phasenverschiebung von $\delta = \pi/2$ erreicht die Intensität ein Maximum. Bei ganzzahligem δ herrscht also stets Dunkelheit, dazwischen tritt Aufhellung ein. Alle Punkte, die der

Bedingung $\delta = N \cdot \pi$ genügen, sind durch dunkle Linien verbunden und kennzeichnen Punkte gleicher Hauptdehnungsdifferenz. Man nennt diese experimentell gefundenen Linien *„Isochromaten"*; N wird *„Ordnung"* genannt. Dunkle Linien finden sich neben den Isochromaten dann, wenn eine der beiden Hauptdehnungsrichtungen mit der Polarisationsrichtung zusammenfällt; dann geht der Lichtstrahl ohne Geschwindigkeitsaufspaltung durch das Modell und wird vom Analysator vollständig absorbiert. Diese Linien heißen *„Isoklinen"* oder Richtungsgleichen. Aus der Ordnungszahl und der Wellenlänge der verwendeten monochromatischen Lichtquelle errechnet sich die Hauptdehnungsdifferenz als:

$$\varepsilon_x - \varepsilon_y = N \lambda / tK = N \cdot const. \tag{8}$$

Faßt man alle Konstanten einer Versuchsanordnung zusammen, so muß lediglich die Isochromatenordnung N eines Punkts gemessen werden, die Hauptdehnugsdifferenz ergibt sich durch Multiplikation mit der Konstanten [259, 260].

Die verwendete Versuchsanordnung weicht in mehreren Punkten von dem soeben als Rechenmodell benutzten Planpolariskop ab (Abb. 19).

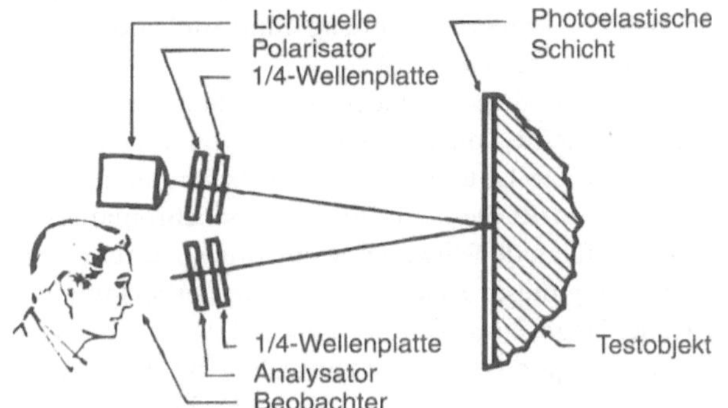

Abb. 19. Versuchsaufbau bei der Reflexionspolariskopie. (Nach [260])

Zwar entspricht das Reflexionspolariskop optisch einem herkömmlichen Durchlichtpolariskop mit diffuser Beleuchtung, das transparente Modell ist jedoch durch das tatsächliche Untersuchungsobjekt, versehen mit der photoelastischen Schicht, ersetzt. Reflektierender Klebstoff auf der Oberfläche des Objekts läßt eine um fast 180° zusammengeklappte Apparatur zu, bei der Polarisator und Analysator in einer Ebene montiert sind. Durch die kleinen Abmessungen kann das Reflexionspolariskop auch in der Hand gehalten werden und das beschichtete Objekt kann aus allen Richtungen betrachtet werden. Beachtet werden muß, daß der Strahl die optisch aktive Schicht im Reflexionsfall 2mal durcheilt. In den hergeleiteten Gleichungen setze man also für t die doppelte Schichtdicke.

In den Strahlengang des polarisierten Lichts, also zwischen Polarisator und Analysator, sind zusätzlich λ/4-Wellenplatten eingebracht, welche aus Folie mit homogener Kristallstruktur bestehen, die doppelbrechende Eigenschaften besitzt. Sie sind unter 45° zur Polarisationsrichtung montiert, zerlegen den Strahl in 2 Komponenten und erzeugen durch definierte Dicke eine Phasenverschiebung von λ/4. Das Licht ist also nach der ersten λ/4-Wellenplatte zirkular polarisiert und besitzt keine ausgezeichnete Schwin-

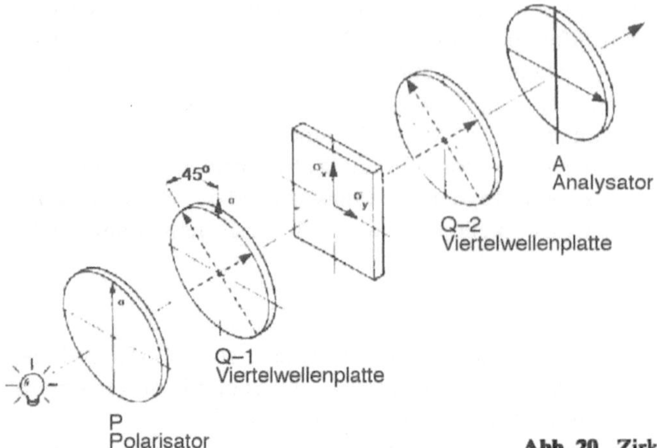

Abb. 20. Zirkularpolarisation. (Nach [260]).

gungsrichtung. Dadurch werden Isoklinen, die bei der Auswertung stören, vermieden. Die Isochromaten bleiben unverändert, weil nach der zweiten λ/4-Wellenplatte beide Komponenten wieder zusammengeführt sind und linear polarisiertes Licht dem Analysator zugeführt wird (Abb. 20).

Schließlich wird statt monochromatischem weißes Licht verwendet, welches eine kontinuierliche Reihe von Lichtschwingungen verschiedener Wellenlängen darstellt. Erst dadurch wird die Unterscheidung der Isochromatenordnung in der Praxis möglich. Bei weißem Licht tritt die oben für den monochromatischen Fall hergeleitete Auslöschung von Wellen für jede Schwingung entsprechend ihrer Frequenz ein; beobachtet wird die Überlagerung dieser Erscheinungen. In der spannungsoptischen Hauptgleichung steht die Wellenlänge λ im Nenner, daraus folgt für die Isochromaten, daß mit steigender Hauptspannungsdifferenz die ganzzahligen Phasenverschiebungen für kurze Wellenlängen früher erreicht werden, als für lange. Folglich wird nur der Lichtanteil ganz ausgelöscht, für dessen Wellenlänge die Ordnung δ gerade ganzzahlig ist. Die Isochromaten erscheinen daher bei weißem Licht nicht dunkel, sondern in der Komplementärfarbe der ausgelöschten Wellenlänge. Isochromaten sind nun Linien gleicher Farbe und werden damit ihrem Namen gerecht. Nur die Isochromate 0. Ordnung erscheint dunkel, dann folgt wegen der mit kurzwelligem Licht beginnenden Auslöschung eine *spektrale Abfolge* der Wellenlängen.

Diese farbige Darstellung des an der Oberfläche des Testkörpers herrschenden Dehnungszustands ist die für die Praxis so hervorragende Eigenschaft des photoelastischen Meßverfahrens. Auf den ersten Blick läßt sich die Spannungsverteilung qualitativ beurteilen. Ein ganzflächiges Isochromatenbild liefert Information, wie sie mit einer punktweisen „blinden" Methode nicht erreichbar ist. Ohne Belastung erscheint das Testobjekt im Dunkelfeldpolariskop einheitlich schwarz. Bei stufenweiser Lasteinleitung färben sich die höchst beanspruchten Teile zuerst, und zwar grau, dann weiß. Bei Auslöschung von violett wechselt die Farbe zu gelb, bei weiterer Belastung wird blau ausgelöscht und orange erzeugt; dann grün gelöscht, es erscheint eine rote Linie. Die nächste Farbe, die verschwindet, ist gelb, es erscheint purpur, dann blau. Die purpurne Linie, die vom roten und blauen Nachbarn leicht unterschieden werden kann, ist sehr empfindlich gegenüber kleinen Dehnungsänderungen und wird als Farbübergang bezeichnet. Wiederholtes

Erscheinen des Farbübergangs bei größerer Phasenverschiebung kennzeichnet eine höhere ganzzahlige Isochromatenordnung.

2.3.2.2 Material und Versuchsaufbau

Für die Durchführung der spannungsoptischen Untersuchungen wurde das folgende Material verwendet (Fa. Measurements Group Meßtechnik GmbH, Lochham-München):

Reflexionspolariskop Serie 030 (Grundgerät: Lichtquelle 220/24 V, Polarisator/Analysatoreinheit), Stativ mit Universalplattform, heizbare Gießplatte, „Releasing Agent" (Trennmittel), Mineralöl, Neutra-Sol, Metallreiniger, spannungsoptischer Lack PL-1 inklusive Härter, Klebstoff PC-1 inklusive Härter.

Es wurden formalinfixierten Leichen komplette Becken inklusive dem unteren Teil der LWS (Höhe LWK-IV) und den proximalen, ca. 25 cm langen Femurstümpfen entnommen. Die Präparate wurden von Weichgeweben bis auf die Ligamente (Ligg. sacroiliaca, sacrospinalia, sacrotuberalia und pubica) und die Hüftgelenkkapseln befreit. Für die photoelastischen Untersuchungen wurden 4 Darmbeine von 2 Leichen jeweils beidseitig beschichtet.

Die Herstellung der photoelastischen Schicht erfolgte nach Angaben des Herstellers [261, 263] aus spannungsoptischem Lack PL-1, der unter Zusatz von Härter PLH-1 bei definierter Temperatur auf der Heizplatte polymerisiert. Im verformbaren Stadium wurde die 2 mm dicke Plastikschicht auf den vorher mit Aceton entfetteten und mit Mineralöl vorbehandelten Beckenknochen aufgetragen. Das Mineralöl erleichtert das spätere Entfernen der Schicht. Nach vollständiger Polymerisierung (24 h) wurde die Schicht entfernt (s. Abb. 21). Nicht auf Knochen aufliegende oder unerwünschte Randbezirke wurden mit Laubsägen und Feilen entfernt. Um die Oberfläche der Plastik bei dem nachfolgenden Aufkleben auf den Knochen nicht zu verschmutzen, wurde sie durch Aufkleben

---

Finanziert aus Mitteln der Friedrich-Baur-Stiftung.

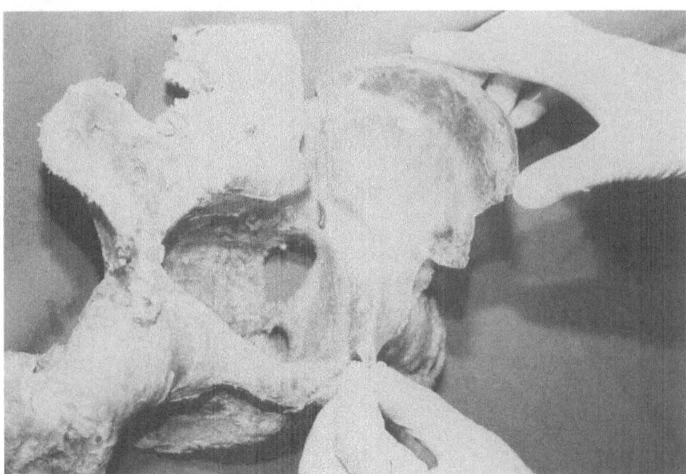

Abb. 21. Dem Beckenknochen aufgeformte Schicht aus spannungsoptischem Plastik

handelsüblichen Klebebands geschützt. Anschließend folgte das Aufkleben der Plastiken auf den Beckenknochen (Abb. 22) durch den Zweikomponentenkleber PC-1/PCH-1, der aufgrund seines Zusatzes von Aluminiumpulver die durch die spannungsoptische Schicht durchtretenden Lichtstrahlen reflektiert.

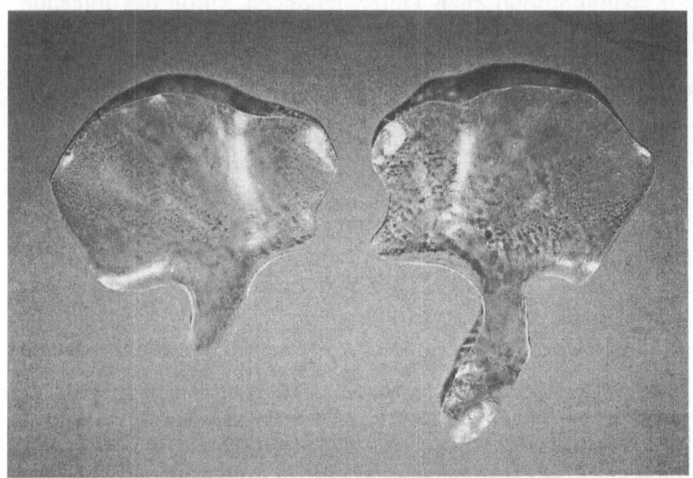

Abb. 22. Spannungsoptische Beckenbeschichtungen für die Beckeninnen- und -außenseite

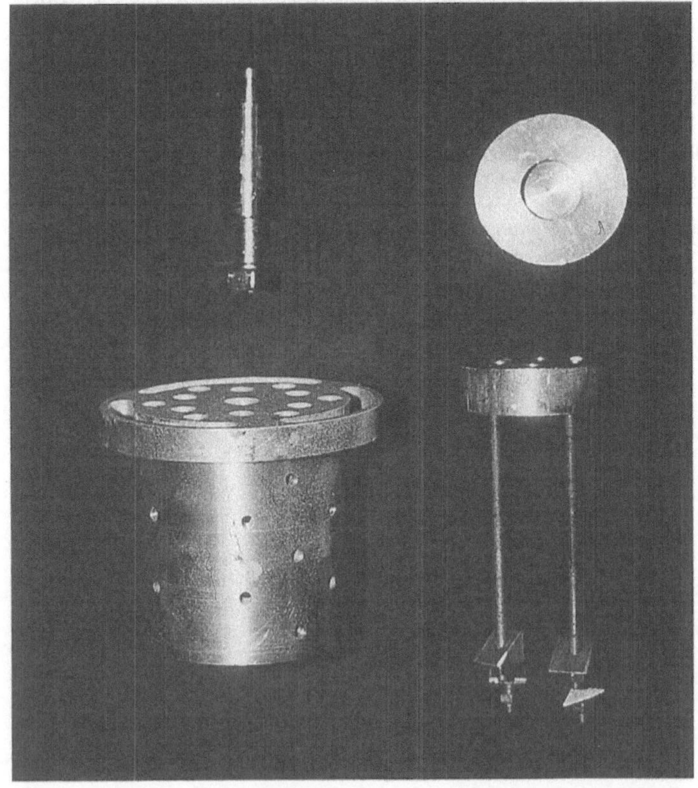

Abb. 23. Befestigungselemente für die untere LWS/ Os sacrum

Die Belastungsprüfungen wurden in einer Materialprüfmaschine (Zwick Typ 7025/3, Zwick & Co., Einsingen; s. Abb. 25) vorgenommen. Die Befestigung des dorsokranialen Beckenabschnitts erfolgte über Gewindestäbe durch den lumbosakralen Übergangsbereich an einer Aluminiumrundscheibe, die zusammen mit dem Wirbelsäulensegment nahezu formschlüssig in einem Aluminiumtopf eingelassen war (Abb. 23). Der Aluminiumtopf konnte dann mit verschiedenen Adaptern senkrecht zentrisch, exzentrisch oder in einem Winkel von 30° an der Prüfmaschine befestigt werden. Die Femurstümpfe der Präparate wurden in innen konisch zulaufenden Aluminiumhülsen mit handelsüblichem Reparaturmörtel (Blitz-Zement, Bösenberg Bauchemie, Köln) eingebettet, die Aluminiumhülsen wurden über Klemmen auf einer Aluminiumscheibe (3 cm dick, 38 cm Durchmesser) fixiert, die drehbar auf der Traverse der Prüfmaschine gelagert war (Abb. 24). So konnte das eingespannte Becken um die Längsachse gedreht werden, ohne den Versuchsaufbau zu demontieren (Abb. 26).

Sollte ein isoliertes Darmbein einer Belastungsprüfung unterzogen werden, wurde der dorsale Beckenabschnitt bis knapp ventral der SIG-Grenze in einen Block aus Epoxidharz (Araldit, Ciba-Geigy, Wehr) eingebettet. Die Befestigung des Kunstharzblocks an der Materialprüfmaschine erfolgte über eine miteingegossene Schraube. Das Beckenpräparat wurde in der Prüfmaschine einer definierten Belastung ausgesetzt. Die Erfassung der Spannungslinien erfolgte durch Betrachten bzw. Photodokumentation der Spannungslinien durch das Polariskop (Abb. 27, 28).

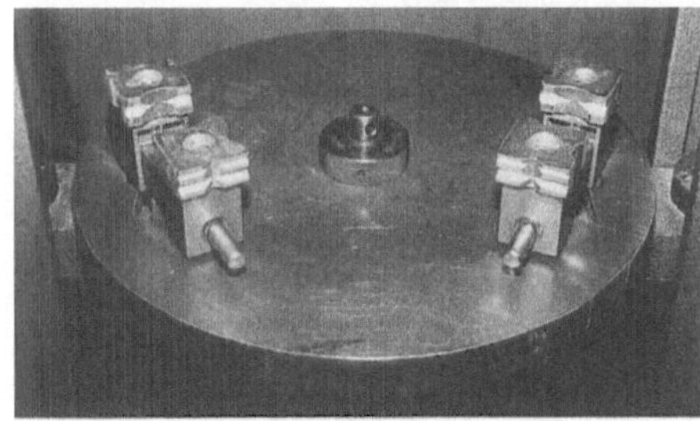

Abb. 24. Drehbare Scheibe mit Klemmen für die Befestigung der Femora auf der Traverse der Prüfmaschine

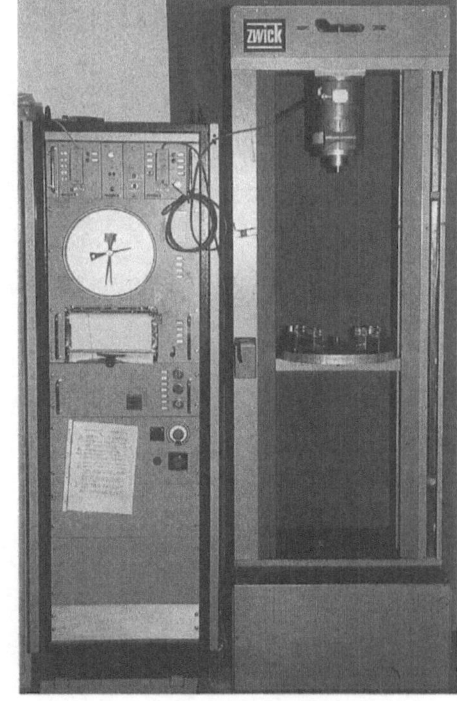

Abb. 25. Materialprüfmaschine Zwick Typ 7025/3

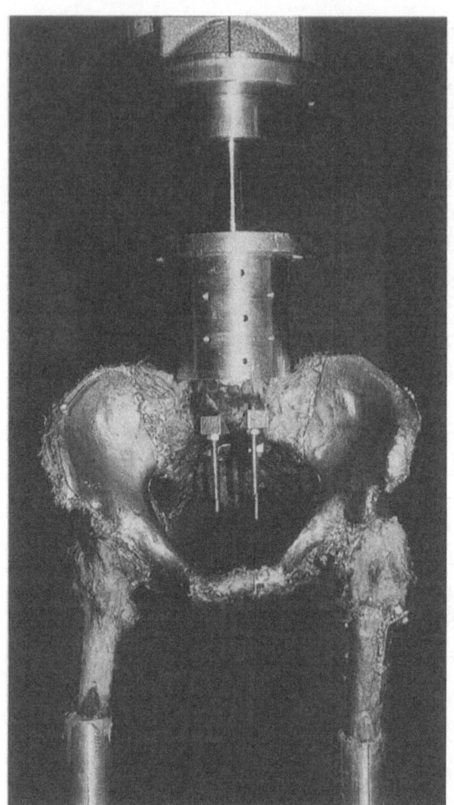

Abb. 26. Positionierung des Beckenpräparats in der Prüfmaschine im Beidbeinstand mit zentrischer Belastung

Abb. 27. Reflexionspolariskop Serie 030

Abb. 28. Erfassung der Spannungslinien durch das Polariskop

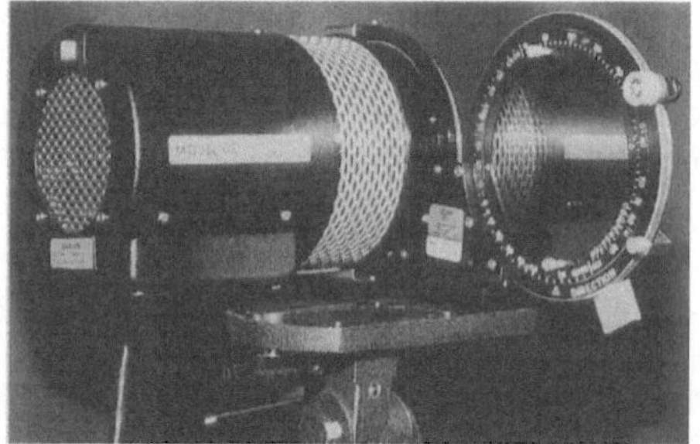

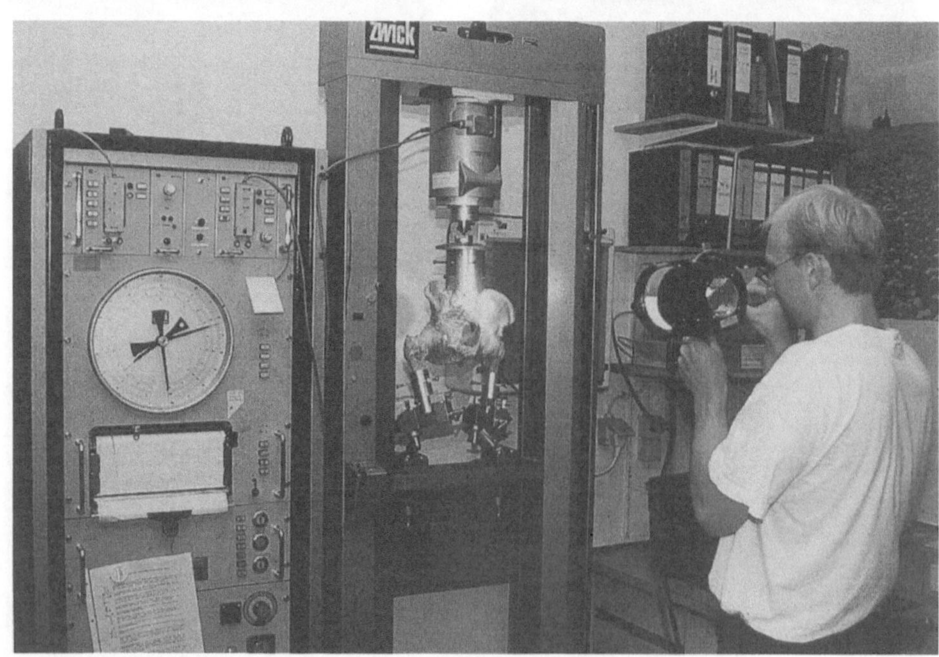

2.3.3 Ergebnisse

Die Beckenpräparate konnten im Zweibeinstand bis 2000 N belastet werden. Zur Schonung des Materials wurden wiederholte Belastungen auf 1500 N begrenzt. Bei zunehmender Belastung im aufrechten Zweibeinstand zeigten sich bei einer Belastung von 500 N an der Beckeninnenseite 2 Spannungszentren, und zwar unmittelbar neben der SI-Fuge nahe an der Linea terminalis und gegenüber dem Acetabulum unterhalb des Niveaus der Linea terminalis. Bei zunehmender Belastung konfluierten die Spannungslinien dieser beiden Zentren in der Peripherie, wobei das letztgenannte Zentrum jeweils deutlichere Veränderungen offenbarte. Darüber hinaus zeigte die Beckenschaufel eine leichte Veränderung in einem umschriebenen Bereich in senkrechter Projektion auf das Acetabulum (Abb. 29).

Abb. 29a–d. Darstellung des Spannungslinienverlaufs an der Beckenschaufelinnenseite bei Belastung im Zweibeinstand mit: **a** 0 N, **b** 500 N, **c** 1000 N, **d** 1500 N. Man beachte den Spannungsverlauf besonders im Bereich der Linea terminalis und kaudalen Bereichen des dorsalen Beckenabschnitts

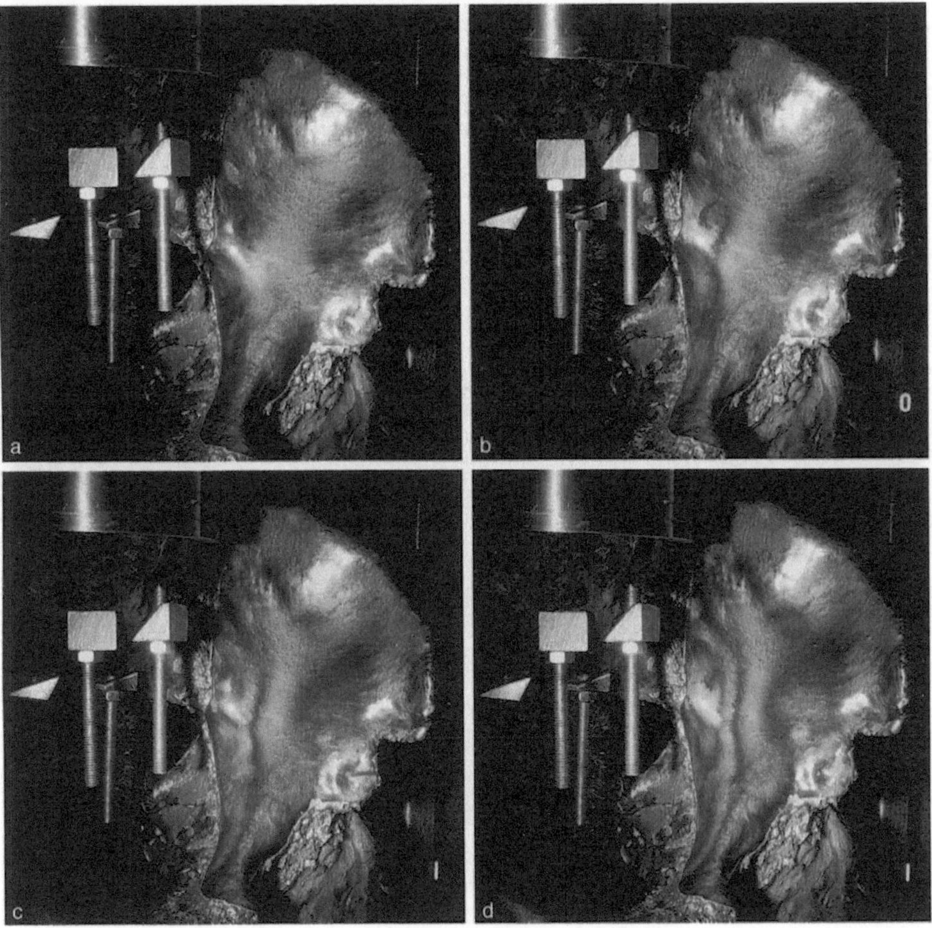

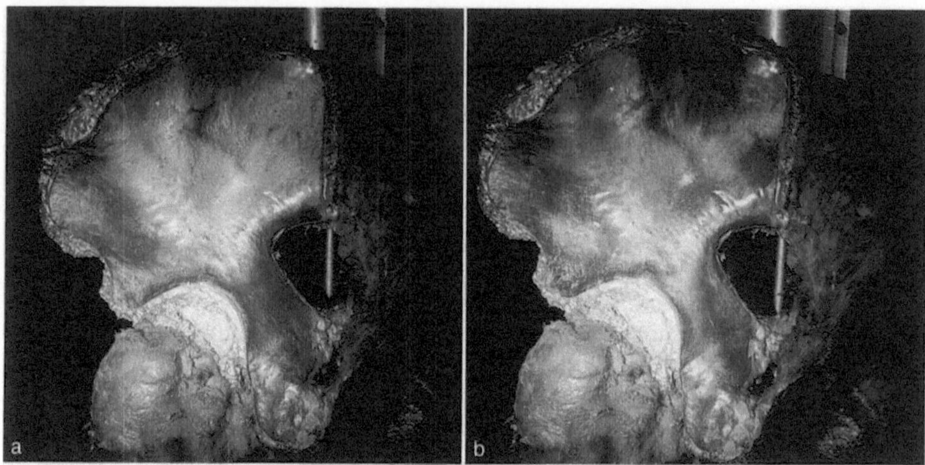

Abb. 30a, b. Darstellung des Spannungslinienverlaufs an der Beckenschaufelaußenseite bei Belastung im Zweibeinstand mit: **a** ON, **b** 1500 N. Spannungsbedingte Veränderungen kranial und ventral des Acetabulums, im Bereich der Spina ischiadica und in Projektion auf das SIG

An der Beckenaußenfläche kam eine Veränderung der Oberflächenspannung kranial und ventral des Acetabulums und im Bereich der Spina ischiadica zur Darstellung. Geringe Veränderungen zeigten sich auch in Projektion auf das SIG (Abb. 30).

Bei Belastung im Zweibeinstand bei 30° gebeugter Hüfte ergab sich im Vergleich zum aufrechten Stand eine Verlagerung der Spannungsänderung. Bei aufrechtem Stand zeigte sich eine Signaländerung supraazetabulär ventral der vom Acetabulum aus in der Seitansicht nahezu senkrecht gerichteten „vertikalen Druckstrebe", einer an der Außenkontur deutlich sichtbaren Verdickung der Beckenschaufel, wohingegen bei Hüftbeugung die

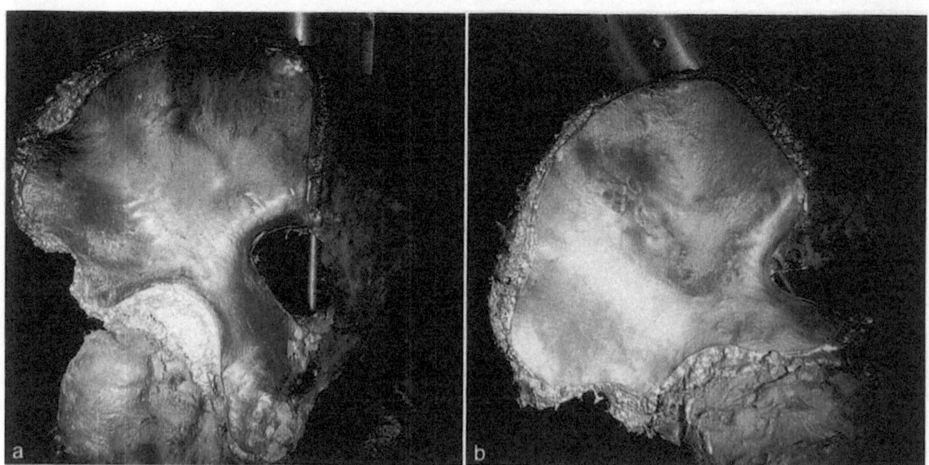

Abb. 31a, b. Veränderungen des Spannungszustands an der dorsalen Darmbeinoberfläche bei: **a** senkrechtem Stand, 1000 N; **b** 30°-Beugung, 1300 N. Veränderungen ventral und dorsal eines von Veränderungen ausgesparten „vertikalen Pfeilers"

Region dorsal dieses Pfeilers Veränderungen zeigte (Abb. 31). Der Bereich des beschriebenen „vertikalen Pfeilers" blieb bei den Belastungen unverändert. Die Veränderungen dorsal der Druckstrebe waren relativ scharf von ihr getrennt und parallel zu ihr ausgerichtet. Kaudal bog das Signal nach dorsal um und lief oberhalb und parallel des Randes der Incisura ischiadica major aus. Der die Inzisura bildende Bogen selbst blieb von den Veränderungen ausgespart.

2.3.4 Interpretation der Methode und der Ergebnisse

Das spannungsoptische Oberflächenschichtverfahren ist besonders zur Darstellung der Last- und Spannungsverteilung belasteter Körper geeignet. Der Hauptvorteil dieser Methode liegt darin, daß ein sofortiger qualitativer Überblick über Dehnungs- bzw. Spannungsgrößen des Originals, über Spannungsgradienten und Spannungsverteilung einschließlich dem Nachweis von überlasteten oder unterbeanspruchten Gebieten und besonders auch die Darstellung neuer oder unerwarteter Effekte ermöglicht wird [110, 111]. Der Hauptnachteil ist in der nicht immer eindeutigen Auswertung zu suchen. So können primär Zug- und Druckbelastung nicht differenziert werden, so daß diese Größen mit Dehnungsmeßstreifen (DMS) ermittelt werden müssen. Im Vergleich mit der primären Spannungsmessung mit DMS hat jedoch die spannungsoptische Methode für die quantitative Bestimmung der Spannung den Vorteil, daß nach Darstellung der Spannungsverläufe gezielt mit DMS gemessen werden kann, während die punktuelle Spannungsmessung mit DMS ohne diese Vorinformation möglicherweise nicht am interessierenden Ort der Spannungsmaxima bzw. -minima stattfindet. Dieser wesentliche Nachteil der DMS-Methode soll an einem einfachen Modell erläutert werden:

Bei einem exzentrisch belasteten Körper treten auf der belasteten Seite Druckkräfte, auf der anderen Seite hingegen Zugkräfte auf (Abb. 32). Wollte man hier die Spannungsmaxima messen, würde man die DMS leicht an den richtigen Stellen, nämlich an der druck- und zugbelasteten Seite des Körpers anbringen. Mit einem an der Vorderseite angebrachten DMS, der über dem Nulldurchgang (neutrale Faser) liegt, würde man keinen Spannungszustand erfassen können. Das bedeutet, daß bei unbekannten oder unerwarteten Spannungsverläufen es dem Zufall überlassen bleibt, ob gerade an der Stelle höchster Spannung ein DMS appliziert wurde. Ein Ausweg wäre hier eine sehr große (theoretisch unendlich große) Anzahl von DMS, die wiederum die Informationsverarbeitung und besonders deren Darstellung aufgrund der Datenfülle problematisch, wenn

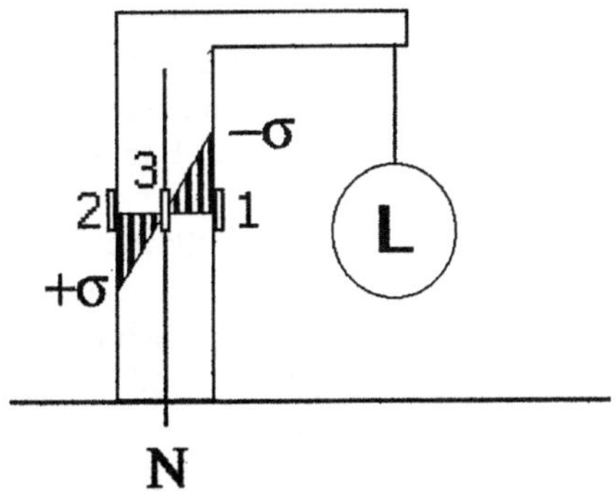

Abb. 32. Exzentrisch belasteter Körper mit Darstellung der Spannungsmaxima (– σ Druck, +σ Zug, Nulldurchgang *N* (*1* DMS über Druckmaximum, *2* DMS über Zugmaximum, *3* DMS über neutraler Faser, *L* Last)

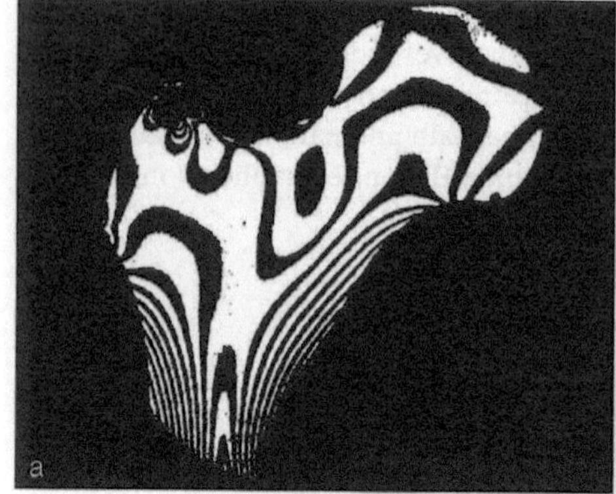

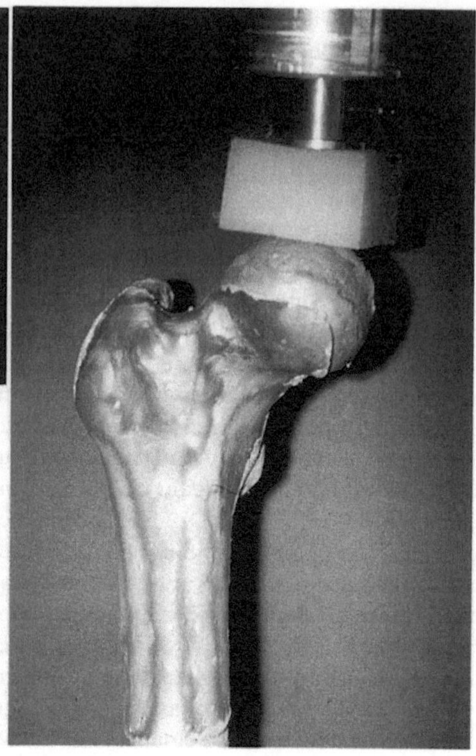

Abb. 33. a Zweidimensionales spannungsoptisches Modell zur Darstellung des intraossären Kraftflusses am koxalen Femurende. (Nach [251]). **b** Darstellung des Spannungsverlaufs an der Oberfläche des koxalen Femurendes durch das Oberflächenschichtverfahren; Belastung mit 2500 N

nicht unmöglich macht. Analoges gilt für die Methode der Finiten Elemente, bei der zusätzlich Materialkonstanten bei inhomogenen Körpern, wie es der Knochen darstellt, Fehlermöglichkeiten beinhaltet.

Der Unterschied zwischen dem spannungsoptischen Oberflächenschichtverfahren und zweidimensionalen Modellen, wie sie von Pauwels [249–251] zur Interpretation der trabekulären Strukturen herangezogen wurden, wird im direkten Vergleich deutlich. Die Oberflächenspannung der an der Kraftübertragung beteiligten Kortikalis kann auf diese Weise dargestellt werden. Aus Abb. 33 ist zu erkennen, daß ein harmonischer intraossärer Kraftfluß am Kopf-Hals-Übergang an der Oberfläche nicht existiert. Hier treten Spannungsmaxima neben -minima auf, deutlicher noch, als es das zweidimensionale Modell darstellt. An der Kopfoberfläche selbst, zumindest im kaudalen Bereich, ist die Spannung jedoch gut verteilt. Dies mag mit der radiären Anordnung der Trabekel im Kopfbereich einen Zusammenhang haben. Vermutlich ist aber die Spannungsverteilung in vivo (Einfluß des Kapsel-Band-Apparats, der Muskeln und des Schwerpunkts F 16) günstiger.

Der Meßfehler der oberflächenspannungsoptischen Methode wird mit bis zu 10% angegeben. Verfahrensbedingte Einflüsse auf das Meßergebnis sind v. a. der Versteifungs- und Dickeneffekt der aufgebrachten Schicht, da diese selbst einen Teil der Belastung aufnimmt und die Spannungen und Dehnungen im Objekt herabsetzt [312]. Für technische Werkstoffe wie Metalle liegen Korrekturfaktoren zur Behebung dieser Fehler vor, nicht jedoch für den Knochen. Die quantitative Messung und Auswertung wird weiter dadurch erschwert, daß bei zweiachsigen Spannungen, deren Vorliegen hier postuliert wird, eine Trennung der Hauptdehnungen und eine getrennte Messung nicht richtungsgleich überlagerter Dehnungen notwendig ist [312]. Die exakte quantitative Bestimmung der Oberflächenspannung ist am vorgestellten Modell aus diesen Gründen derzeit nicht möglich.

Um den Einfluß der Beschichtung auf die Verformbarkeit des Beckenknochens abschätzen zu können, wurden Beckenknochen einer vergleichenden quantitativen Vierpunktbiegeprüfung unterzogen. Hierzu wurden der frischen Leiche eines 55jährigen

Abb. 34. a Entnahmestelle der Knochenproben. **b** Probenstücke aus dem Darmbein. **c** Prüfvorrichtung nach DIN 53 457 [68] zur Vierpunktbiegeprüfung

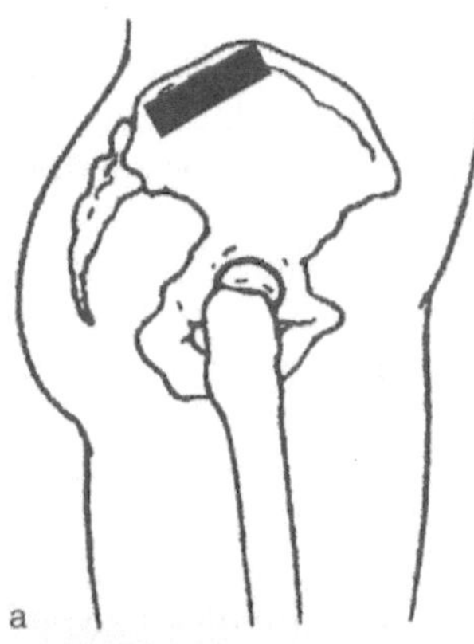

a

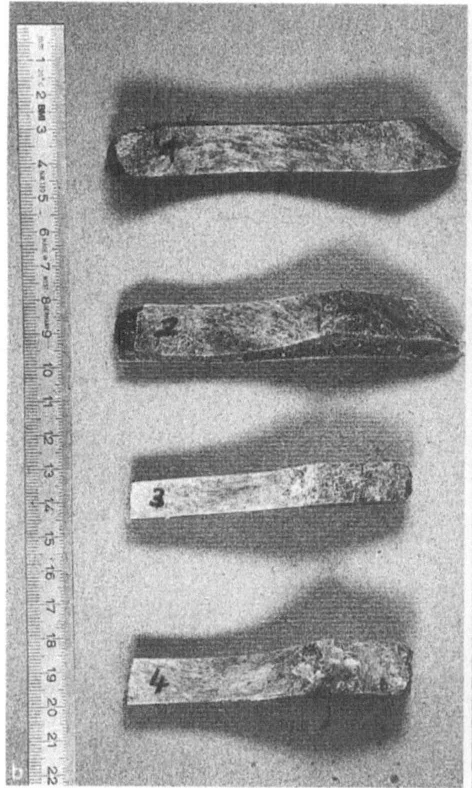

b

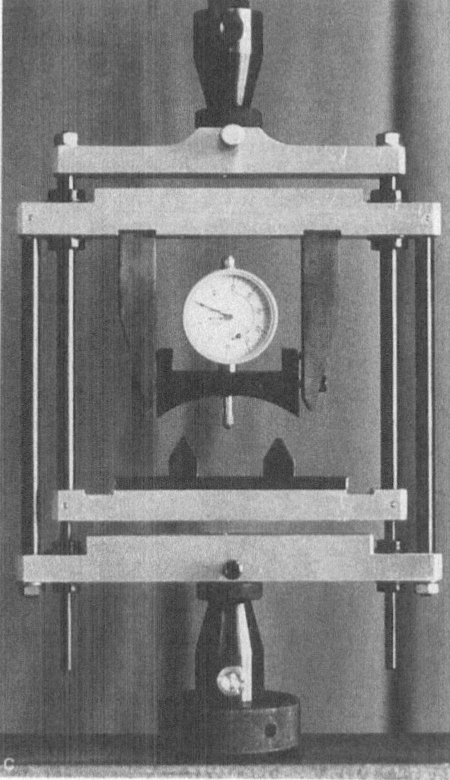

c

Mannes die kranialen Anteile der Beckenschaufel entnommen, in PVC verpackt und bei –22 °C eingefroren. Feinpräparation und Zuschneiden mit der oszillierenden Säge erfolgte während des Auftauens auf Raumtemperatur.

Die 8–10 cm langen Knochenstücke mit einem mittleren quadratischen Querschnitt von 2 cm² (Abb. 34) wurden dann vor und nach beidseitiger Beschichtung mit photoelastischem Kunststoff einer definierten Belastung ausgesetzt.

Die Untersuchung wurde mit einer Prüfungsvorrichtung nach DIN [68] zur Bestimmung des Biegeverhaltens von Werkstoffen durchgeführt. Die Krafteinwirkung erfolgte tangential zur Kortikalis, und die Verformung wurde mit der angebrachten Meßeinrichtung registriert. Die beiden Meßreihen – mit und ohne Beschichtung – folgten im zeitlichen Abstand von 36 h, welcher zum Anformen, Auspolymerisieren und Aufkleben der kompletten Beschichtung erforderlich ist. Während dieser Zeit wurde dem Austrocknen der Knochen durch wiederholtes Befeuchten mit isotonischer Kochsalzlösung entgegengewirkt.

Das Diagramm (Abb. 35) zeigt als Ergebnis der Messungen den erheblichen Einfluß der doppelseitigen Beschichtung, wobei die Wahl der Belastungsrichtung tangential zur Schichtebene auch den größten Versteifungseffekt erwarten ließ. Die fortschreitende Austrocknung der Proben führte ebenfalls zu einem Elastizitätsverlust, so daß der erhaltene Fehler an einer Obergrenze liegt und vermutlich bei den Messungen am ganzen Bekken nicht in gleichem Ausmaß zu berücksichtigen ist.

Für eine quantifizierende Auswertung der Isochromatenbilder wäre, wie oben erwähnt, die Einführung von Korrekturfaktoren unerläßlich. Da die Schicht einen Teil der Belastungen aufnimmt und die Spannungen und Dehnungen im Objekt herabsetzt, resultiert die Versteifung, die auch als „reinforcing effect" bezeichnet wird, in zu kleinen Meßwerten der Isochromatenordnung. Ein Korrekturfaktor zur Multiplikation mit der Ordnung muß also > 1 sein und ist von folgenden Parametern abhängig:

– Geometrie des beschichteten Objekts
– Stärkenquotient Schicht/Objekt
– Quotient der Elastizitätsmodule von Schicht und Objekt
– Richtung der Belastung zur Schichtebene

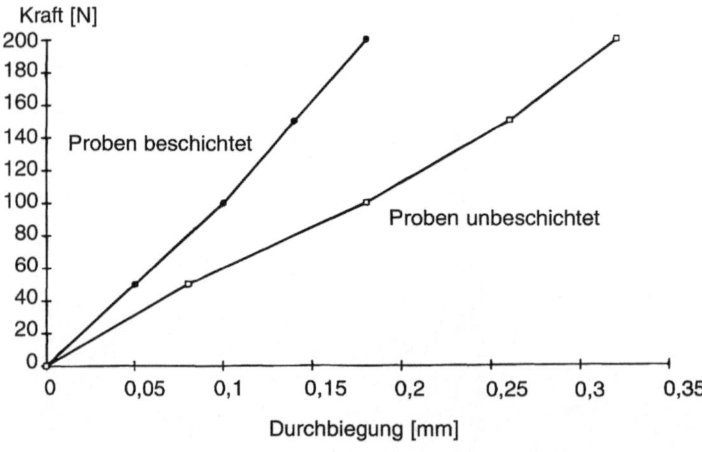

Abb. 35. Ergebnisse der Vierpunktbiegeprüfung – Mittlere Biegung der beschichteten und unbeschichteten Proben im Vergleich

Für dünne photoelastische Schichten ist die Versteifungswirkung natürlich geringer, andererseits hängt das erhaltene Signal gerade bei kleinen Belastungen stark von der Schichtdicke ab. Bei 2 mm Stärke liegt der Quotient für den Beckenknochen vermutlich unter 0,5, was nach Herstellerangaben [261] auch bei sehr ungünstigen E-Modul-Quotienten zu kleinen Korrekturfaktoren führt. Das größte Problem bei der analytischen Bestimmung eines Korrekturfaktors scheint die Ermittlung des Elastizitätsmoduls von Knochen, der nicht als homogener Werkstoff angesehen werden kann.

In mathematischen Modellen wird z. B. die Gültigkeit gleicher Materialkonstanten des Knochens an allen Stellen angenommen, was aus anatomischen Überlegungen unkorrekt ist. In der Literatur ist eine Vielzahl von Materialkennwerten für Spongiosa und Kortikalis als Ergebnisse verschiedenster Versuchsanordnungen und Materialproben angegeben [314]. Auch ist die Interpretation der Daten, die aus Finite-Elemente-(FE-)Berechnungen oder DMS-Meßmethoden meist in abstrakter graphischer oder tabellarischer Form vorliegen, für den anwendenden Kliniker, d. h. „Nicht-Fachmann" schwierig, wenn nicht unmöglich. Selbst in Fachkreisen wird die Vergleichbarkeit der Meßwerte verschiedener Versuchsanordnungen als schwierig eingestuft, so daß teilweise darauf verzichtet wird, da „bei Kraftflußberechnungen nicht die Absolutwerte, sondern die bereichsweise unterschiedlichen Verhältnisse wichtig sind" [314]. Auf der anderen Seite ist die Interpretation experimentell erhobener Daten ohne den Background klinischer Erfahrung und Fragestellung für den Theoretiker erschwert. Experimentelle Untersuchungsergebnisse klinischer Fragestellungen sollten daher vom Kliniker interpretierbar sein. Ein weiterer Kritikpunkt der FE-Methode ist, daß die Gültigkeit mathematisch erzeugter Informationen an einem experimentellen Modell zu überprüfen ist. Auch hierfür bieten die spannungsoptischen Verfahren Lösungen an.

Bei der Betrachtung der Ergebnisse der spannungsoptischen Untersuchungen am Becken ist zu berücksichtigen, daß die Signalantwort, die man aufgrund eines veränderten Brechungsindex der spannungsoptischen Schicht erhält, durch eine Verformung infolge relativer Materialüberlastung zustande kommt. An Stellen, die keine Signalantwort zeigen, liegen keine Spannungsänderungen vor. Das bedeutet, daß über diese Stellen entweder keine Kraft eingeleitet wird, oder daß die Krafteinleitung gleichmäßig erfolgt und zu keiner Materialüberlastung führt. Interpretierbar sind die Form und das Ausmaß der Signalveränderungen unter verschiedenen Bedingungen.

An der Beckeninnenseite fallen v. a. die Veränderungen im dorsalen Abschnitt auf. Hier findet sich zunächst ein Spannungszentrum unmittelbar neben der SI-Fuge nahe an der Linea terminalis und auf diese übergreifend. Es ist die Region des kürzesten Weges der Kraftübertragung zwischen Femurkopf und Wirbelsäulensegment. Die Verläufe der Spannungslinien zeigen den Weg zu einer idealen Plattenausrichtung auf dem Beckenknochen bei Osteosynthesen in diesem Bereich, da idealerweise Osteosyntheseplatten im Verlauf der Spannungslinien plaziert werden, um Scherkräfte zu minimieren.

Ein weiteres Spannungszentrum liegt gegenüber dem Acetabulum unterhalb des Niveaus der Linea terminalis. Es ist die Stelle, die sich bei Projektion des Kopfes in Richtung der Schenkelhalsachse ergibt und repräsentiert den parallel zu dieser Achse verlaufenden Kraftvektor. Hier verlaufen parallel zu den dargestellten Spannungslinien die dorsalen Pfeilerfrakturen aus (Abb. 37), eine Bruchform, die nach einer Studie von Weigand u. Schweikert [372] bei nahezu jeder 3. Acetabulumfraktur angetroffen wird (sofern die reinen Beckenrandbrüche unberücksichtigt bleiben).

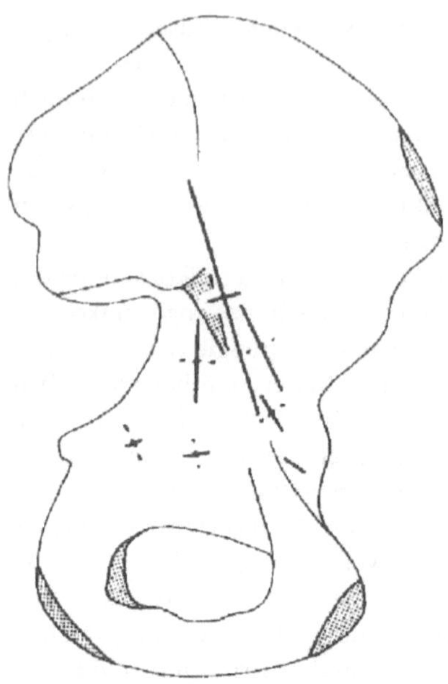

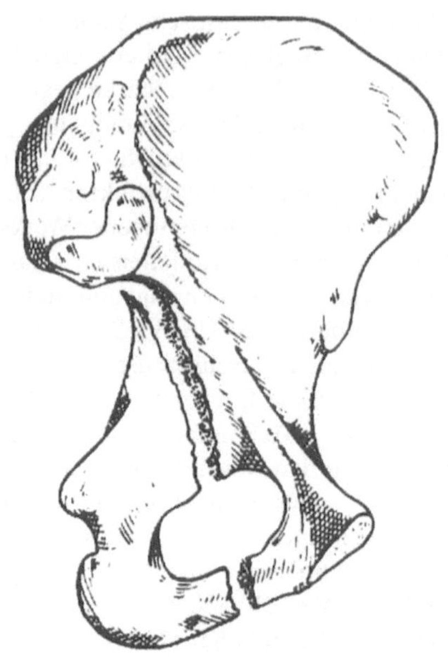

Abb. 36. Darstellung der Spannungslinien im Bereich der Linea terminalis durch Messung mit DMS (——— Druckkräfte, ---- Zugkräfte, die Länge der Linien repräsentiert die Höhe der Kräfte [112, 113]). Siehe Abb. 29: Informationsgewinn durch integrale Darstellung der Spannungsverläufe durch die Spannungsoptik. Beachte den Verlauf der Spannungslinien auf Höhe des Acetabulums unterhalb der Linea terminalis (vgl. hierzu Abb. 37)

Abb. 37. Typischer Frakturverlauf des dorsalen Pfeilers in der Ausrichtung der Spannungslinien unterhalb der Linea terminalis; Vergleiche hierzu Abb. 36. (Aus [7])

In Übereinstimmung mit den dargestellten Spannungsverläufen fielen die Messungen aus, die Finlay [112, 113] an einigen Stellen der Beckeninnenseite mit DMS durchführte. Der Vorteil der integralen Darstellung der Spannungsverläufe bei der spannungsoptischen Methode gegenüber der DMS-Methode wird im direkten Vergleich deutlich (Abb. 36). Auch können nur geringfügige Veränderungen, wie an der Beckenschaufel in einem umschriebenen Bereich in senkrechter Projektion auf das Acetabulum, zur Darstellung gebracht werden.

Auf der Außenseite des Hüftbeins war die Intensität der Signalantworten insgesamt geringer ausgeprägt als auf der Innenseite. Bei gestreckter und gebeugter Hüfte zeigten sich Änderungen des Spannungszustands ventral und dorsal der supraazetabulären vertikalen Druckstrebe, die selbst signallos blieb. Aufgrund ihrer kräftigen Bauweise und Lage vermag sie, Druckkräfte optimal aufzunehmen und trägt wesentlich zu deren Verteilung bei. Für die Frakturversorgung und die Verankerung von Beckenteilprothesen kommt dieser Druckstrebe eine entscheidende Bedeutung zu, da sie eine hohe Eigenstabilität besitzt. Die auf das Acetabulum eingebrachte Kraft wird weiterhin nach dorsal in den kräftigen Rand der Incisura ischiadica major verteilt. Auch dieser Bereich zeigt keine

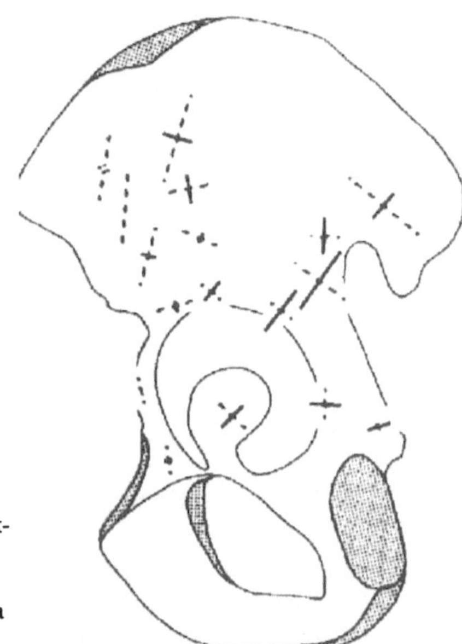

Abb. 38. Darstellung der Spannungslinien auf der Bekkenaußenfläche durch Messung mit DMS [112, 113]. Zur Darstellung der Kräfteverteilung zwischen supraazetabulärer Druckstrebe und Randbezirk der Incisura ischiadica major, vgl. Abb. 30 und 31

Veränderungen. Wie an der Innenseite sehen wir aber auch an der Außenseite kaudal einer gedachten Verbindungslinie zwischen kranialem Acetabulumrand und Inzisur ein Signal, das jedoch nicht dem Acetabulum zuzuordnen ist – der dorsale Pfannenrand bleibt bei Belastung signalfrei. Die Veränderung betrifft die Spina ischiadica und ist auf den Einfluß des dort inserierenden Lig. sacrospinale zurückzuführen. Die Veränderung reicht bis nahe an die Inzisur heran, bis in einen Bereich, in dem die oben bildlich dargestellten dorsalen Pfeilerfrakturen verlaufen. Die Verbindung zwischen der Region des Acetabulumdachs und der Inzisur bleibt dabei von Veränderungen ausgespart. Das wird in der Abb. 38 deutlich und veranschaulicht nochmals den Vorteil der spannungsoptischen Methode gegenüber der DMS-Methode.

2.3.5 Zusammenfassung

Durch die Anwendung des spannungsoptischen Oberflächenschichtverfahrens ist es möglich, den Spannungszustand auch komplexer Knochen zur Darstellung zu bringen. Die aus der Untersuchung an Leichenbecken gewonnenen Erkenntnisse korrelieren mit anatomischen-deskriptiven Gegebenheiten, mit biomechanischen Modellen und Beobachtungen aus der Traumatologie. Darüber hinaus können wertvolle Schlüsse für die Frakturversorgung und die Tumorprothetik gezogen werden.

Das spannungsoptische Oberflächenschichtverfahren hat im Vergleich mit den konkurrierenden Methoden allein schon durch die qualitativen Untersuchungsergebnisse eine hohe Aussagekraft. Das Verfahren kommt darüber hinaus dem visuellen Vorstellungsvermögen des Menschen entgegen und kann daher in der klinischen Verwendbarkeit einen hohen Stellenwert genießen. Trotz der klinisch relevanten Aussagekraft der qualitativen Ergebnisse sehen wir uns ermutigt, die im Becken dargestellten Spannungsverläufe auch quantitativ durch Dehnungsmessung zu erfassen [147].

3 Frakturen

3.1 Verletzungen des Beckenrings

Den genannten anatomischen und biomechanischen Gegebenheiten muß bei der Betrachtung von Beckenringverletzungen Rechnung getragen werden. Bei Gewalteinwirkung auf eine Ringstruktur resultieren aufgrund statisch-mechanischer Gesetzmäßigkeiten Läsionen an 2 Stellen. Die Gewalteinwirkungen auf den Beckenring liegen – nach einer Analyse von Huittinen u. Slätis [157] vereinfacht dargestellt in Abb. 39 – in einem der 3 Hauptkraftvektoren:

– a.-p.-Kraft,
– seitliche Kraft,
– schräge Kraft (Scherkraft).

Die Lokalisation der Läsion (vordere Läsion – hintere Läsion) und das Ausmaß der Verletzung (z. B. Einstauchung oder komplette Kontinuitätsunterbrechung) bestimmen, ob es sich um eine stabile oder instabile Beckenfraktur handelt.

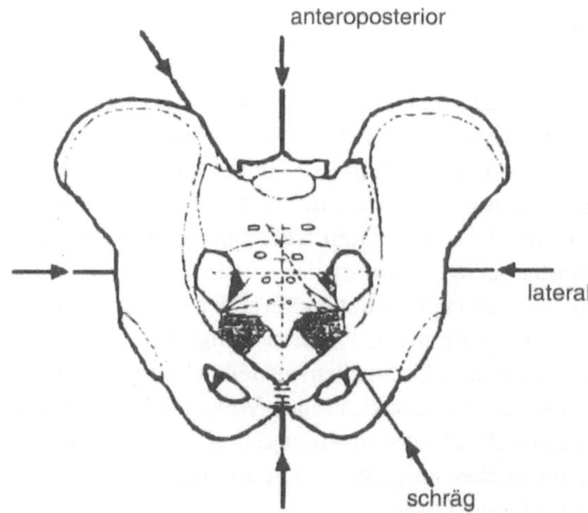

Abb. 39. Vektoren der Gewalteinwirkung [100]

3.1.1 a.-p.-Gewalteinwirkung

Bei einem direkten Stoß von hinten oder von vorne gegen die hinteren oder vorderen Darmbeinstacheln (a.-p.-Kompression) kommt es zu einer Außenrotationsbewegung der beiden Beckenhälften und zum sog. „Open-book-Mechanismus". Hierbei zerreißt zunächst die Symphyse, sie läßt sich bis 2,5 cm öffnen (Grad I der „Open-book-Verletzung"). Wegen der intakten Ligg. sacrospinalia, sacrotuberalia und sacroiliaca wird diese Fraktur als stabil angesehen (Abb. 40a).

Bei zunehmender a.-p.-Gewalteinwirkung zerreißen über die Symphyse hinaus auch das vordere sakroiliakale Band und das Lig. sacrospinale. Das letztgenannte Band kann ligamentär zerreißen oder auch knöchern ausreißen. Das Lig. sacrotuberale bleibt theoretisch bei der reinen „Open-book-Verletzung" intakt, da es radiär zur Bewegung der Beckenhälfte um die Achse im Bereich des dorsalen Beckenabschnitts liegt. Die Symphyse läßt sich jetzt mehr als 2,5 cm öffnen („Open-book-Verletzung" Grad II, Abb. 40b). Ohne hinzukommende Scherkräfte bleibt auch der posteriore Bandapparat der SI-Verbindung intakt, weshalb diese a.-p.-Kompressionsverletzung als rotationsinstabil, aber vertikal stabil angesehen wird. Ebenso unverletzt ist das Lig. iliolumbale.

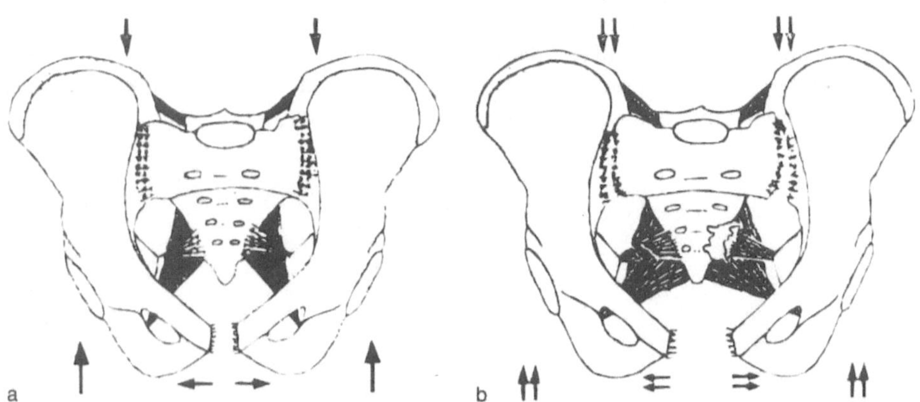

Abb. 40a, b. a.-p.-Kompression. **a** „open book I". **b** „open book II"

Experimentelle Untersuchungen zum Pathomechanismus der „Open-book-Verletzung" von Dolati [75] haben die Läsion der verschiedenen ligamentären Strukturen bei zunehmender Symphysendiastase dargelegt und die oben genannten theoretischen Überlegungen bestätigt. Hiernach zerreißen aufeinanderfolgend das Lig. sacroiliacum ventrale, das Lig. sacroiliacum interosseum und das Lig. sacrospinale. Die Beckenhälfte wird stark außenrotiert, das Lig. sacrotuberale und die dorsalen sakroiliakalen Ligamente einschließlich dem iliolumbalen Band bleiben intakt (Tabelle 1).

Eine „Open-book-Verletzung" Grad III liegt bei zusätzlichen Weichteilläsionen im Beckenboden- bzw. Dammbereich (Haut, Vagina, Urethra, Blase, Rektum) vor.

Tabelle 1. Experimentelle „Open-book-Verletzung" [75]

Symphysen-diastase [cm]	Beginn der Ruptur ligamentärer Strukturen des Beckenrings
5	Lig. sacroiliacum ventrale einseitig
8	Lig. sacroiliacum interosseum gleiche Seite
11	Lig. sacroiliacum ventrale der Gegenseite
13	Lig. sacrospinale gleiche Seite → Außenrotation
15	Lig. sacrotuberale et iliolumbale intakt!

3.1.2 Seitliche Gewalteinwirkung

Eine von lateral auf das Becken einwirkende Kraft kann zu einer zentralen Hüftluxation führen, wenn sie am Trochanter major angreift. Rotiert die betroffene Beckenhälfte nach innen, so kommt es zu einer Fraktur im Bereich der ipsilateralen Rr. pubici oder zu einer Symphysenruptur.

Trifft die Kraft direkt auf die Crista iliaca, kommt es im SI-Bereich zu einer Einstauchung. Die innenrotierend auf die eine Beckenhälfte wirkende Kraft entlädt sich ventral in einer kontralateralen Fraktur. Gleichzeitig zur Innenrotation wird die Beckenhälfte auch aus der Beckenebene nach vorne bzw. oben gedreht, vergleichbar einem Eimerhenkel (bucket handle). Bei eingestauchter Fraktur und intaktem dorsalen Bandapparat ist das Becken noch relativ stabil (Typ I der lateralen Kompressionsverletzung; Abb. 41a).

Besonders bei jüngeren Verletzten ist es jedoch möglich, daß der kräftige Knochen der Belastung standhält und dadurch bei der Innenrotation einer Beckenhälfte die dorsalen

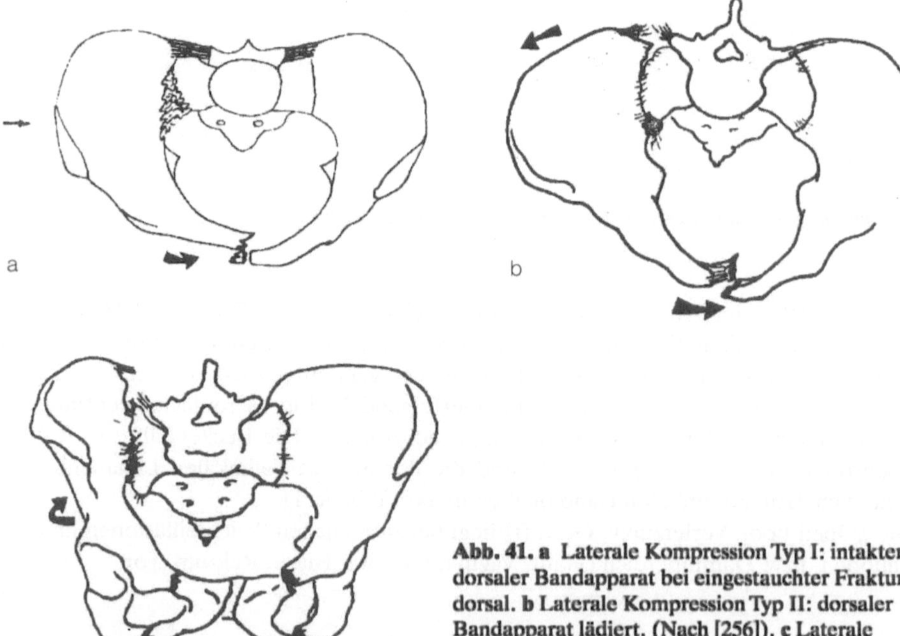

Abb. 41. a Laterale Kompression Typ I: intakter dorsaler Bandapparat bei eingestauchter Fraktur dorsal. **b** Laterale Kompression Typ II: dorsaler Bandapparat lädiert. (Nach [256]). **c** Laterale Kompression Typ III: „straddle fracture"

Bandstrukturen zerreißen (Typ II der lateralen Kompressionsverletzung, Abb. 41b). Das Resultat ist dann ein rotationsinstabiler Beckenring, die Vertikalstabilität kann erhalten bleiben. Therapeutisch kann sich die folgende Problemkonstellation ergeben: Überwiegt aufgrund der dorsalen Einstauchung die Stabilitätskomponente trotz zerrissenem dorsalen Bandapparat, und ist gleichzeitig die betroffene Beckenhälfte stark innenrotiert, so kann durch ein Repositionsmanöver die dorsale Einstauchung gelöst werden. Das Resultat ist dann ein instabiler Beckenring, der der operativen Stabilisierung bedarf.

Ein Typ der lateralen Kompressionsverletzung unterscheidet sich vom vorhergehenden durch eine höhere Gewalteinwirkung und in der Form der vorderen Läsion: Es können alle 4 Äste gebrochen sein, die sog. „straddle fracture" (Abb. 41c), oder auch 2 Äste und die Symphyse. Dorsal kann wie beim Typ II eine Bandläsion oder auch eine knöcherne Kontinuitätsunterbrechung vorliegen.

In seltenen Fällen kann es zu einer Ruptur der Symphyse mit Überlappung infolge seitlicher Gewalteinwirkung kommen [132, 327].

3.1.3 Scherkraft

Trifft eine Kraft senkrecht zu den stabilisierenden Strukturen der SI-Fuge auf das Becken im Sinne einer Scherkraft, erfolgt eine Zerreißung der Ringstruktur vorne und hinten. Die ventrale Läsion kann die Symphyse allein oder die Pfannenregion mit betreffen. Dorsal kann eine reine ligamentäre Verletzung, oder auch eine knöcherne Verletzung im Bereich der Foramina sacralia oder der Massa lateralis des Kreuzbeins vorliegen. Auch eine knöcherne Verletzung des Darmbeins ist möglich. In diesem Fall verläuft die Frakturlinie meist von der Incisura ischiadica major zur Crista iliaca (Abb. 42).

Die instabilste Variante der Beckenringbrüche stellt die beidseitige knöcherne Läsion im dorsalen Beckenringabschnitt dar. Slätis u. Huittinen [334] fanden diese Verletzung in 8%.

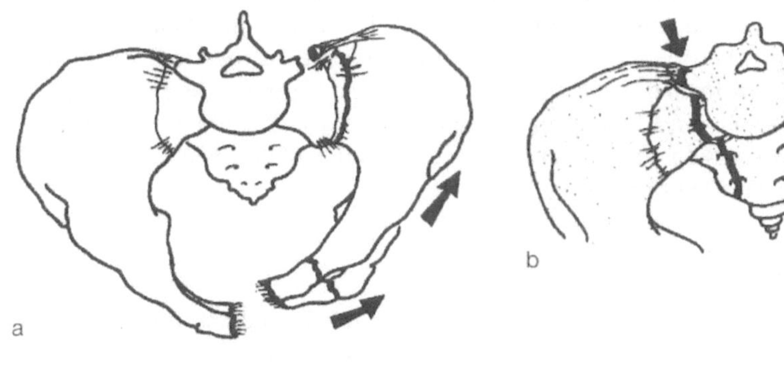

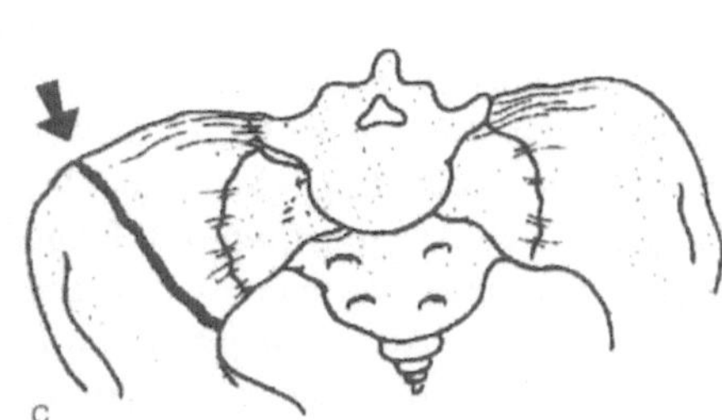

Abb. 42a–c. Vertikale Scherverletzungen [256]. **a** Ligamentäre Verletzung ventral und dorsal; beachte den Abriß des Processus transversus des LWK 5. **b** Fraktur im Bereich der Foramina sacralia. **c** Fraktur durch das Darmbein

3.1.4 Frakturen des Sakrums

Sakrumfrakturen sind meist – bis auf die ligamentären Abrißfrakturen, die auch bei „Open-book-Verletzungen" entstehen können – Folgen komplexer Beckentraumen und werden in etwa 60% der dorsalen Läsionen vorgefunden [334]. Sie lassen sich in die folgenden 4 Typen unterscheiden (Tabelle 2).

Tabelle 2. Klassifikation der Sakrumfrakturen (modifiziert nach [65, 268])

Typ	Läsion und Untertypen
I	Alafraktur
	Ia: distal des SIG, d. h. ligamentäre Abrißfraktur
	Ib: transalar im SIG-Bereich
	Ic: transalar bis distal des SIG
II	Transforaminale Fraktur
	IIa: Beteiligung der Foramina S3 und darunter, d. h. Abrißfraktur
	IIb: Beteiligung der Foramina S1 und S2
	IIc: Beteiligung der Foramina S1 bis S3 und darunter
III	Zentrale Fraktur
	IIIa: Längsverlauf
	IIIb: Schrägverlauf
	IIIc: Querverlauf
IV	Bilaterale Frakturen

Neben der reinen Frakturlokalisation ist auch der Frakturcharakter (Dislokationsgrad, Einstauchung) sowie die neurologische Begleitverletzung von entscheidender Bedeutung für das (überwiegend konservative) therapeutische Vorgehen und das Behandlungsresultat.

Im Gegensatz zu Längsfrakturen des Sakrums sind Querfrakturen des Sakrums im Bereich der SIG selten und Ausdruck einer schweren, kombinierten Gewalteinwirkung von Flexions-Kompressionsbelastung und Scherbelastung auf das fixierte Becken [387]. Es können der Flexionsbruch des 1. bis 2. Sakralwirbels mit Kippung, der Flexionsbruch des 1. bis 2. Sakralwirbels mit Kippung und Verschiebung des oberen Fragments nach dorsal sowie der Hyperextensionsbruch mit ventraler und kaudaler Verschiebung des 1. bis 2. Sakralwirbels unterschieden werden.

3.1.5 Klassifikation der Beckenringverletzungen

Bucholz [35] stellte bei Untersuchungen Verstorbener mit Beckenfrakturen fest, daß jeweils eine vordere Läsion und eine hintere Läsion vorhanden war, wenn auch letztere z. T. nur in einer Einblutung und Teilruptur der sakroiliakalen Bandverbindungen bestand. Er klassifizierte die Beckenringverletzungen nach dem Stabilitätskriterium in Verletzungen mit stabilem (Typ I), teilweise stabilem, d. h. ventral instabilem und dorsal teilinstabilem Beckenring (Typ II) und Verletzungen mit komplett, d. h. ventral und dorsal instabilem Beckenring (Typ III). Pennal u. Tile [256, 352] legten ihrer Einteilung den Pathomechanismus zugrunde und differenzierten in stabile und instabile Verletzungen entsprechend dem Ausbildungsgrad der Läsionen. Da diese Einteilung, auf der die hier vorliegende Beschreibung der Verletzungstypen beruht, sehr gut in die Praxis umsetzbar ist, kann sie allgemein empfohlen werden [25, 99]. In Anlehnung an diese Einteilung wurde die AO-Klassifikation erarbeitet [230], die derzeit zur Dokumentation der Beckenfrakturen im Rahmen einer multizentrischen Studie verwendet wird [373]. Beim Typ A der AO-Klassifikation ist der Beckenring stabil, beim Typ B liegt Rotationsinstabilität vor bei erhaltener Vertikalstabilität, der Typ C umfaßt die vertikalen Scherverletzungen mit aufgehobener Rotations- und Vertikalstabilität, d.h. mit kompletter ventraler und dorsaler Instabilität (Abb. 43).

Diese Klassifikation wurde von Isler u. Ganz [161] skizziert. Sie erfordert zwar eine subtilere technische Diagnostik (CT zur Verifizierung der dorsalen Läsion), zeichnet sich aber durch praktische Anwendbarkeit aus; praktisch alle Beckenringverletzungen sind klassifizierbar, und aus der Einteilung können die therapeutischen Erfordernisse hergeleitet werden [103, 298, 326, 355, 394].

Eine weitere Differenzierung der 3 Typen der AO-Klassifikation ergibt jeweils 3 Untertypen (Tabelle 3). Typ A1 beinhaltet die Abrißfrakturen, eine typische Verletzung des

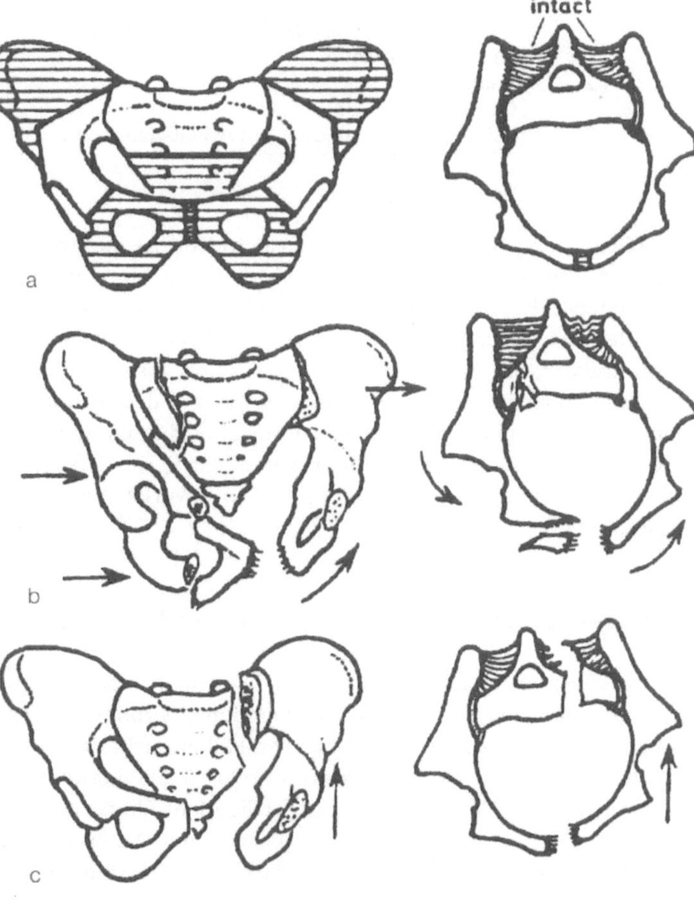

Abb. 43a–c. AO-Klassifikation der Beckenringverletzungen [230].
a Typ A: Becken stabil, Dislokation minimal.
b Typ B: Becken rotationsinstabil, aber vertikal stabil.
c Typ C: Rotations- und Vertikalinstabilität (vertikale Scherverletzung)

Tabelle 3. AO-Klassifikation der Beckenringfrakturen [230]

Klassifikation		Frakturen
A		Beckenring stabil, minimale Dislokation
	A1	Abrißfrakturen: SIAS, SIAI, Tuber ossis ischii
	A2	Darmbeinflügel-Fraktur ohne oder mit Beckenringbeteiligung, aber ohne Dislokation
	A3	Transverse Sakrumfrakturen ohne Beckenringbeteiligung, Frakturen des Os coccygis
B		Beckenringfrakturen mit Rotationsinstabilität und Vertikalstabilität
	B1	Open book (Außenrotation)
	B2	Laterale Kompression (Innenrotation)
		B2.1 Ipsilateraler Typ: Fraktur beider Rami, überlappende Symphyse oder schrägverlaufende Fraktur des R. superior mit Symphysenruptur (tilt fracture)
		B2.2 Kontralateraler Typ: Fraktur eines kontralateralen R. pubicus, beider kontralateraler oder aller 4 Rr. pubici durch Rotation der Beckenhälfte nach innen und vorne wie ein Eimerhenkel (bucket handle)
	B3	Bilaterale B-Frakturen
C		Beckenringfrakturen mit Rotationsinstabilität und Vertikalinstabilität (vertical shear)
	C1	Unilateral
		C1.1 Ileumfraktur
		C1.2 SI-Dislokation oder Dislokationsfraktur
		C1.3 Sakrumfraktur
	C2	Bilateral
		C2.1–.3 wie bei C1
	C3	Vertikale Scherverletzung mit Acetabulumfraktur

jugendlichen Sportlers. Am häufigsten betroffen ist die Spina iliaca anterior inferior durch den Muskelzug des M. rectus femoris bei ruckartiger Überstreckung des Hüftgelenks, seltener die Abrißfraktur der Spini iliaca anterior superior durch den Zug der Mm. tensor fasciae latae und sartorius und das Tuber ossis ischii durch den Zug der ischiocruralen Muskulatur, der Mm. quadratus femoris und adductor magnus. Die Therapie ist in aller Regel konservativ, bis auf wenige große und deutlich nach distal dislozierte Fragmente, bei denen eine operative Refixierung mit Zugschraube indiziert ist [325]. Die B1-Fraktur entspricht der „Open-book-Verletzung", die B2-Verletzungen umfassen die Frakturen bei lateraler Kompression, die Typ-C-Verletzungen sind Folgen einer vertikalen Abscherung.

3.2 Radiologische Diagnostik bei Beckenverletzungen

Die Basisdiagnostik der Beckenfraktur besteht in einer orientierenden Beckenübersichtsaufnahme, um sich zunächst einen groben Überblick über Lokalisation und Art der Verletzung zu verschaffen. In den meisten Fällen reicht die Beckenübersichtsaufnahme aus, um die Diagnose Beckenringfraktur oder Acetabulumfraktur zu stellen [393]. Bei der Beurteilung der Acetabulumregion ist die Identifikation wichtiger Leitlinien wertvoll (Abb. 44). Die durch Projektionen verschiedener Anteile der medialen Acetabulumwand entstehende Tränenfigur kann als konstantes Merkmal zur Beurteilung der krania-

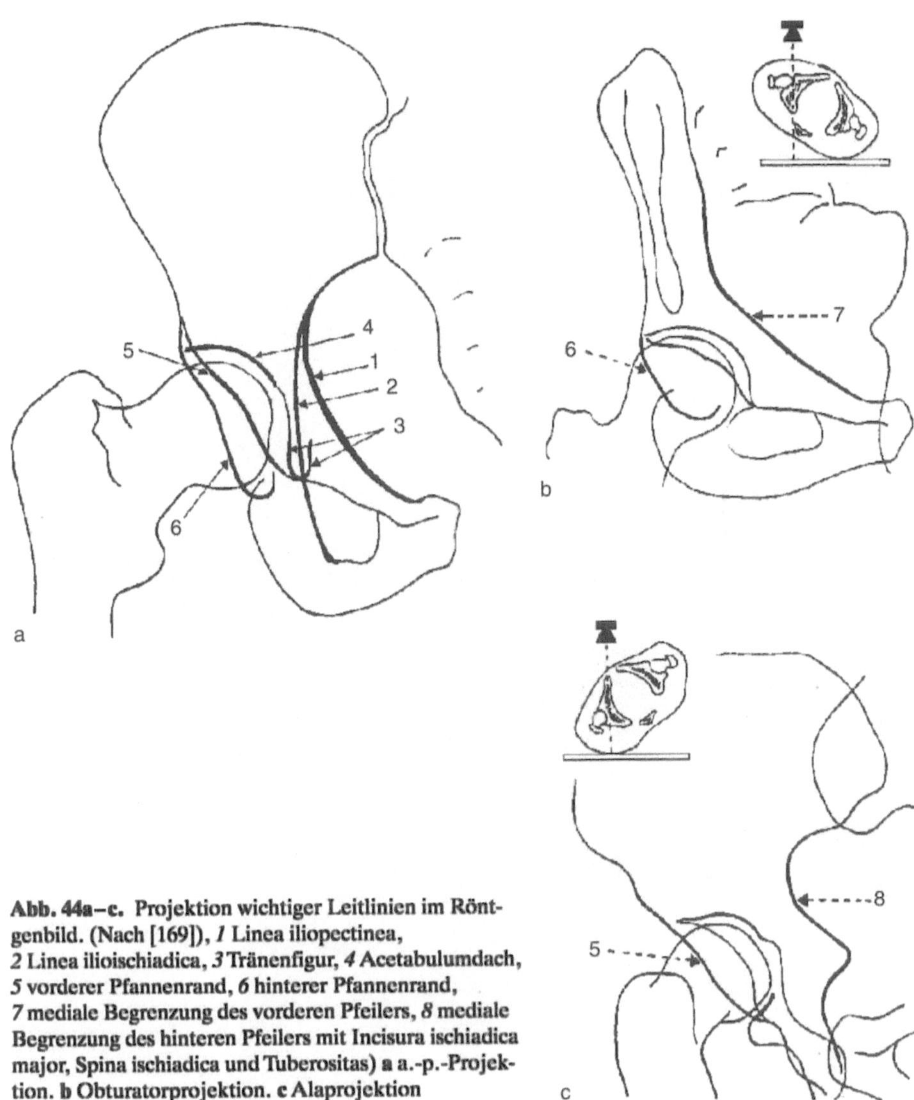

Abb. 44a–c. Projektion wichtiger Leitlinien im Röntgenbild. (Nach [169]), *1* Linea iliopectinea,
2 Linea ilioischiadica, *3* Tränenfigur, *4* Acetabulumdach,
5 vorderer Pfannenrand, *6* hinterer Pfannenrand,
7 mediale Begrenzung des vorderen Pfeilers, *8* mediale
Begrenzung des hinteren Pfeilers mit Incisura ischiadica
major, Spina ischiadica und Tuberositas) **a** a.-p.-Projektion. **b** Obturatorprojektion. **c** Alaprojektion

len und medialen Projektion von Pfannenprothesen herangezogen werden [131]. Bei
Frakturen der Acetabulumregion nutzt der Traumatologe die Tatsache, daß die Tränenfigur durch Summation der tangential vom Röntgenstrahl getroffenen Kortikalisbereiche
im vorderen Anteil der Fossa acetabuli (lateraler Tränenschenkel), obere Begrenzung des
Foramen obturatorium (unterer Bogen der Tränenfigur) und mediale Beckenwand
(medialer Tränenschenkel) entsteht [182, 253]. Zusätzliche Aufnahmen im schrägen
Strahlengang sind in den meisten Fällen auch während der Behandlungsphase im Schockraum durchführbar und geben weiteren Aufschluß über den Frakturverlauf. Auf der
Alaaufnahme ist neben der Beckenschaufel besonders der vordere Pfannenrand und die
hintere Säule gut abzugrenzen. Die Obturatoraufnahme läßt besonders die vordere Säule

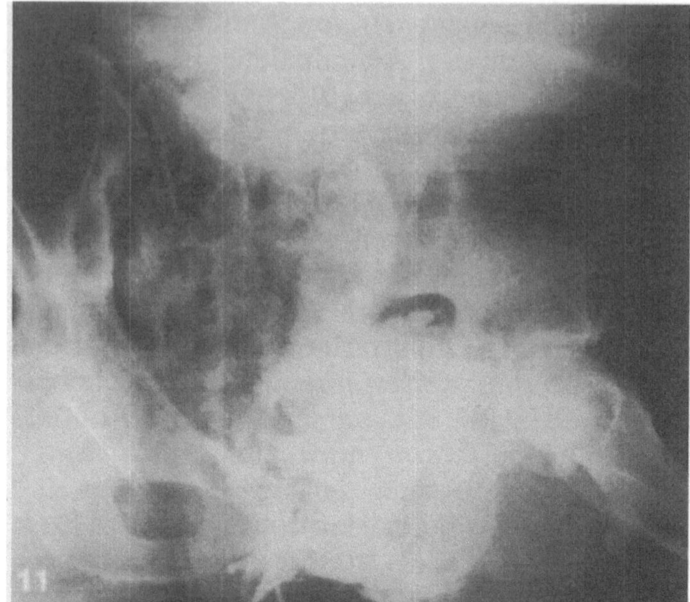

Abb. 45. Retrogrades Urogramm mit Austritt des Kontrastmittels [99]

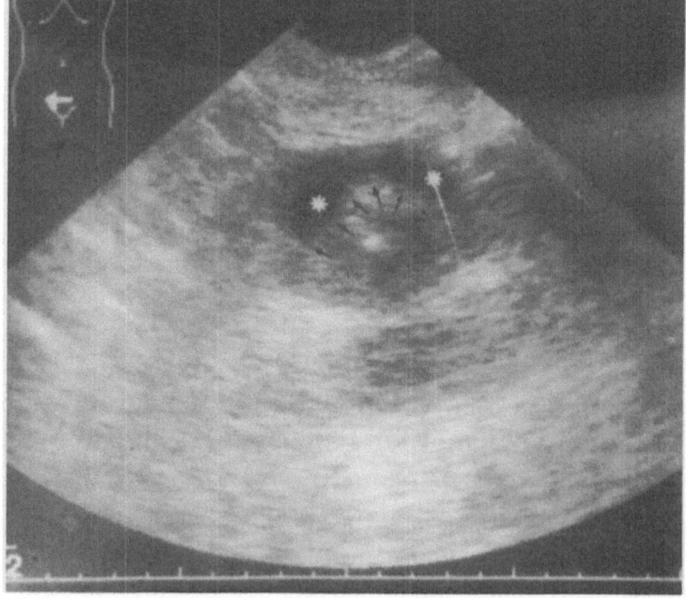

Abb. 46. Sonogramm: Darstellung eines perivesikalen Extravasates (*); die *Pfeile* zeigen die Blasengrenze [99]

und den hinteren Pfannenrand erkennen. Außerdem wird in dieser Projektion das SIG tangential getroffen, so daß SI-Rupturen erkannt werden können (Abb. 44, 45).

Der Verdacht auf eine Verletzung der Harnröhre oder der Blase erfordert bei entsprechenden klinischen Zeichen (Harnverhalt, Blut am Meatus urethrae oder Luxierbarkeit der Prostata bei rektaler Untersuchung) zunächst eine Kontrastmitteldarstellung der

Harnröhre. Erst nach regelrecht dargestellter Harnröhre ist das Einführen eines Katheters und die weitere Kontrastmitteluntersuchung der Harnblase möglich.

Auch das Sonogramm ist gelegentlich für die Primärdiagnostik einer Blasenruptur hilfreich (Abb. 46). Das Sonogramm dient jedoch in erster Linie zum Nachweis bzw. Ausschluß einer intraperitonealen Blutung und hat hier die Peritoneallavage in den meisten Fällen abgelöst [70].

Ein direkter Nachweis einer Blutungsquelle bei knöcherner Beckenverletzung gelingt durch die Angiographie über Femoraliskatheter. Der Vorteil dieser Methode liegt darin, daß im gleichen Arbeitsgang die Blutung durch Embolisation therapeutisch angegangen werden kann (s. Kap. 3.3).

Zum Nachweis von Beckenringlockerungen ventral und dorsal können Röntgenaufnahmen im Stehen unter wechselnder Beinbelastung angefertigt werden. Für den frisch Verletzten verbietet sich jedoch diese Untersuchungstechnik in aller Regel. Hier liefern „gehaltene Aufnahmen" durch Zug und axialen Druck am Oberschenkel ggf. weitere Informationen. Zur Sicherung der Verdachtsdiagnose „SI-Distorsion" oder „-Subluxa-

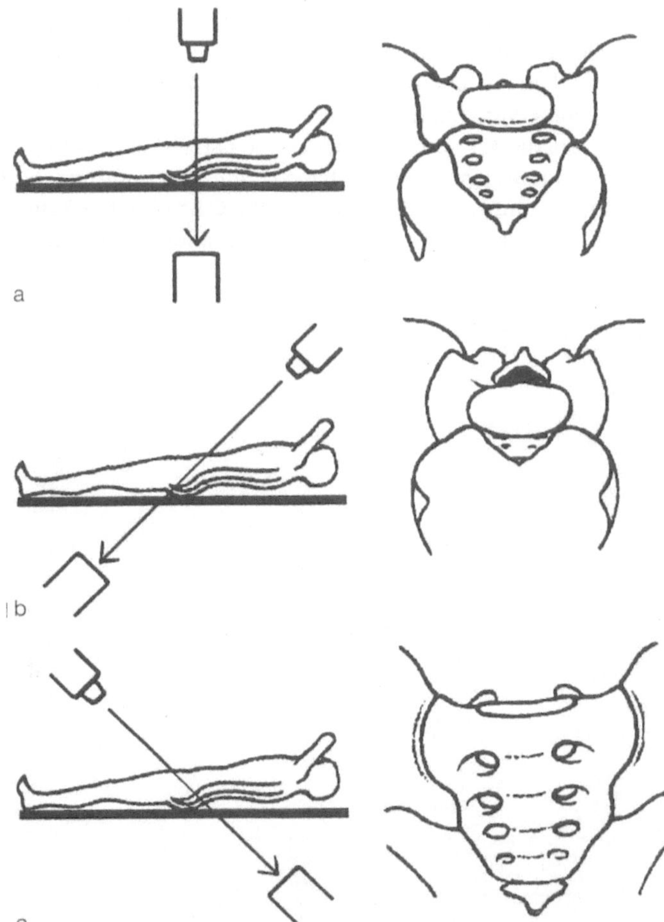

Abb. 47. Strahlengang bei der a.-p.-Beckenübersichtsaufnahme (**a**), der Inletaufnahme (**b**, Darstellung horizontaler SI-Verschiebung) sowie der Outletaufnahme (**c**, Darstellung vertikaler SI-Verschiebung)

tion" wurde die Knochenszintigraphie vorgeschlagen [285]. Diese Untersuchung läßt aber keinerlei Rückschlüsse zu, ob sich die Läsion im Bereich der ventralen oder dorsalen SI-Bänder befindet. Der direkte Nachweis einer SI-Läsion kann durch Injektion eines Kontrastmittels mit Zusatz von Lokalanästhetikum in den Gelenkspalt erfolgen [337]. Der klinische Stellenwert der konventionellen Tomographie mit der technischen Variation der „Complex-motion-Tomographie" [67] in der Unfallchirurgie kann nicht sicher bestimmt werden. Fehlt jedoch die Möglichkeit einer CT-Untersuchung, so kann eine SI-Zerreißung mit Verschiebung in vertikaler Richtung im a.-p.-Röntgenbild oder zumindest durch die Beckenausgangsaufnahme (Neigung des Strahls 45° nach kaudal, „outlet") meist erkannt werden. Eine Diastase zwischen Darm- und Kreuzbein in ventrodorsaler Richtung kann hingegen in der schrägen Projektion mit 45° nach kranial geneigtem Strahl (Beckeneingangsebene, „inlet") zur Darstellung kommen (Abb. 47). Im Zweifelsfall ist eine CT-Untersuchung unerläßlich, die das Ausmaß der Instabilität bei Verletzungen der SI-Fuge oder des frakturierten Sakrums erkennen läßt [71].

Die zweidimensionale CT vermag im Acetabulumbereich kleinste ossäre intraartikuläre Fragmente, knöcherne Ausrisse des Lig. capitis femoris [123], Gelenkinkongruenzen und Läsionen des Hüftkopfes darzustellen, sowie die Lokalisation und den Umfang begleitender Weichteilläsionen aufzuzeigen [180]. Bei alleiniger Verwendung konventioneller Techniken muß nach einer Übersicht über die Bedeutung der CT bei Frakturen des Beckenrings von Rommens et al. [296, 297] damit gerechnet werden, daß in 22–65% der Fälle knöcherne Verletzungen im hinteren Beckenabschnitt übersehen werden; in 2 von 3 Fällen lieferte das CT neue Befunde, ohne daß jedoch das therapeutische Regime geändert werden mußte; in fast ¼ der Fälle wurde aber aufgrund der CT-Befunde das Procedere geändert und lediglich etwa jede 10. CT erbrachte keinerlei neue Erkenntnisse. Ähnliche Beobachtungen wurden auch von anderen Autoren angestellt [36, 78, 295].

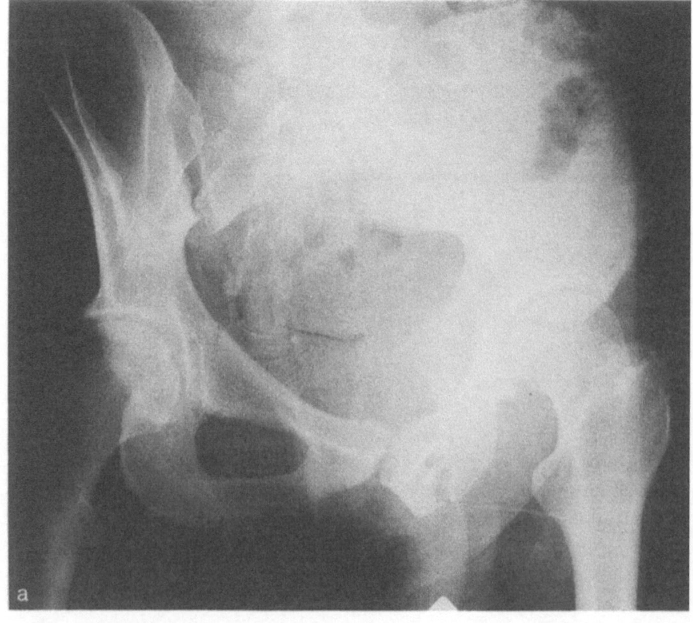

Abb. 48. a Obturatoraufnahme und **b** CT bei SI-Zerreißung

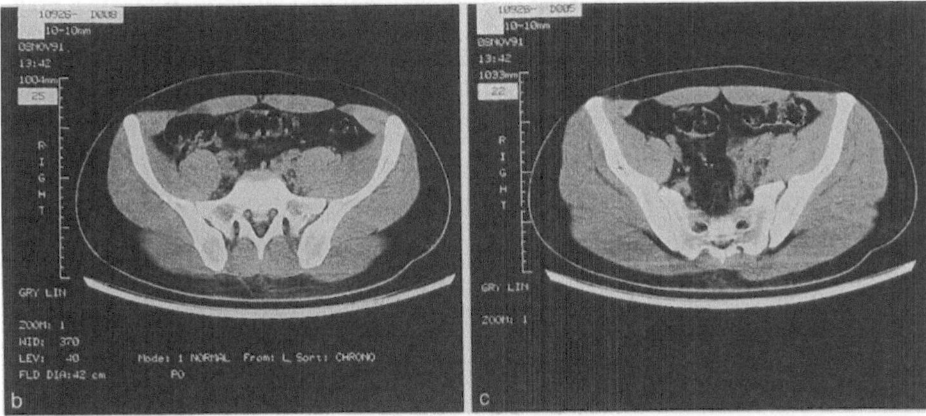

Abb. 48b, c

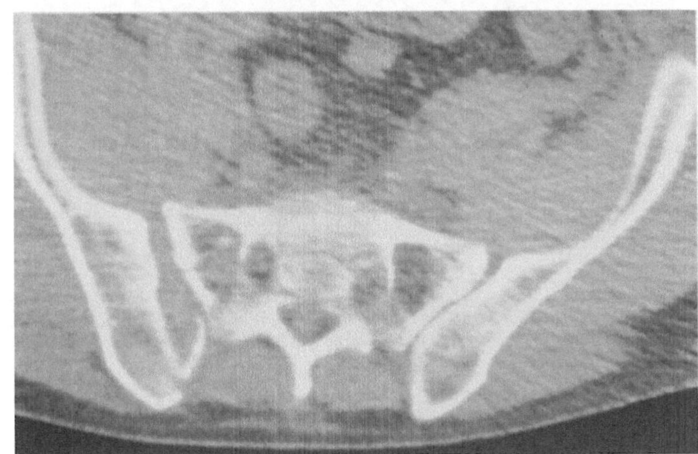

Abb. 49. CT bei SI-Fugen-Luxationsfraktur

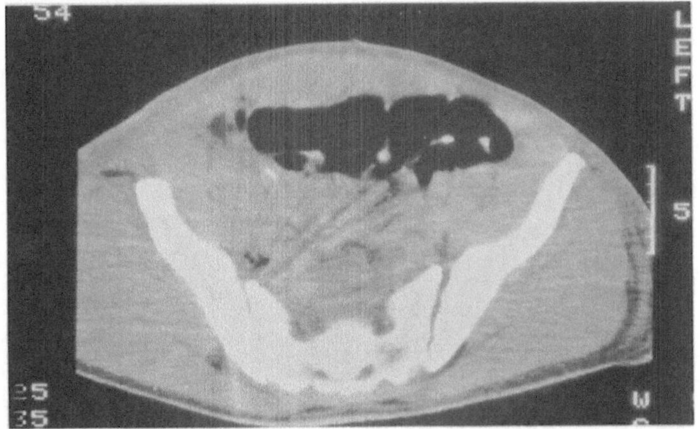

Abb. 50. CT bei „Open-book-Verletzung" II mit Läsion der ventralen SI-Bandverbindung

Deutlicher wird der Vorteil der CT bei Acetabulumfrakturen mit intraartikulärem Fragment, welches in einer prospektiven Studie auf den konventionellen Bildern in 80% der Fälle übersehen wurde [289]. Auf der anderen Seite können aber auch nutritive Kanäle als Fraktur fehlgedeutet werden [290]. Parallel zur Schichtung verlaufende Frakturlinien

Abb. 51. CT bei Fraktur der Massa lateralis des Kreuzbeins

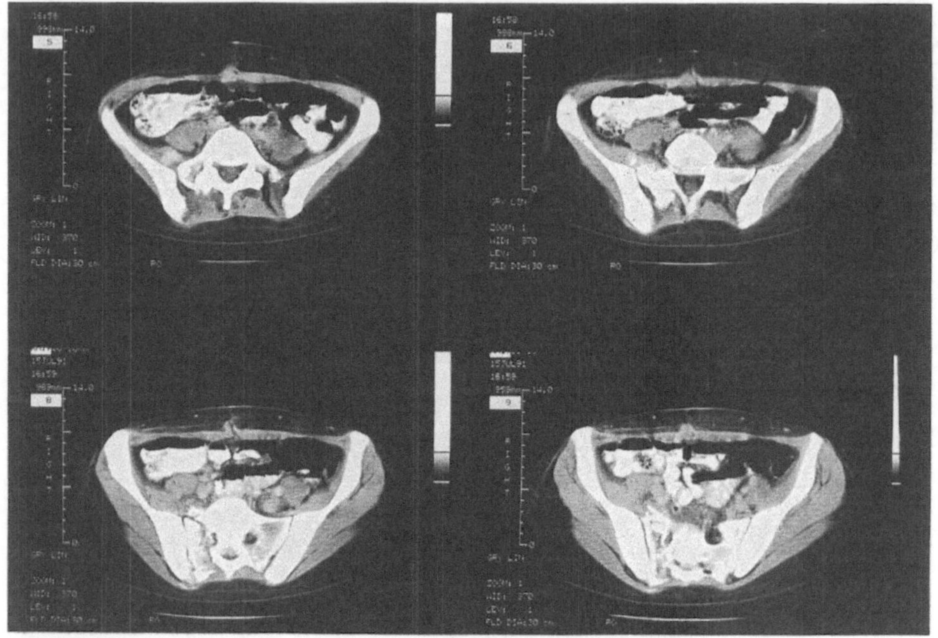

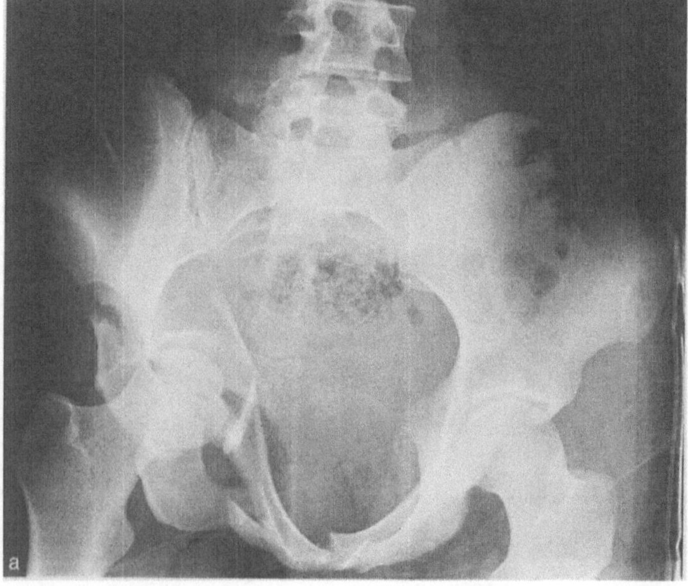

Abb. 52a–c. 20jährige Patientin mit Acetabulumfraktur.

◀
a a.-p.-Röntgenbild

▶
b 2D-Rekonstruktion

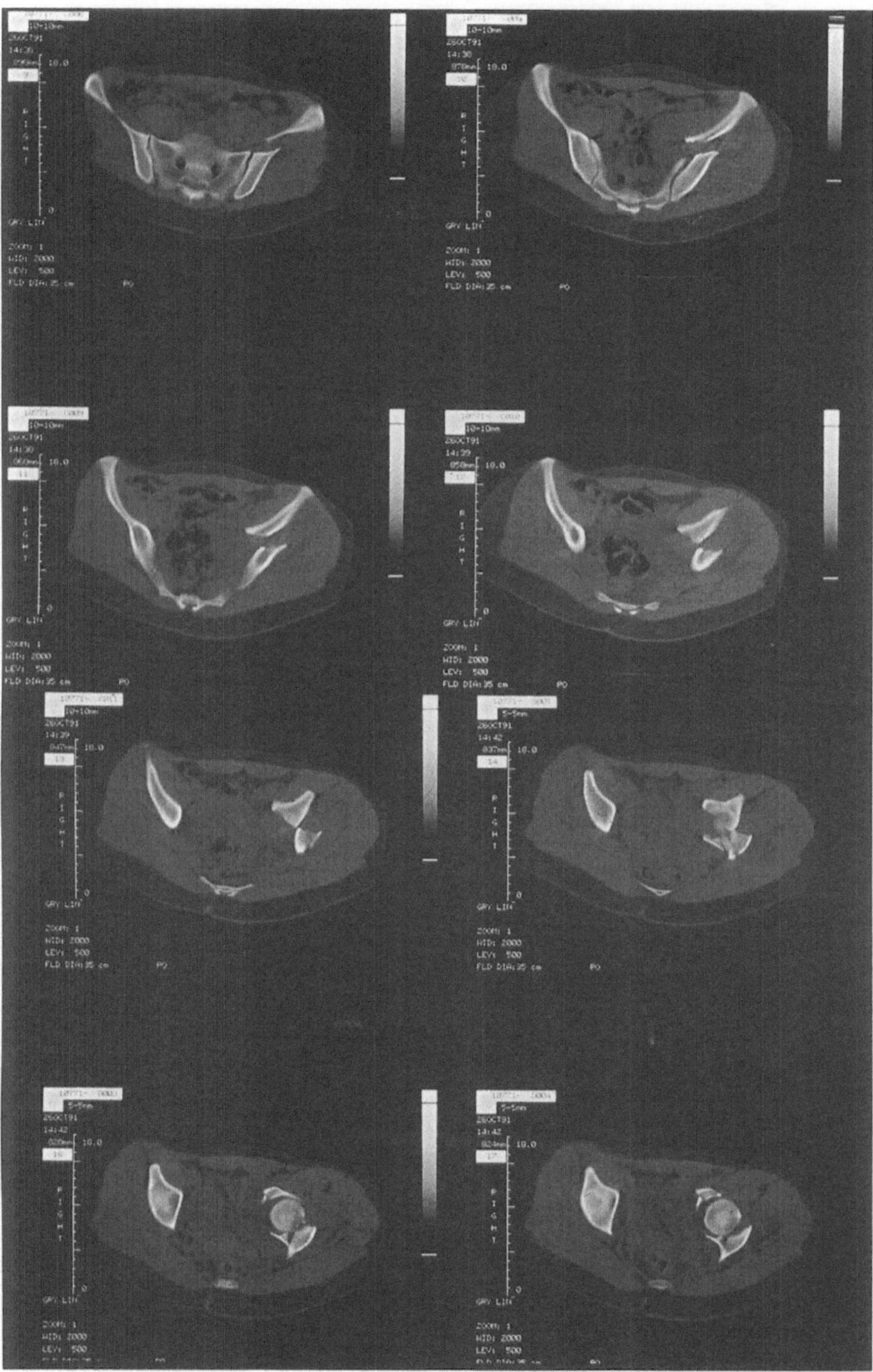

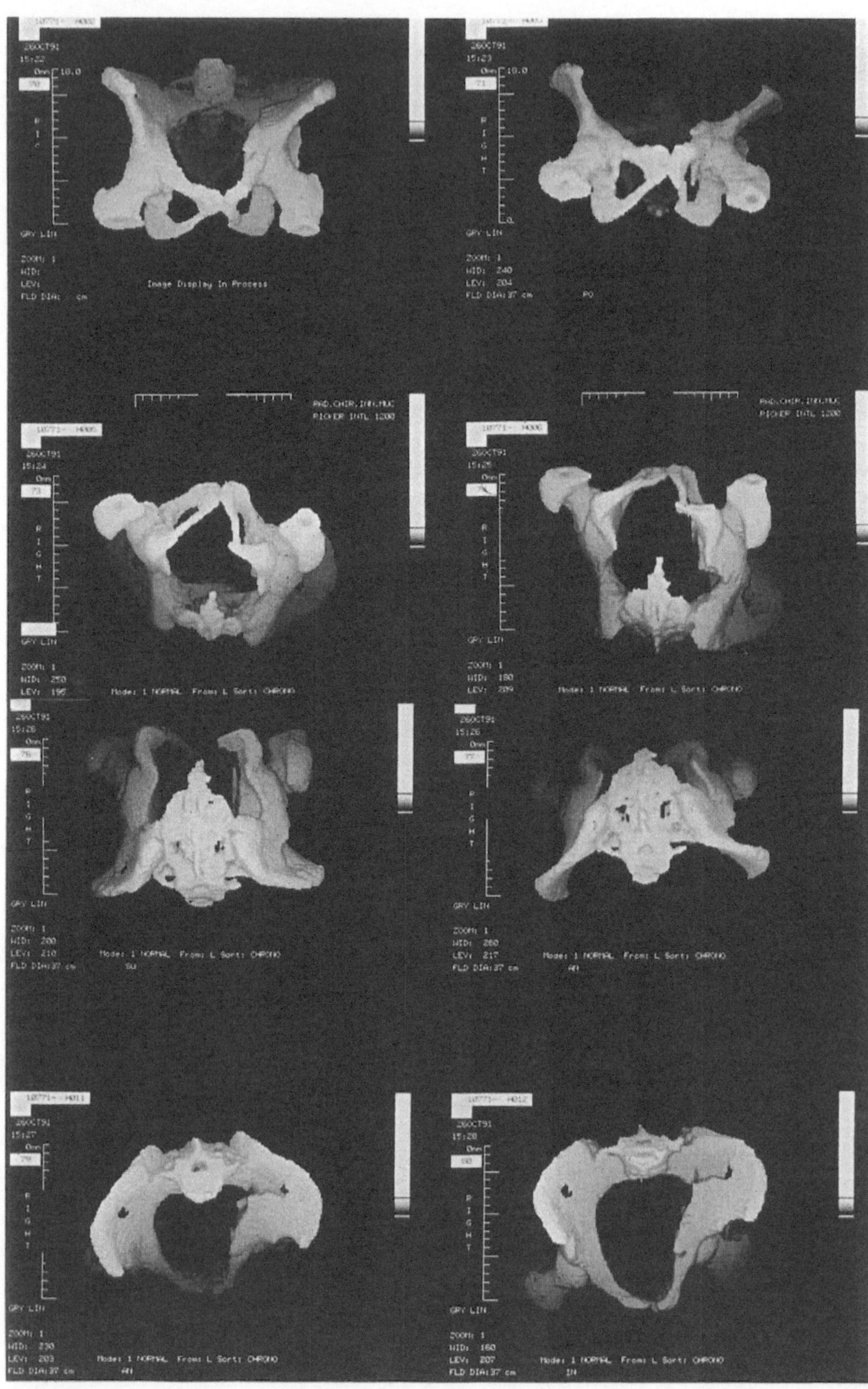

können sich aber der Darstellung entziehen, auch ist die Vertikalverschiebung einer Bekkenhälfte aus den zweidimensionalen CT-Bildern nur sehr schwer zu ersehen. Aus diesem Grund kann u. E. auf die Röntgenbilder in konventioneller Technik (Beckenübersicht, Ala- bzw. Obturatoraufnahme) nicht verzichtet werden. Wir sehen aber gute Indikationen für das CT vor allem bei SI-Verletzungen und Sakrumfrakturen (Abb. 48–51), bei Acetabulumfrakturen sowie nach Hüftluxationen.

Die dreidimensionale Rekonstruktion hat primär keine diagnostische Aufgabe, sie erleichtert aber das Verständnis für räumliche Beziehungen. Das dreidimensional rekonstruierte Bild läßt sich um alle 3 Raumachsen bewegen, dadurch lassen sich alle Projektionen ohne zusätzliche Strahlenbelastung des Patienten darstellen. Der Informationsgehalt der 3D-CT-Rekonstruktion ist besonders bei Acetabulumfrakturen höher einzustufen als derjenige konventioneller Techniken [23, 39, 142, 170, 283]. Ein klinisches Beispiel zeigt die Abb. 52. Darüber hinaus ist die Strahlenbelastung bei Ausschöpfung konventioneller Techniken zur Erlangung vergleichbarer Aussagen (Ala-, Obturator-, Inlet-, Outletaufnahme) im Vergleich zur CT-Untersuchung höher.

3.3 Spezielles diagnostisch-therapeutisches Management beim Polytraumatisierten (dargestellt anhand des Krankenguts der Chirurgischen Klinik Innenstadt der LMU München von 1986–1991)

Beckenverletzungen gehören mit der vorderen oder hinteren Beckenringfraktur, der Symphysen- bzw. Iliosakralgelenkruptur sowie der Acetabulum- und der Beckenschaufelfraktur zu den „schweren" Verletzungen im Sinne der Definition „Polytrauma", da nicht nur das knöcherne Trauma an sich, sondern vielmehr auch begleitende Weichteilverletzungen im Beckenbereich eine besondere Gefährdung des Verletzten in sich bergen. Die meisten Betroffenen sind Opfer von Verkehrsunfällen, und zwar zum überwiegenden Teil KFZ-Insassen. Die Gurtanschnallpflicht wirkte sich bei der Vermeidung von Hüftpfannenfrakturen günstig aus [21]. Auf der anderen Seite konnte gezeigt werden, daß übergewichtige Unfallopfer aufgrund höherer Masse mehr Frakturen der Rippen, der Extremitäten und des Beckens erlitten, aber weniger SHT und Leberverletzungen aufwiesen. Die letzte Beobachtung wurde mit dem protektiven Effekt des als „intrinsic air bag" wirkenden Körperfettes erklärt [28]. Auch absorbiert der knöcherne Beckenring mit seinem umgebenden Weichteilmantel den Großteil der einwirkenden Kraft, bei Verletzten mit Beckenfrakturen kann jedoch in hohem Maße eine pelvine oder eine gleichzeitige abdominelle Begleitverletzung erwartet werden. An erster Stelle stehen im Bereich des Beckens die Harnröhren- und -blasenverletzungen mit einer Häufigkeit von 6–11%, gefolgt von Läsionen des N. ischiadicus mit einer Häufigkeit von 1–9% nach Literaturangaben. Bei Polytraumatisierten mit Beckenfrakturen werden in fast der Hälfte der Fälle intraabdominelle Verletzungen beobachtet, allen voran die Leberruptur. Demgegenüber sind intraabdominelle Begleitverletzungen bei allen Verletzten mit Beckenfraktur mit 3% selten [315, 360, 380].

◀

Abb. 52. c 3D-Rekonstruktion

Die Gesamtletalität lag bei einem großen, retrospektiv erhobenen Krankengut von 1254 Patienten bei 18,1% und war stark abhängig von dem Schweregrad der Begleitverletzungen. Sie reichte von 11,6% bei einfachen Beckenfrakturen über 34,8% bei komplexen Beckentraumen bis hin zu 50–58,3% bei offenen Komplextraumen [25, 267, 280]. Auch bei einer anderen Studie [118] war die Letalitätsrate bei 534 Beckenverletzten hoch; sie betrug 17,7% und war bei über 60jährigen doppelt so hoch wie bei Jüngeren. Aus begleitenden Weichteilläsionen entwickelten sich bei instabilen Beckenringverletzungen doppelt so oft tödliche Komplikationen. Etwas günstiger fiel die Letalitätsrate von 16,9% bei 77 Polytraumatisierten einer anderen Studie aus [320].

Bei 483 polytraumatisierten Patienten, die im Zeitraum von 1986–1991 an der Chirurgischen Klinik Innenstadt München behandelt wurden, fanden sich in 36% der Fälle ($n = 169$) knöcherne Verletzungen des Beckens, 65 Patienten (38%) mit knöchernen Beckenverletzungen wurden operativ stabilisiert. Wegen der schwerwiegenden Begleitverletzungen erfolgte die definitive Versorgung der Beckenfraktur überwiegend sekundär.

Bei der Erstversorgung polytraumatisierter Patienten hat sich an unserer Klinik die Einhaltung eines diagnostischen und therapeutischen Stufenplanes (Tabelle 4) bewährt. Er ist charakterisiert durch den Wechsel zwischen intensivmedizinischen und operativen Phasen [101, 240, 317–319], wobei die lebensrettenden Sofortmaßnahmen (Stufe I) dem Unfallort und der dortigen Versorgung durch den Notarzt zuzuordnen sind. Bereits hier kann vom Unfallmechanismus auf die Schwere der Verletzung geschlossen werden [62]. Die besondere Gefahr liegt in dieser Phase darin, daß die Gefährdung des Verletzten, oft nur mit erkennbaren Monotraumen, z. B. Unterschenkel- oder Oberschenkelfraktur, primär unterschätzt wird. So täuschen unauffällige Blutdruck- und Schockwerte sowie eine „unauffällige" Atemsituation häufig einen „guten Zustand" vor, obwohl infolge des primär ablaufenden traumatisch-hämorrhagischen Schockgeschehens mit sofortiger Mediatorenfreisetzung durch das sekundäre Organversagen lebensbedrohliche Komplikationen auftreten können [211, 316, 358]. Der Behandlungserfolg der gesamten Rettungskette, speziell des Teams im behandelnden Krankenhaus, hängt ganz wesentlich davon ab, ob das Ausmaß der Verletzung und der Gefährdung des Verletzten richtig erkannt werden. Einer der wichtigsten Parameter ist deshalb die Beurteilung und Einschätzung des Unfallmechanismus, aus welcher auf die Schwere der Verletzungen geschlossen werden kann.

Tabelle 4. Diagnostischer und therapeutischer Stufenplan [319]

Stufen	
I	Lebensrettende Sofortmaßnahmen
IA	Lebensrettende Sofortoperationen
II	Stabilisierungsphase, Diagnostikphase I
III	Lebens- und organerhaltende Frühoperationen
IV	Intensivmedizin, Diagnostikphase II
V	Funktionserhaltende und wiederherstellende verzögerte Operationen

3.3.1 Stufe I: Lebensrettende Sofortmaßnahmen und -operationen

In der Regel führen ausgesprochene Rasanztraumen u. a. zu knöchernen Verletzungen des Beckens mit Instabilität (Tabelle 5). Knöcherne Instabilität bedeutet immer auch eine Zerreißung umgebender Weichteile. So können in unmittelbarer Nähe des Beckens gelegene venöse oder arterielle Blutgefäße bei Läsion zu einem Blutverlust führen, der weit über dem Blutverlust aus den knöchernen Wunden liegt und eine akute Schockgefahr derstellt. Die direkt lebensbedrohlichen Komplikationen wie hämorrhagischer Schock und seine Folgen stehen in direkter Relation zum Ausmaß der dorsalen Beckenringläsion [161]. Eine aggressive Volumentherapie und ggf. Blutstillung ist daher die essentielle Maßnahme, zu welcher auch die Verwendung der sog. „Schockhose" (MAST = Military Antishock Trousers) gehört. Sie bewirkt durch Druck auf die unteren Extremi-

Tabelle 5. Unfallursache bei polytraumatisierten Patienten mit Beckenfrakturen, Klinikum Innenstadt (1986–1991, n = 169)

	n
PKW-Insasse	73
Sturz aus großer Höhe	34
Fußgänger	34
Motorradfahrer	15
Fahrradfahrer	4
Einklemmung (LKW/LKW, LKW/Laderampe, S-Bahn/Gleiskörper, Güterwagon/ Güterwagon)	4
Andere	5

Abb. 53. Anwendung der „Schockhose" beim Polytraumatisierten mit Beckenfraktur

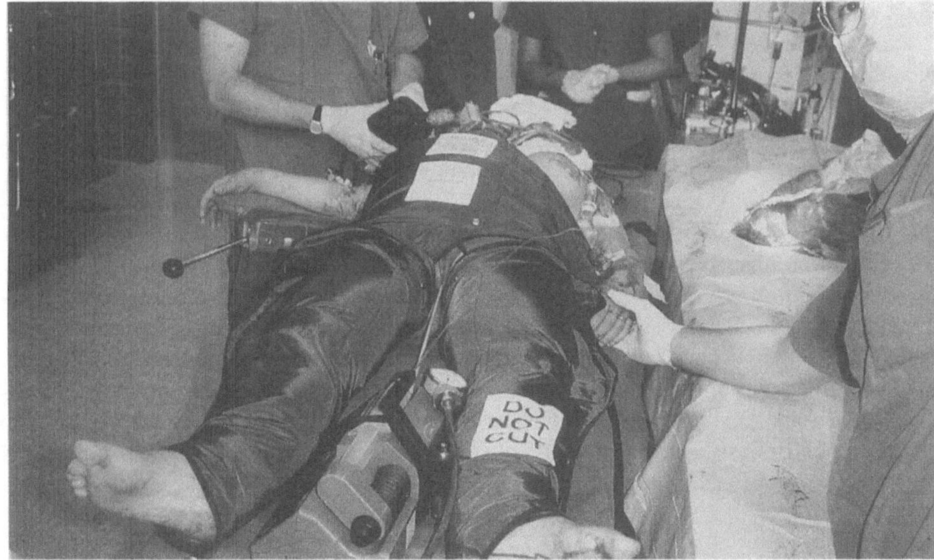

täten inklusive Beckengürtel eine äußere Zentralisierung und Stabilisierung und ist hierbei in allerdings wenigen Fällen sehr effektiv. Wegen der seltenen Anwendung birgt sie allerdings die große Gefahr unsachgemäßer Anwendung nach Klinikeinlieferung. So kann ein abruptes Öffnen der „Blutsperre" zu einer fatalen Kreislaufdekompensation führen. In diesem Sinne ist der deutlich sichtbare Warnhinweis auf der Hose zu verstehen (Abb. 53). Auch sind nach Verwendung der Antischockhose schwere Komplikationen wie Kompartmentsyndrom mit anschließend notwendiger Amputation, allerdings bei einer Anwendungsdauer von 24 h [348], ischämische Hautläsionen und renale Minderperfusionen mit nachfolgendem Nierenversagen [26] beschrieben worden. Im eigenen Vorgehen wird die Schockhose nur in Ausnahmefällen verwendet.

Bei der Versorgung Polytraumatisierter ist auch stets daran zu denken, daß in erster Linie das Ausmaß und die Dauer der Sauerstoffschuld der Gewebe die Prognose des Unfallopfers bestimmen. Durch eine wirksame Analgesie, Sedierung, Intubation und Beatmung und die Verhinderung des Kältezitterns ist der Sauerstoffbedarf der Gewebe möglichst niedrig zu halten [347]. Wir sehen eine Indikation zur sofortigen Intubation vor allem bei Thoraxtraumen, Beckenfrakturen in Kombination mit Oberschenkelfrakturen, schweren Einklemmungen und bei jeder erkennbaren Mehrfachverletzung.

Die Stufe I umfaßt demnach lebensrettende Sofortmaßnahmen wie sofortige Intubation und Beatmung, Volumensubstitution und blutstillende Kompressionsverbände.

Der Transport Mehrfachverletzter erfolgt vorzugsweise in einer Vakuummatratze. Luxationen bzw. Luxationsfrakturen der Extremitäten werden vor Ort reponiert und ggf. mit zusätzlichen pneumatischen Schienen stabilisiert. Während des Transportes ist die lückenlose Überwachung der Kreislaufparameter (Blutdruck, Pulsfrequenz, EKG), der Beatmungssituation, der Infusionsmenge und ggf. auch der Ausscheidung zu gewährleisten. Wegen der kurzen Anfahrtswege in städtischen Ballungsgebieten erfolgt das Monitoring der Ausscheidung in der Regel erst in der Klinik. Auch die lückenlose Dokumentation der vorgefundenen Befunde (wichtig insbesondere der primäre „Glasgow Coma Scale" und der periphere Neurostatus), der durchgeführten Maßnahmen sowie des Verlaufs während des Transportes ist Aufgabe des Rettungsteams.

Einen fließenden Übergang findet die Stufe I nach Klinikaufnahme in die Stufe IA der lebensrettenden Sofortoperationen. Hierzu gehören die Notlaparotomie bzw. Notthorakotomie bei nicht beherrschbaren Massenblutungen bzw. Perikardtamponade, ohne deren Beseitigung eine Kreislaufstabilisierung oder eine weiterführende Diagnostik nicht möglich wären. Bei intraabdominellen Verletzungen ist neben der definitiven Blutstillung auch an die Möglichkeit einer Abklemmung oder Blockade der subdiaphragmalen Aorta oder der suprarenalen bzw. epidiaphragmalen V. cava zu denken, aber auch an die Kompression durch Abstopfen mit Bauchtüchern („packing"). Ein anhaltend unzureichender peripherer Blutdruck trotz effektiver Volumentherapie kann auch Folge eines Spannungspneumothorax oder eines Rechtsherzversagens durch Perikardtamponade sein. Im ersten Fall ist die Thoraxdrainage die essentielle Maßnahme, im 2. Fall kann eine notfallmäßige Entlastung mit operativer Blutstillung und Perikardfensterung notwendig werden, sofern eine Perikardpunktion wegen sich schnell entwickelnder Blutkoagel keine ausreichende Entlastung erbringt [319].

3.3.2 Stufe II: Stabilisierungsphase, Diagnostikphase I

Bleibt die Notwendigkeit eines notfallmäßigen chirurgischen Eingriffs in der Stufe IA aus, müssen in der Stufe II der Versorgung weitere diagnostische Maßnahmen ergriffen werden. Neben der körperlichen Untersuchung sind beim Polytraumatisierten die Röntgenuntersuchung des Thorax, des Schädels, der Wirbelsäule und des Beckens sowie die Sonographie des Abdomens obligat. Bei neurologischer Symptomatik ergibt sich zusätzlich nach primärer Stabilisierung der Vitalparameter die dringliche Indikation des CCT.

Ist der Verletzte ansprechbar, so geben Spontanschmerz sowie der sagittale und horizontale Druckschmerz und der direkte Druckschmerz im Bereich der Symphyse, über dem Trochanter major, dem Beckenkamm oder im dorsalen Beckenabschnitt (SIG, Sakrum) erste diagnostische Hinweise. Beim Bewußtlosen können Prellmarken, ein rasch an Größe zunehmendes Hämatom in der Damm- und Gesäßgegend, ein instabiler Beckenring oder eine klaffende Symphyse bei der Palpation oder auch eine Beinverkürzung für eine knöcherne Beckenverletzung sprechen.

Auf das Vorliegen einer intraabdominellen Organverletzung können klinische Befunde wie abdominelle Schmerzen, Abwehrspannung, Prellmarken, Peristaltik und Schulterschmerz hinweisen. Diese klinischen Untersuchungsmethoden haben aber keine verläßliche Aussagekraft [302]. Von entscheidender Bedeutung für die klinische Diagnostik ist die richtige Interpretation von Veränderungen der Symptome in Kombination mit anderen Parametern (Blutdruck, Ausscheidung). Bauchwandhämatome, retroperitoneale Hämatome und fortgeleitete Schmerzen bei Rippenfrakturen können eine intraabdominelle Verletzung vortäuschen. Zur Erfassung von Organverletzungen und/oder freier intraabdomineller Flüssigkeit ist die Sonographie des Abdomens obligat. Eine hochentwickelte technische Ausrüstung erlaubt es dem geübten Ultraschalluntersucher, Verletzungen intraabdomineller Organe (Leber, Milz, Niere, Pankreas) und freie Flüssigkeit im Oberbauch oder auch perivesikal sicher zu erkennen (s. Abb. 46). Zu bemerken ist, daß die Peritoneallavage bei vorhandenem Retroperitonealhämatom bei Beckenfrakturen in bis zu 30% der Fälle falsch-positive Ergebnisse lieferte [10, 114]. Die zur weiteren Diagnostik vorgeschlagenen diversen Paracentesetechniken bis hin zur offenen Zentese mit Minilaparotomie [114] sind heute ebenfalls weitgehend verlassen. Die Lavage kann trotz Fehlens einer abdominellen Verletzung positiv sein, wenn ein ausgedehntes retroperitoneales Hämatom in die freie Bauchhöhle rupturiert oder wenn eine perforierende Verletzung des Retroperitoneums vorliegt. Nicht selten, und zwar in ca. 10%, führt daher die positive Lavage als Hauptkriterium bei der Diagnostik zu einer unnötigen Laparotomie [177, 178]. Meist liegt dem retroperitonealen Hämatom ein zerrissener venöser Plexus praesacralis zugrunde. Diese Blutungen tamponieren sich in der Regel selbst. Die Lavage wurde vor 10 Jahren noch als wichtigstes zusätzliches diagnostisches Hilfsmittel zur Erkennung einer Abdominalverletzung gewertet [308]. Heute kann die Sonographie wegen fehlender Komplikationsmöglichkeiten und hoher Treffsicherheit als das Diagnostikum der Wahl bei intraabdomineller Verletzung gelten [360]. Durch die Ultraschalluntersuchung ist es möglich, retroperitoneale und intraperitoneale Flüssigkeitsansammlungen zu erkennen und zu lokalisieren sowie eine meist linksseitig auftretende Zwerchfellruptur zu diagnostizieren bzw. auszuschließen [106]. Es ist ferner daran zu denken, daß durch den explosionsartig erhöhten intraabdominellen Druck die Abdominalorgane nicht nur zum Thorax hin, sondern auch durch den Beckenboden entweichen können (Abb. 54, [381]).

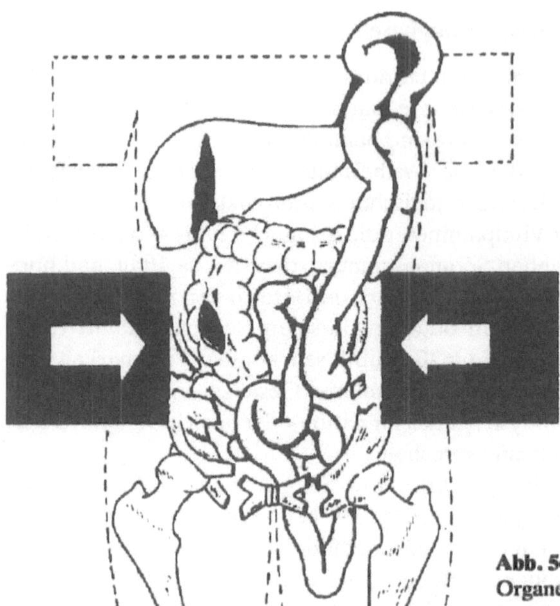

Abb. 54. Verletzung von parenchymatösen Organen und Hohlorganen sowie Zwerchfellruptur und Ruptur des Beckenbodens bei Quetschverletzung des Abdomens [380]

Die Röntgendiagnostik der Beckenverletzung der Stufe II wird in der Regel nur eine orientierende Beckenübersichtsaufnahme sein, auf welcher sich meist das Ausmaß der knöchernen Verletzung erkennen läßt. Bereits die hierdurch gewonnenen Informationen lassen auf die Gefährdung durch Blutverlust schließen, da der Blutverlust mit der Schwere der knöchernen Beckenverletzung korreliert. Bewertungskriterium ist hierbei die Stabilität bzw. Instabilität des verletzten Beckenrings [53, 397]. Bei weitgehend stabilen Kreislaufverhältnissen kann u. U. noch eine weiterführende Röntgenuntersuchung mit Schrägaufnahmen des Beckens erfolgen (Ala-, Obturator-, Inlet- und Outletaufnahme, Abb. 55). Die Drehung des Verletzten sollte jedoch bei ausgedehnter Beckenzertrümmerung vermieden werden. Während eine Drehung des Verletzten zur Anfertigung seitlich-schräger Aufnahmen in der Akutsituation bisweilen nicht möglich ist, sind Aufnahmen bei kranial und kaudal geneigter Röntgenröhre (Inlet/Outlet, Abb. 55) praktisch immer möglich. Mit der Outletaufnahme (Neigung des Strahls 45° nach kaudal) kann eine SI-Zerreißung mit Verschiebung in vertikaler Richtung meist erkannt werden. Eine Diastase zwischen Darm- und Kreuzbein in ventrodorsaler Richtung kann hingegen in der schrägen Projektion mit 45° nach kranial geneigtem Strahl (Beckeneingangsebene, „Inlet") zur Darstellung kommen.

In unserem Krankengut war die Beckenfraktur mit 35% die häufigste lokalisierte knöcherne Verletzung (Tabelle 6).

In jedem Fall ist aber neben dem kardiopulmonalen Monitoring auch die Beurteilung der Nierenfunktion über die Messung der Urinausscheidung unerläßlich. Ein Blasenkatheter kann jedoch nur dann gelegt werden, wenn sichergestellt ist, daß es zu keiner Verletzung der Harnröhre, einem Abriß der Urethra aus der Blase oder einer Blasenverletzung aufgrund der Beckenfraktur gekommen ist, was nach Literaturangaben in 0,5–36%

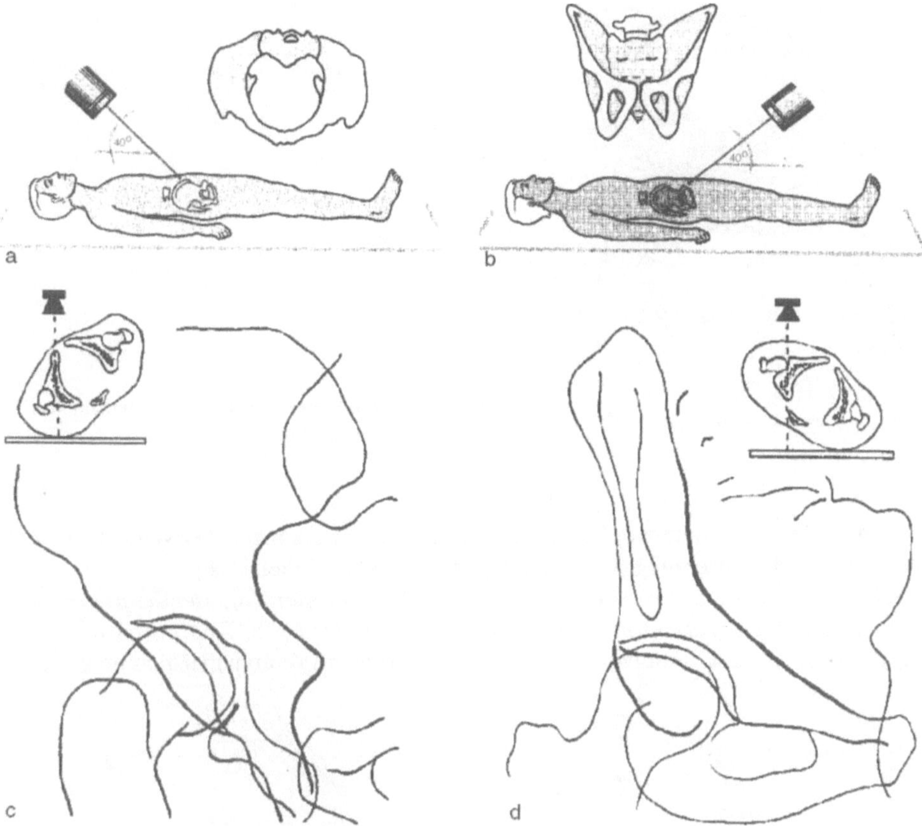

Abb. 55 a–d. Standardröntgenprojektionen im schrägen Strahlengang. **a** Inletprojektion [185], **b** Outletprojektion [185], **c** Alaprojektion, **d** Obturatorprojektion

Tabelle 6. Lokalisation der knöchernen Verletzungen beim Polytrauma 1986–1991 ($n = 483$)

	n	%
Becken	169	35
Oberschenkel	143	30
Wirbelsäule	109	23
Unterschenkel	132	27
Obere Extremität	267	55

der Fall ist [204, 248]. Blut am Meatus urethrae deutet auf eine Verletzung des Harntrakts hin, ein Harnverhalt oder ein Dammhämatom können vorliegen. Durch die obligatorische rektal-digitale Untersuchung läßt sich eine Prostataluxation erkennen (Abb. 56). Gleichzeitig muß bei Blut am untersuchenden Finger an eine Verletzung des Darms gedacht werden. Hier kann ein vorsichtiger Kontrastmitteleinlauf mit wasserlöslichem Kontrastmittel Klarheit schaffen. Bei Frauen ist auch die vaginale Untersuchung durch Palpation bzw. Spekulumeinstellung von entscheidender diagnostischer Bedeutung,

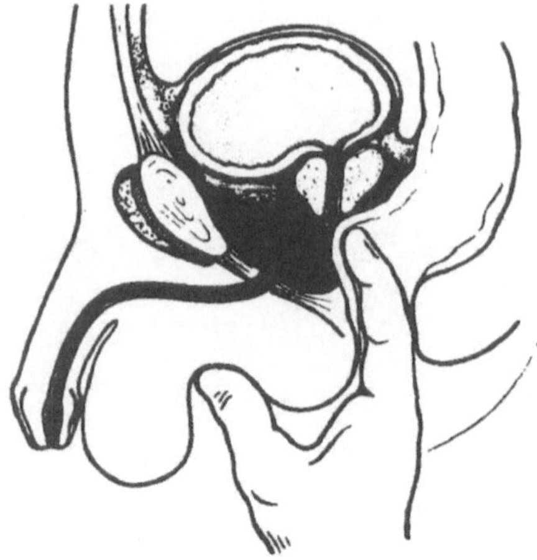

Abb. 56. Luxation der Prostata bei Verletzung des Diaphragma urogenitale [307]

obwohl die Traumen an letzter Stelle als Ursache von Verletzungen des weiblichen Genitale nach Abort, Abtreibung, Geburt und Sexualdelikten stehen [176].

Bei klinischen Anzeichen einer Blasen- oder Urethraverletzung, die bei Frauen sehr selten anzutreffen ist, ergibt sich die Indikation für eine retrograde Kontrastmitteldarstellung der Harnröhre. Urethraverletzungen sind bei Beckenfrakturen meistens im posterio-

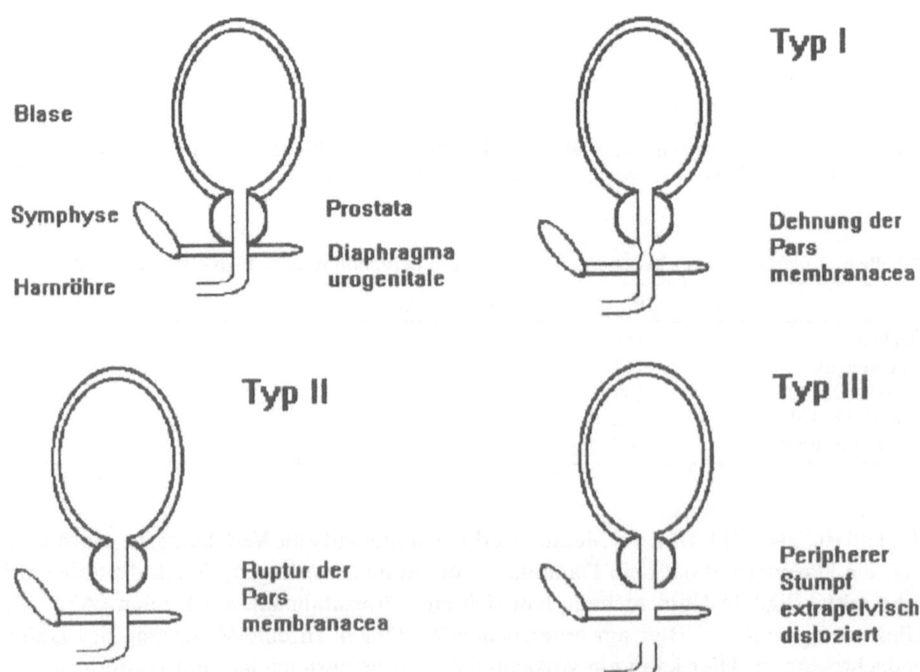

Abb. 57. Einteilung der Harnröhrenverletzungen. (Nach Colapinto [50])

Tabelle 7. Befunde bei Urethrographie. (Nach [213])

Befund	Interpretation
Kleiner abgrenzbarer Blasenschatten	Normalbefund
Kontrastmittelaustritt mit seitlicher Ansammlung	Extraperitoneale Blasenruptur
Keine Kontrastmittelfüllung der Harnblase oder Kontrastmittelaustritt im Bereich des Beckenbodens	Verdacht auf Ruptur der Pars membranacea der Harnröhre
Keine Blasenfüllung, Kontrastmittelaustritt unterhalb des Beckenbodens	Ruptur der Pars spongiosa der Harnröhre

ren und bulbomembranösen Segment lokalisiert [195]. Zur Einteilung der Harnröhrenverletzungen siehe Abb. 57. Mögliche Untersuchungsbefunde bei Harnröhrenverletzung und deren Interpretation sind in der Tabelle 7 zusammengefaßt.

Bei unverletzter Harnröhre folgt die Katheterisierung der Harnblase, was einerseits zum Monitoring der Ausscheidung, andererseits zur Kontrastmitteldarstellung der Harnblase notwendig ist (Abb. 58). Bei Blasenrupturen werden die selteneren intraperitonealen Rupturen als Folgen stumpfer Gewalteinwirkung von den 4mal öfter vorkommenden extraperitonealen Blasenverletzungen unterschieden, die durch die scharfkantigen Frakturfragmente entstehen [195]. Sobald sich der Verdacht einer Harnröhren- oder -blasenruptur verifiziert, ist nach Möglichkeit unverzüglich der Urologe hinzuzuziehen, da eine unversorgte Verletzung zu schwerwiegenden Spätkomplikationen, wie etwa der Harnphlegmone oder Harnröhrenstriktur, führen kann.

In seltenen Fällen, wenn die Sonographie bei persistierendem Blutverlust eine intraperitoneale Blutung nicht ausschließen kann, ist die Lavage indiziert. Um bei gleichzeitiger

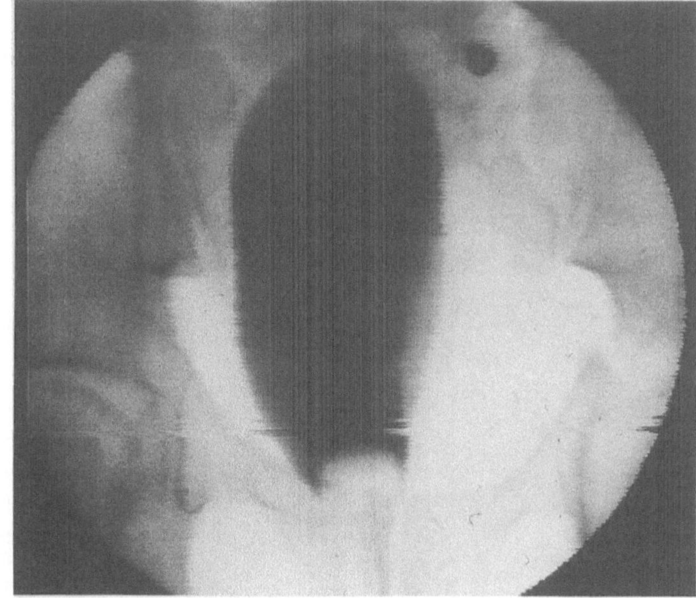

Abb. 58. Retrogrades Cystogramm: birnenförmige Darstellung der Harnblase durch Hämatombildung im Bereich des kleinen Beckens

Beckenfraktur ein möglicherweise vorhandenes retroperitoneales Hämatom nicht zu punktieren und somit eine falsch-positive Lavage zu erhalten, wird der Peritonealkatheter von unmittelbar unterhalb des Nabels nicht beckenwärts, sondern in Richtung Oberbauch vorgeschoben. Um die Gefahr der falsch-positiven Lavage zu verringern, wird auch die supraumbilikale Punktion bevorzugt [103, 303]. Als Alternativuntersuchung zur Lavage wird auf die CT hingewiesen [103].

Bei einem schnell an Größe zunehmenden retroperitonealen Hämatom aufgrund unstillbarer und kreislaufwirksamer venöser oder meist arterieller Blutungen empfiehlt sich die Diagnose durch eine ergänzende orientierende oder selektive Angiographie, um die Blutungsquelle zu lokalisieren. Die am häufigsten verletzten Arterien sind die A. iliaca interna oder deren Äste, die A. glutaea superior (durch ihren Verlauf unmittelbar im Bereich häufiger Frakturlokalisationen zwischen Linea iliopectinea und der scharfkantigen Faszie des M. piriformis), A. pudenda interna, A. obturatoria (bei Verletzungen des Beckenbodens) oder A. iliolumbalis (Abb. 59). Diese Methode bietet den Vorteil, daß im selben Arbeitsgang die Blutung durch Embolisation therapeutisch angegangen werden kann [32, 281]. Es ist so möglich, über einen Femoraliskatheter die kreislaufwirksame Blutung aus einem Einriß der A. iliaca interna bei ausgedehnter Zerreißung der SIG-Fuge rechts direkt im Schockraum durch Ballonkatheterokklusion zum Stehen zu bringen (Abb. 60). Der Ballonkatheter kann bis zur definitiven stabilisierenden Versorgung der Beckenfraktur liegenbleiben. Dabei sollte jedoch darauf geachtet werden, daß keine zusätzlichen Gefäßabgänge verschlossen werden, um die Nekrosebildung im Bereich der Muskulatur so gering wie möglich zu halten. Finden sich dagegen Blutungen aus kleineren Gefäßen, so werden diese z. B. mit Kollagen (Tachotop) embolisiert. Materialien zur Embolisation: Ballonkatheter, Gianturco-Spiralen (Minicoil), lyophilisierte Durapartikel (Gelfoam), Okklusionsgel (Ethibloc Okklusionsemulsion), Stärkemikrosphären. Unversorgte Gefäßverletzungen in diesen Bereichen führen zu ausgedehnten Hämatomen und Nekrosen im Bereich der Glutaealmuskulatur, aber auch des Dammes und des Hodens. Auch an die Möglichkeit höher gelegener Arterienverletzungen (A. lumbalis, Nierenarterien, Aorta abdominalis oder thoracalis) ist zu denken [10, 244], diese können ebenfalls im gleichen Arbeitsgang verifiziert oder ausgeschlossen werden. Obwohl im

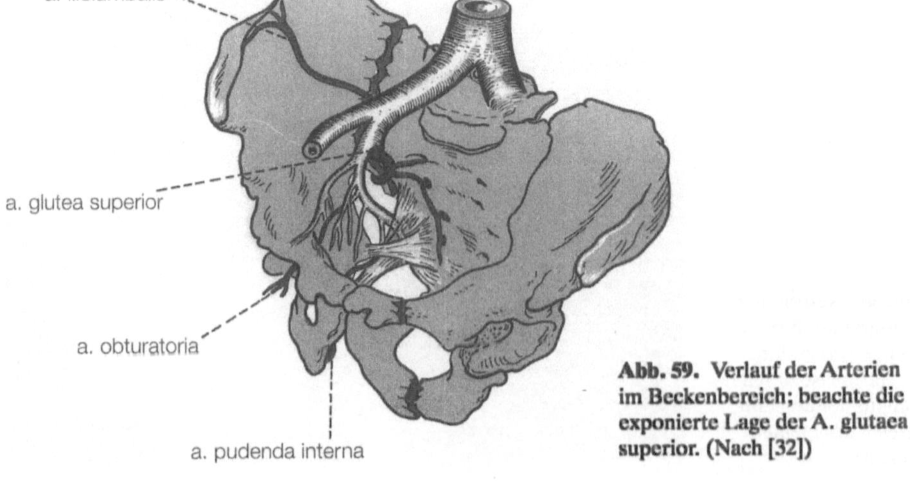

Abb. 59. Verlauf der Arterien im Beckenbereich; beachte die exponierte Lage der A. glutaea superior. (Nach [32])

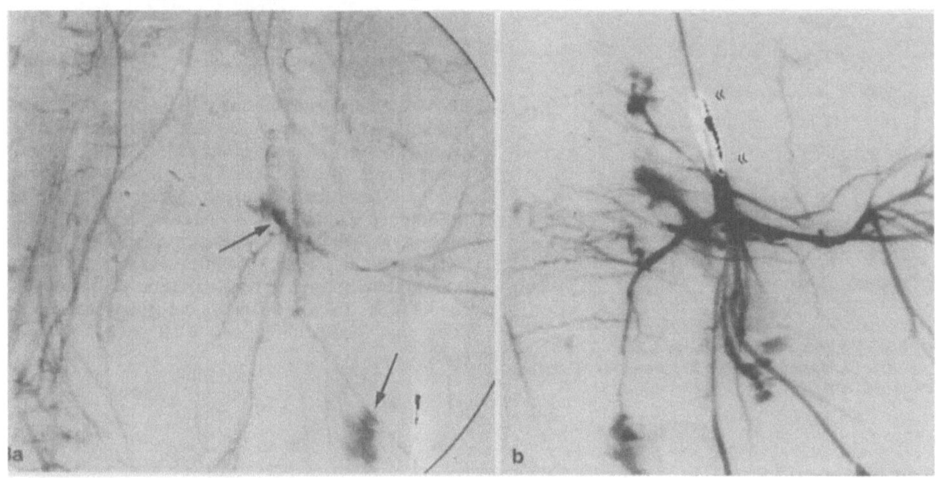

Abb. 60 a, b. Angiogramm bei Beckenfraktur mit nicht stabilisierbaren Kreislaufverhältnissen. **a** Kontrastmittelaustritte (*Pfeile*) bei Verletzung der A. iliaca interna. **b** nach Ballonkatheterembolisation (die <<-Zeichen zeigen den blockierenden Ballon). (Aus [99])

eigenen Vorgehen diese Methode der Blutstillung in Übereinstimmung mit anderen Autoren [357] favorisiert wird, weil sie wenig invasiv ist und bei entsprechenden Befunden erfolgversprechend ist, wird anderenorts [25, 26, 362] die Laparotomie zur gezielten Ligatur bzw. Gefäßrekonstruktion bevorzugt. Die gegen die Embolisation angeführten Argumente, der Zeitaufwand sowie die Tatsache, daß lediglich in 10–15% aller komplexen Beckenverletzungen eine arterielle Blutungsquelle lokalisierbar ist, sehen wir eher als Argumente für das beschriebene Vorgehen an, sofern die Angiographie und Katheterembolisation im Schockraum durchgeführt werden kann und keine zusätzlichen Transporte notwendig sind. Führt das Verfahren jedoch nicht innerhalb kürzester Frist zum Erfolg, ist die operative Blutstillung unverzüglich einzuleiten. Bei Blutungen aus dem präsakralen venösen Plexus ist das „packing" oft die einzige wirkungsvolle Maßnahme. Nach unseren Erfahrungen hat die Katheterembolisation ihren berechtigten Stellenwert in der Notfalltherapie.

Eine Verletzung großer Venen im Beckenbereich kann ggf. durch eine Phlebographie nachgewiesen werden. In diesen Fällen ist die Selbsttamponade nicht ausreichend, so daß die Indikation zur operativen Blutstillung gegeben ist [308].

Eine notfallmäßige Stabilisierung des dorsalen Beckenabschnitts kann durch die Verwendung der Beckenzwinge nach Ganz [122] erfolgen. Es handelt sich um ein als AO-Beckenzwinge vorgestelltes Gerät (Abb. 61b [26]), das dem Wirkprinzip nach der von Schmelzeisen u. Weller [306] beschriebenen und allerdings für die Behandlung von Symphysenrupturen weiter ventral anzubringenden Beckenzwinge (Abb. 61a) entspricht. Die neue Zwinge ist darüber hinaus von der Mechanik her einer Schreinerschraubzwinge nachempfunden, d. h., sie ist wesentlich einfacher in der Handhabung und stellt in dieser Hinsicht eine sinnvolle Ergänzung bei der Primärversorgung Polytraumatisierter mit Beckenfrakturen dar. Hiermit lassen sich u. U. Blutungen aus dem zerrissenen venösen Plexus reduzieren [385]. Auch die Anlage der MAST kann eine in der Situation sinnvolle Maßnahme darstellen [27]. Wir bevorzugen jedoch anstelle dieses Geräts eine handelsüb-

Abb. 61.a Beckenzwinge zur Behandlung der Symphysenruptur [306]. b Bekkenzwinge zur Stabilisierung des dorsalen Beckenabschnitts [122]

liche Bauchbinde, die in Sekundenschnelle im Schockraum oder sogar bereits am Unfallort um den Beckengürtel angebracht werden kann und wirkungsvoll und preiswert ist.

Weitere diagnostische Maßnahmen sind bei Verdacht auf Verletzung des lateralen oberen Retroperitoneums (Verletzungen der Nieren und des Nierenstiels: Ausscheidungsurogramm, Angiogramm, CT) oder des zentralen Retroperitoneums (Verletzungen des Pankreas/Duodenums: CT, Angiogramm, ERCP, Gastroduodenalpassage über Magensonde mit wasserlöslichem Kontrastmittel) notwendig [381] (Abb. 62).

Schwierig ist die Diagnostik perforierter Hohlorgane, wobei die klinischen Befunde von entscheidender Bedeutung für das Procedere sein können [58]. Ein schmerzhaftes Abdomen ist aber beim wachen, orientierten Polytraumatisierten nicht aussagekräftig, da bei einer Beckenfraktur immer mit heftigen Schmerzen zu rechnen ist [302]. Die Perforation lufthaltiger Hohlorgane wie Magen und Kolon kann durch freie Luft zwischen Leber und Bauchwand in der Abdomenübersichtsaufnahme in Linksseitenlage nachge-

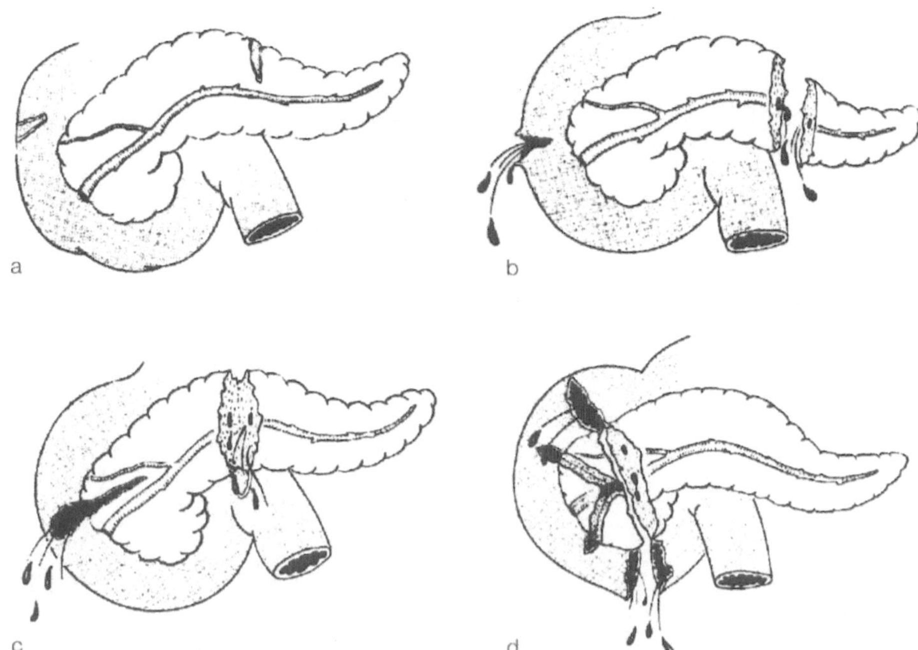

Abb. 62a–d. Stadieneinteilung der pankreatikoduodenalen Läsionen in Anlehnung an Lucas [202]. **a** Grad 1: Kontusion und Hämatom ohne Eröffnung des Pankreasgangsystems. **b** Grad 2: Komplette Ruptur des Duodenums oder isolierte Eröffnung des Pankreasgangsystems. **c** Grad 3: Kombinierte Verletzung mit Eröffnung entweder des Duodenums oder des Pankreasgangs. **d** Grad 4: Kombinierte Verletzung mit Eröffnung sowohl des Duodenums als auch des Pankreasgangs

wiesen werden. Ebenso kann der Nachweis von Amylase und Bakterien in der Lavageflüssigkeit für eine Darmperforation sprechen. Der Beweis einer Kolonperforation gelingt durch Kontrasteinlauf (KE) mit wasserlöslichem Kontrastmittel, wohingegen eine Dünndarmperforation durch oral verabreichtes Kontrastmittel wegen der zunehmenden Verdünnung im Jejunum und Ileum nur schwer gelingt. Hier ist ggf. durch eine Probelaparotomie der Beweis zu erbringen [381]. Bei subperitonealen Rektumperforationen kann gelegentlich der Nachweis von Luft in der Abdomenübersichtsaufnahme richtungsweisend sein, im Verdachtsfall kann auch die Prokto- bzw. Rektoskopie weiterhelfen [104, 107].

Die Inzidenz von Nervenverletzungen bei Beckenfrakturen wird mit bis zu 39% angegeben [298, 374]. Betroffen sind v. a. der N. ischiadicus, die lumbosakralen Nervenwurzeln bzw. der Plexus sacralis und der N. femoralis. Bei vertikalen Scherverletzungen liegt das Niveau der geschädigten Segmente bei L-IV bis S-V mit Bevorzugung von L-V und S-I [158]. Ein Großteil der Nervenschäden wird bei Frakturen des Sakrums vorgefunden, wobei laterale und transforaminale Frakturen zu unilateralen sensiblen und/oder motorischen Ausfällen ohne Störungen der Blasen- oder Mastdarmfunktion, wohingegen Frakturen mit Beteiligung des Zentralkanals zu schweren bilateralen Störungen mit Inkontinenz führen können [125]. Die operative Dekompression des Spinalkanals und Stabilisierung kann zur vollständigen oder partiellen Rückbildung der Symptome beitragen [387].

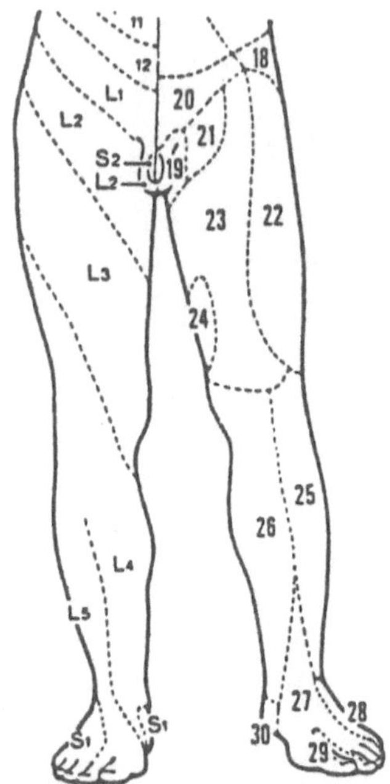

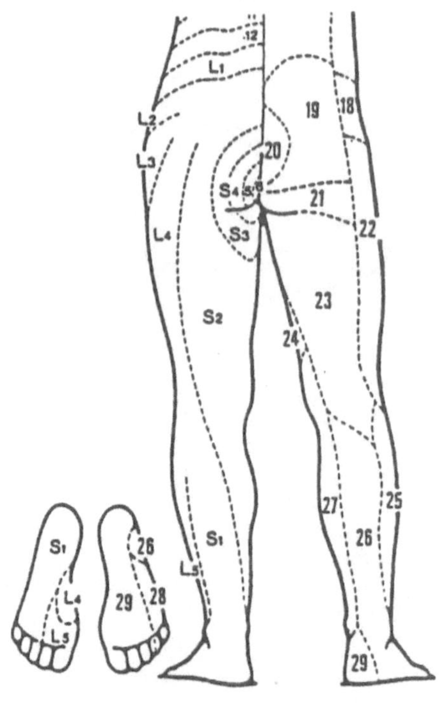

18 N. iliohypogastricus (R. cut. lat.)
19 N. ilioinguinalis (Nn. scrotales anteriores)
20 N. iliohypogastricus (R. cutaneus anterior)
21 N. genitofemoralis (R. femoralis)
22 N. cutaneus femoris lateralis
23 N. femoralis (Rr. cutanei anteriores)
24 N. obturatorius (R. cut.)
25 N. cutaneus surae lateralis
26 N. saphenus
27 N. peronaeus superficialis
28 N. suralis
29 N. peronaeus profundus
30 N. tibialis (Rr. calcanei)

18 N. iliohypogastricus (R. cut. lat.)
19 Nn. clunium superiores
20 Nn. clunium medii
21 Nn. clunium inferiores
22 N. cutaneus femoris lateralis
23 N. cutaneus femoris posterior
24 N. obturatorius (R. cut.)
25 N. cutaneus surae lateralis
26 N. suralis
27 N. saphenus
28 N. plantaris lateralis
29 N. plantaris medialis

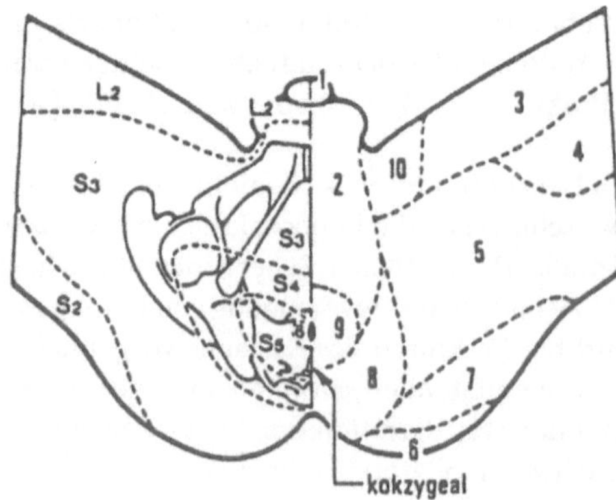

1 N. dorsalis penis (clitoridis) (n. pudendus)
2 Nn. scrotales (labiales) posteriores
   (Nn. perineales des N. pudendus)
3 Rr. cutanei anteriores n. femoralis
4 N. obturatorius
5 N. cutaneus femoris posterior
6 Nn. clunium superiores
7 Nn. clunium inferiores
8 Nn. clunium medii
9 Nn. anococcygei
10 N. ilioinguinalis und R. genitalis
    n. genitofemoralis

1 R. cutaneus n. obturatorii
2 N. cutaneus femoris posterior
3 N. cutaneus surae lateralis
4 N. ilioinguinalis und R. genitalis n. genitofemoralis
5 Rr. cutanei anteriores n. femoralis
6 Rr. cutanei cruris mediales n. sapheni
7 N. cutaneus dorsalis medialis (n. peronaeus
   superficialis)
8 Rr. calcanei mediales
9 N. plantaris medialis
10 N. plantaris medialis
11 N. plantaris lateralis
12 Rr. cutanei cruris mediales n. sapheni
13 N. suralis
14 Rr. calcanei mediales

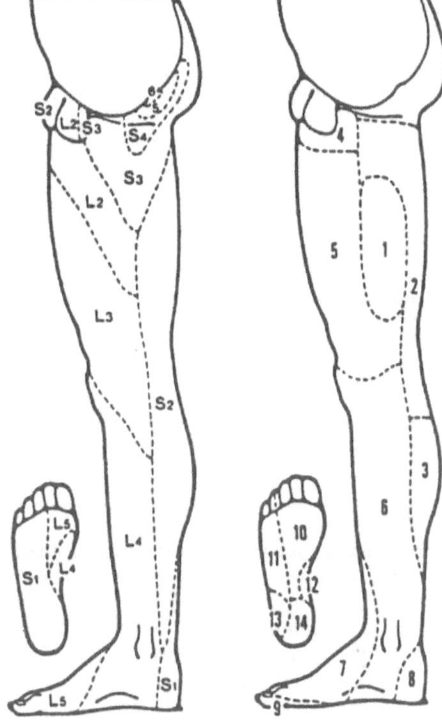

Abb. 63. Radikulär und peripher sensible Innervation. (Nach [235])

Zur Objektivierung eines Nervenschadens können die Prüfung der radikulär und peripher sensiblen Innervation (Abb. 63) sowie die in Tabelle 8 aufgeführten Funktionstests herangezogen werden.

Am Ende der Phase II ist aufgrund der diagnostischen Maßnahmen das gesamte Verletzungsmuster bekannt. Eine Übersicht über die Beckenverletzungen und die Begleitverletzungen bei den polytraumatisierten Patienten mit Beckenfraktur, die im Klinikum Innenstadt primärversorgt wurden, geben die Tabellen 9 und 10.

Tabelle 8. Prüfung radikulärer Kennmuskeln. (Nach [235])

Kennmuskel/Nerv	Test
M. quadriceps	Extension im Kniegelenk
M. tibialis anterior	Dorsalflexion und Supination des Fußes ohne Extension der Großzehe
Mm. extensores hallucis longus/digitorum brevis	Extension aller Zehengelenke
Mm. peronaei	Pronation und Plantarflexion des Fußes
N. obturatorius	Adduktionstest
N. glutaeus superior	Abduktionstest
N. glutaeus superior	Trendelenburg

Tabelle 9. 254 Frakturen des Beckens und des Acetabulums bei 169 polytraumatisierten Patienten (1986–1991)

	n
Symphysensprengung	16
Vordere Beckenringfraktur	51
Hintere Beckenringfraktur	8
Kombinierte Beckenringfraktur	69
Acetabulumfraktur	58
Hüftluxation	26
Beckenschaufelfraktur	22
Offene Beckenfraktur	1
Sonstige (Beckenrand u. a.)	3

Tabelle 10. Begleitverletzungen bei 169 polytraumatisierten Patienten mit Beckenfrakturen (1986–1991)

		n
SHT		86
Thoraxverletzungen (Rippenserienfraktur, Lungenkontusion u. a.)		97
Abdomen, davon		93
Leberruptur	16	
Milzruptur	23	
Magen-Darm-Perforation	11	
Mesenterialverletzung	10	
Pankreasverletzung	3	
Blasenruptur	9	
Urethraverletzung	7	
Nierenruptur	3	
Nierenkontusion	11	
Nervenverletzungen		10

3.3.3 Stufe III: Lebens- und organerhaltende Frühoperationen

Indikation zur frühen Operation bei Beckenverletzungen (Stadium III):
– Frakturen mit Gefäßverletzungen und Ischämie des Beins,
– offene Frakturen,
– Frakturen mit urologischen Begleitverletzungen,
– Frakturen mit Verletzungen des Darms,
– Frakturen mit anhaltendem Blutverlust.

Die Indikation zur frühen operativen Versorgung von Beckenverletzungen in der Phase III stellt sich bei Gefäßbeteiligung dann, wenn durch die therapeutischen Maßnahmen keine Kreislaufstabilität erreichbar ist. Führt auch die Embolisation oder Okklusion der Gefäße nicht zum gewünschten Erfolg, so ist, genauso wie bei den Verletzungen großer Gefäße, die operative Intervention indiziert. Kann eine direkte, gezielte Versorgung des blutenden Gefäßes nicht erreicht werden, so bleibt als letzte Rettung oft nur die Tamponade des kleinen Beckens mit Bauchtüchern („packing") bei gleichzeitiger Stabilisierung des instabilen Beckens, sei es nun mit, wenn möglich, interner Stabilisierung, sei es mit externer Stabilisierung mit einem Fixateur. Bei ausgedehntem Weichteildekollement im Glutaeal- und Sakralbereich ist zur Stillung diffuser, aber kreislaufwirksamer Blutungen auch die Kompressionsbehandlung durch eine Bauchbinde indiziert. Im allgemeinen bevorzugen wir die interne Stabilisierung aus folgenden Gründen:

1. Soll die Stabilisierung aus Gründen der Blutstillung durchgeführt werden, so kann dies oft wirksamer durch lokale Maßnahmen vor Ort erfolgen. Lokalisierbare Blutungen können koaguliert, umstochen oder durch Gefäßrekonstruktion angegangen werden. Arterielle Blutungen aus Knochengefäßen, die durch die Fraktur oder durch ausgedehntes Weichteildekollement eröffnet wurden, können durch Knochenwachs verschlossen werden.
2. Die knöcherne Stabilisierung vor Ort kann oft definitiven Charakter besitzen.
3. Durch den Fixateur externe können weder Blutungen direkt angegangen noch eine definitive knöcherne Stabilisierung erreicht werden.

Offene Beckenfrakturen sind äußerst selten, sie verlangen aber eine sorgfältige Planung der operativen Maßnahmen. Der Versorgungszeitpunkt fällt meistens in die Stufe III, d. h. in die Phase der lebens- und organerhaltenden Frühoperationen. Die Versorgung offener Beckenverletzungen folgt dem generellen Behandlungsziel offener Frakturen. Der wesentliche Schritt ist das sorgfältige Débridement der häufig verschmutzten Weichteile einschließlich der Laparotomie.

Urethraverletzungen werden über Durchzugskatheter und eine suprapubische Blasenableitung vor der Stabilisierung des vorderen Beckenrings versorgt. Das alte Therapieregime der PUFI-Behandlung mit sekundärer Rekonstruktion der Urethra ist obsolet. Bei konservativer Therapie durch suprapubische Ableitung der Harnblase und sekundärer Rekonstruktion muß in hohem Maße mit der Ausbildung ausgedehnter und ggf. durch Fistelbildung komplizierter Harnröhrenstrikturen gerechnet werden [248]. Eine im bulbösen Bereich verletzte Harnröhre kann vom Damm her freigelegt und versorgt werden. Eine intrapelvine Harnröhrenverletzung kann durch periurethrale Nähte und Harnröhrenschienung zusammen mit der Beckenfraktur versorgt werden, mit der sie praktisch immer kombiniert auftritt [5]. Durch eine frühzeitige Schienung der Urethra kann die Rate späterer Strikturen von 90 auf 50% reduziert werden [61, 248]. Die primäre Schienung bzw. Wiederherstellung der Kontinuität der Urethra kann entweder geschlossen über einen unter Röntgenkontrolle eingebrachten Führungsdraht mit anschließendem Einführen eines koaxialen Katheters über diesen Führungsdraht erfolgen oder aber offen über eine suprapubische Darstellung der Verletzung. Durch diese Versorgung konnte die Impotenzrate, die ansonsten in der Literatur mit 30% angegeben wird, auf 10% gesenkt werden [61, 248]. Die derzeit modernste Technik der Strikturenbehandlung ist die Stent-Einlage.

Intraabdominelle Blasenrupturen (Abb. 64) werden im eigenen Vorgehen prinzipiell operativ versorgt durch Vernähen der Läsion und Harnableitung durch einen transurethralen und einen suprapubischen Katheter. Bei Urethra- und kleinen extraperitonealen Blasenrupturen wird die Katheterisierung und Abwarten diskutiert. Größere Blasendefekte stellen nach unserer Erfahrung jedoch eine eindeutige Indikation zur Revision innerhalb der ersten Stunden dar.

Beckenfrakturbegleitende Verletzungen des Rektums erfordern entsprechend dem Ausmaß der Stuhlkontamination eine Diskontinuitätsresektion [345] oder nach intraoperativer Darmspülung eine primäre Darmnaht bzw. Reanastomosierung ohne Anlage

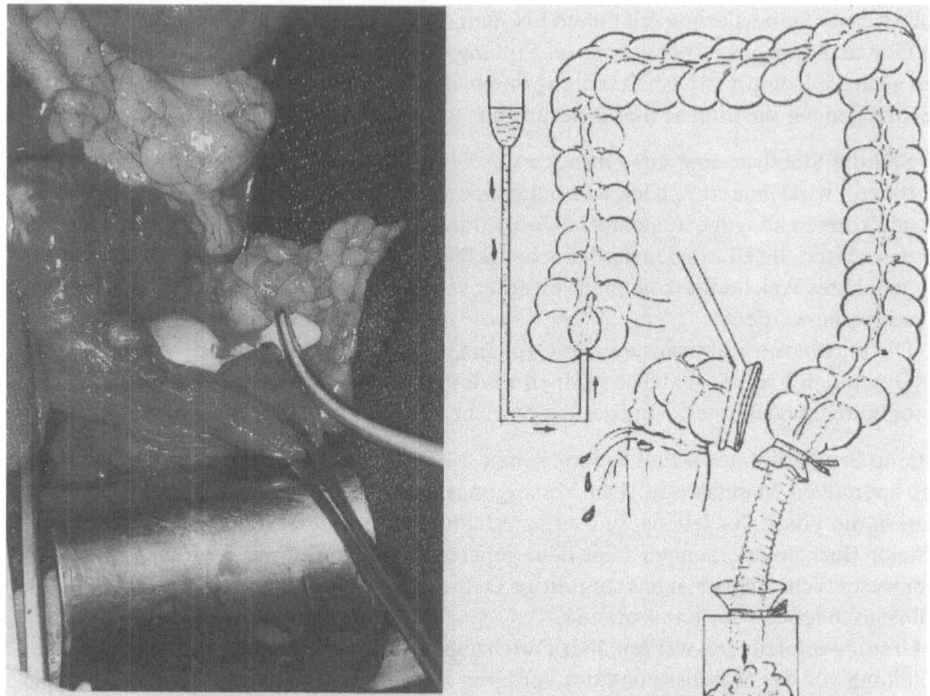

Abb. 64. Intraoperativer Situs bei Blasenruptur: Ballon des transurethralen Katheters im Operationsgebiet sichtbar

Abb. 65. Intraoperative orthograde Darmspülung. (Modifiziert nach [163])

eines Anus praeter. Letztere ist bei geringeren Läsionen zu bevorzugen, sofern eine vollständige Reinigung des Darms durch intraoperative orthograde Darmspülung gewährleistet ist und der Eingriff innerhalb der 6-h-Grenze durchgeführt wird (Abb. 65) [350, 381]. Die Kolostomie wird bei Dickdarmverletzungen, aber auch bei tiefen Perinealverletzungen durchgeführt. Hierbei ist die aborale intensive Spülung des Enddarms intraoperativ von herausragender Bedeutung für den weiteren Verlauf.

Die Behandlung von Magen-Darm-Verletzungen besteht in der Übernähung oder der Resektion. Eingerissene Gallenwege können über T-Drains primär genäht werden, längerstreckige Defekte machen eine Choledochojejunostomie erforderlich. Schwieriger ist die Behandlung von Pankreasverletzungen, die vom Verletzungsausmaß abhängig ist. Bei Kontusionen oder Kapseleinrissen genügt die Drainage; Parenchymeinrisse ohne Gangverletzung werden débridiert und durch Naht verschlossen, Gangverletzungen erfordern z. T. aufwendige (Teil)resektionen und kontinuitätswiederherstellende Pankreatikojejunostomien. Die Behandlung der Milzverletzung wird kontrovers diskutiert; in den letzten Jahren zeichnet sich jedoch ein Trend zu organerhaltenden Maßnahmen ab (lokale Blutstillung, Teilresektion). Beim schweren Polytrauma wird jedoch die Indikation zur Milzresektion in der Regel großzügiger gestellt, da die lebensrettende Blutstillung das primäre Behandlungsziel darstellt. Ausgedehnte Milzverletzungen und hilusnahe Verletzungen machen eine Splenektomie unumgänglich. Bei Leberverletzungen sind Durchstechungsligaturen, Koagulation, Fibrinklebung oder Teilresektion möglich [58, 86, 105, 179].

Die Letalität während dieser Behandlungsphasen lag bei den im Zeitraum von 1986–1991 an unserem Haus primärversorgten 438 polytraumatisierten Patienten bei 13,7% bei einem durchschnittlichen ISS von 28 Punkten. Bei den 169 Polytraumatisierten mit Beckenverletzung lag der ISS mit 30 Punkten geringfügig höher, in dieser Gruppe verstarben 25 Verletzte (14,8%).

3.3.4 Stufe IV: Intensivmedizin, Diagnostikphase II / Stufe V: Funktionserhaltende und wiederherstellende verzögerte Operationen

Im Anschluß an die lebens- und organerhaltenden Frühoperationen der Stufe III erfolgt nach einer zwischengeschalteten Stufe IV, die der Prophylaxe bzw. Therapie von Organfunktionsstörungen und der weiteren Diagnostik auf der Intensivstation dient, die elektive Stabilisierung des Beckenrings und Versorgung von Acetabulumverletzungen in der späten Operationsphase. Bei 38% der Beckenfrakturen unserer polytraumatisierten Patienten bestand die Indikation zur operativen Stabilisierung. Der Zeitpunkt der definitiven Versorgung des Beckens fiel in unserem Krankengut stets in die Stufe V der funktionserhaltenden und wiederherstellenden verzögerten Operationen. Bei 26% der Patienten wurde der Eingriff am knöchernen Becken innerhalb der 1. posttraumatischen Woche durchgeführt. Bei den restlichen Patienten mußte die Wiederherstellung der Beckenstabilität 1 Woche oder mehr, längstens fast 4 Wochen, hinausgezögert werden, bis stabile Kreislaufverhältnisse und Organfunktionen erreicht waren (Tabelle 11). Bei knapp der Hälfte der Patienten wurde zwischenzeitlich eine Extension angelegt.

Die Stabilisierung von Beckenringverletzungen über einen Fixateur externe kann u. E. nur dann durchgeführt werden, wenn hierdurch der Beckenring auch wirklich stabil wird. Die ventrale Stabilisierung erbringt bei der dorsalen Instabilität keine ausreichende Festigkeit. Das Einbringen von 2 dorsalen Schrauben im SIG erbringt in der Kombination mit einem Fixateur bereits 60% der anatomischen Stabilität [186].

Bei der Versorgung der Beckenfraktur geben wir der internen Stabilisierung, sei es nun ventral oder dorsal, den Vorzug gegenüber einer externen Stabilisierung mit einem Fixa-

Tabelle 11. Verletzungsarten und Versorgungszeitpunkt durch Osteosynthese bei 65 polytraumatisierten Patienten (17 Früh- und 48 Spätoperationen; 1986–1991)

	Frühoperationen (≤ 1 Woche posttraumatisch)	Spätoperationen (> 1 Woche posttraumatisch)
Symphysensprengung	2	8
Hintere Beckenringfraktur	1	2
Vordere Beckenringfraktur	1	13
Kombinierte Beckenringfraktur	11	21
Acetabulumfraktur	8	24
Beckenschaufelfraktur	2	5
Hüftluxation	6	13
Offene Beckenfraktur	1	0
Sonstige	0	1

teur, welcher bei den 65 Patienten lediglich 2mal zur Anwendung kam. Für die Versorgung von Beckenring-, aber auch von einigen Acetabulumfrakturen benutzen wir besonders ventrale Zugänge. Mit diesen ventralen Zugängen, welche für die Beatmungssituation und die Lagerung des Patienten von großem Vorteil sind, können sowohl dorsale SI-Verletzungen, aber auch ein Großteil der Pfeilerfrakturen versorgt werden. Bei Beteiligung des dorsalen Pfeilers empfiehlt sich jedoch ein dorsolateraler Zugang in Seitenlage des Patienten. Die Dauer der operativen Eingriffe liegt bei Beckenringverletzungen zwischen 2 und 3 h, bei aufwendigen Acetabulumrekonstruktionen muß mit 6–8 h gerechnet werden. Die erforderliche Blutmenge beträgt in aller Regel zwischen 4 und 8 Konserven. Diese langen Operationszeiten, aber auch der intraoperative Blutverlust, zeigen deutlich, daß Beckenrekonstruktionen im Prinzip erst in der Stufe V des therapeutischen und diagnostischen Stufenplans der Versorgung von polytraumatisierten Patienten durchgeführt werden können. Gleiche Erfahrungen werden auch von anderen Zentren berichtet [323].

3.3.5 Spätkomplikationen und Spätfolgen

Nicht erkannte Abdominalverletzungen wie Pankreasverletzungen sowie primäre und nach vorausgegangener Quetschung sekundäre Perforationen des Darms können ebenso lebensbedrohliche Spätkomplikationen (Peritonitis) herbeiführen, wie die Spätinfektionen nicht ausgeräumter Hämatome und die Beckenvenenthrombose, die in der Literatur mit einer Inzidenz von 11% angegeben wird [38, 308]. Für Komplikationen mit letalem Ausgang nach Beckenfrakturen zeichnen nach einer retrospektiven Studie [338] in 25% Lungen- und Fettembolien, in 17% anhaltender Blutverlust, in 8% eine Sepsis und in jeweils 4% eine Peritonitis und ein Nierenversagen verantwortlich. Die Letalität der meist polytraumatisierten Patienten wurde in dieser Studie mit ca. 12% angegeben. Ebenso sind unter den Spätkomplikationen und Spätfolgen von Acetabulumfrakturen die sekundäre Arthrose, die Hüftkopfnekrose und die periartikulären Verkalkungen zu nennen. In Fehlstellung verheilte Beckenringbrüche haben nicht nur statische Auswirkungen auf den Halte- und Bewegungsapparat [371]. Auf gynäkologischem Gebiet ist die Tendenz zur prophylaktischen Sectio caesarea zu beachten [206]. Auch hatten wir im eigenen Krankengut einmal eine junge Patientin zu behandeln, weil der eine weit nach dem Inneren des kleinen Beckens dislozierte R. pubicus Kohabitationsschmerzen verursachte. Auch muß nach einer Nachuntersuchung von Roder et al. [293] in etwa ⅓ der Fälle nach Beckenring- und Acetabulumfrakturen mit bleibenden objektivierbaren neurologischen Defiziten unterschiedlichen Ausmaßes gerechnet werden.

3.4 Indikation und operative Versorgung von Beckenringverletzungen

Bevor die Entwicklung der internen Stabilisierungsmethoden der Frakturbehandlung ganz allgemein eine neue Dimension verlieh, bestand die Behandlung von Beckenringbrüchen, aber auch von Acetabulumfrakturen, in der Reposition und Bettruhe. Als stabilisierende Verfahren kamen der Beckenringgips, die Beckenschwebe sowie die Extensionsbehandlung bzw. deren Kombination (Beckenschwebe mit überkreuztem Zug von etwa 70° und einer Extension von 3–6 kg auf jeder Seite [189]) zur Anwendung. Diese Verfahren haben nur in den wenigsten Fällen die anfänglich gute Reposition einer instabilen und verschobenen Beckenringfraktur aufrecht erhalten können. Die Folgen dieser konservativen Behandlung waren oft ausbleibende Konsolidierung und schwere lokale Störungen – Beckenschiefstand mit Beinverkürzung und statischen Beeinträchtigungen der Wirbelsäule, Schmerzen im SI-Bereich, Dysfunktionen im Urogenitalbereich etc. – abgesehen von den Komplikationen, die eine lange Immobilisationsdauer mit sich bringt [228, 258, 277, 375].

Die in der Anfangszeit der internen Stabilisierung in Unkenntnis biomechanischer Zusammenhänge oft sporadisch und planlos durchgeführte Osteosynthese instabiler Beckenringfrakturen führte nur selten zu den befriedigenden Ergebnissen, die man von Osteosynthesen bei anderen Lokalisationen her kannte. Konstruktive Kritik an Fallbeispielen trug zur Verbesserung der Behandlung bei [270].

Untersuchungen zur Biomechanik des Beckenrings haben letztlich die Voraussetzungen für eine exakte Diagnostik und adäquate Therapie instabiler Beckenringverletzungen gebracht [216, 352]. Die differenzierten therapeutischen Maßnahmen, die zur Behandlung der unterschiedlichen Beckenringverletzungen notwendig werden, sind im wesentlichen in der Anatomie des Beckenrings begründet. Funktionell von Bedeutung ist hierbei, daß die Kraft beim aufrechten Gang vom Schenkelhals bzw. vom Hüftkopf über die Pfanne nach dorsal in das SIG fließt. Die Aufhängung des Kreuzbeins im Beckenring ist wegen der Form und der Anordnung dieser Syndesmosenflächen nur bedingt mit dem mechanischen Prinzip eines Schlußsteins in einem gemauerten Bogen vergleichbar, wobei den Ligg. sacroiliaca dorsalia die größte Bedeutung zukommt, da sie die Knochenverbindung wie das Trägerseil einer Hängebrücke überspannen und so die nach ventral gerichteten Kräfte des Kreuzbeins auffangen (s. Kap. 2.1).

Es hat sich als vorteilhaft erwiesen, die Beckenringfraktur entsprechend dem Vorschlag von Pennal et al. [256] nach der Richtung der Gewalteinwirkung zu klassifizieren. Unter Berücksichtigung des Unfallmechanismus und Beurteilung der Lokalisation der Läsion (vordere Läsion ↔ hintere Läsion) und des Ausmaßes der Verletzung (z. B. Einstauchung ↔ komplette Kontinuitätsunterbrechung) mit Hilfe entsprechender diagnostischer Maßnahmen (Röntgen Beckeneingangsebene, -ausgangsebene, Obturator- und Alaaufnahme, CT) kann sicher bestimmt werden, ob es sich um eine stabile oder instabile Beckenfraktur handelt.

Zur Bewertung verschiedener Therapieregime bei Beckenringverletzungen (konservative Therapie, Fixateur externe, primäre interne Stabilisierung) haben Matta u. Saucedo [210] 54 Patienten klinisch beobachtet. Nach offener Reposition und interner Stabilisierung erzielten sie die besten klinischen Behandlungsergebnisse und die höchste Heilungsquote in zufriedenstellender Stellung. Diese Beobachtungen entsprechen denen anderer Autoren [266, 275]. Die verfolgten Behandlungsziele bei operativer Therapie sind v. a. die Frakturstabilisierung zur Wiederherstellung anatomischer Gegebenheiten und zur Ermöglichung einer frühen funktionellen Therapie.

3.4.1 Symphysenverletzungen

Für die Osteosynthese der Symphyse erfolgt der Zugang suprapubisch im Sinne eines Pfannenstielschnitts. Nach Ablösung des M. rectus abdominis wird die Symphyse mit einer Repositionszange reponiert und z. B. mit einer 4-Loch-3,5-mm-Rekonstruktionsplatte und langen Kortikalisschrauben versorgt. Über eine Erweiterung der Schnittführung nach lateral lassen sich in gleicher Weise symphysennahe Astfrakturen mit einer ent-

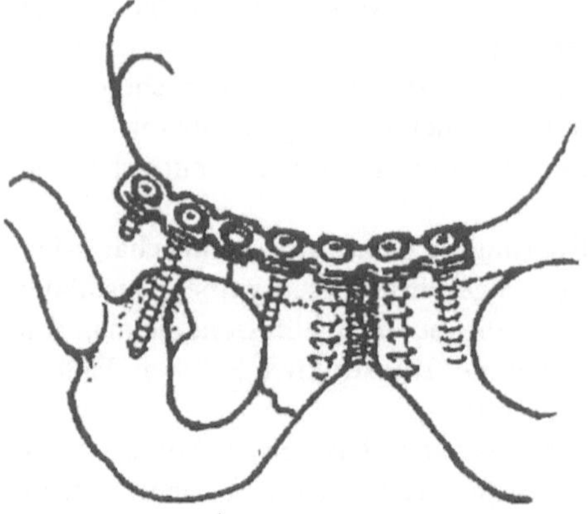

Abb. 66. Versorgungsbeispiel für Symphysenruptur bzw. symphysennahe Fraktur mit Kleinfragmentrekonstruktionsplatte [230]

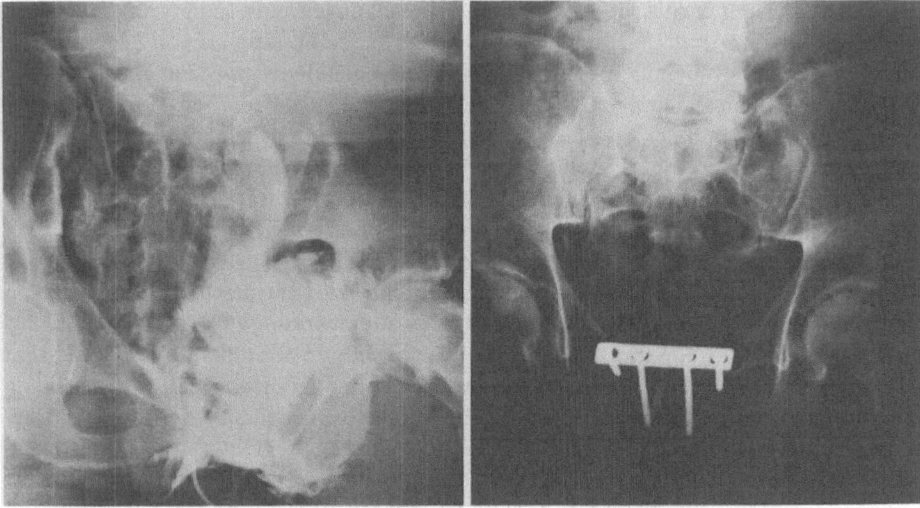

Abb. 67. Versorgung einer Symphysensprengung mit DCP; zusätzlich Harnröhrenabriß, im Urogramm *links* Darstellung einer diffusen Verteilung des Kontrastmittels in den Weichteilen

sprechend dimensionierten Platte versorgen [66, 67]. Die Versorgung von Symphysenrupturen mit Cerclagen hat im eigenen Vorgehen keinen klinischen Stellenwert, obwohl auch bei diesen Verfahren über gute Behandlungsergebnisse berichtet wird [72, 363]. Alternativ kann der Symphysenschluß auch durch die Verwendung eines Fixateur externe als einfache Rahmenmontage mit supraazetabulär eingebrachten Schanz-Schrauben herbeigeführt werden.

Die konservative Behandlung der „Open-book-Verletzung" Typ II halten wir wegen der notwendigen, etwa 6wöchigen Immobilisierung in der Beckenschwebe nicht für vertretbar. Darüber hinaus sind die Heilungsaussichten bei operativer Behandlung trotz der operationstechnisch bedingten Risiken günstiger. Bei konservativer Behandlung verbleibt oft eine Symphysendiastase, in seltenen Fällen wurden sogar Blasenherniationen in den symphysären Spalt mit lang anhaltender Hämaturie oder Inkontinenz beobachtet [119, 165].

3.4.2 Dorsaler Beckenring

3.4.2.1 Ilioinguinaler Zugang und Technik der Stabilisierung

Bei Beteiligung weiter dorsal gelegener Beckenabschnitte kann der Hautschnitt nach kraniolateral erweitert werden zum ilioinguinalen Zugang. Je nach Erfordernissen kann der Zugang über die Symphyse hinaus zur anderen Seite oder nach kraniolateral entlang des Beckenkamms geführt werden. Auf diese Weise lassen sich auch Frakturen im Bereich der Symphyse und des vorderen Pfannenpfeilers und auch Frakturen im Bereich des hinteren Pfannenpfeilers, des Darmbeins sowie SI-fugennahe Frakturen des Darmbeins und SI-Fugensprengungen von ventral her in einer operativen Sitzung und ohne die Notwendigkeit einer Umlagerung des Patienten versorgen. Beim Zugang ist darauf zu achten, daß der N. cutaneus femoris lateralis nach Möglichkeit geschont wird. Nach Ablösen der Bauchmuskulatur wird der Psoasmuskel umfahren und angeschlungen, ebenso die A. und V. iliaca externa und der Samenstrang. Kranialwärts können dann die Weichteile von der Darmbeinschaufel weggeschoben und die Fraktur, die im Bereich des hinteren Pfeilers liegt, reponiert werden. Der ilioinguinale Zugang gestattet auf diese Weise eine simultane Versorgung einer vorderen und hinteren Beckenringinstabilität. Mit 2 einreihigen Platten, einer mehrreihigen Platte oder einer abgeschnittenen Kreuzplatte (Kobraplatte) wird nach Reposition und digitaler Überprüfung des Repositionsergebnisses das Os sacrum und das Os ilium mit zur Fuge parallelen Schrauben stabilisiert (Abb. 68). Vorzugsweise werden die 2 Platten in Ergänzung zu den Empfehlungen der AO nicht parallel, sondern schräg zueinander und mit Abstand untereinander – die eine Platte kaudal im Bereich der Linea terminalis, die andere kranial nahe der Crista illaca – eingebracht. Diese Versorgung ist möglich bei Frakturen des Darmbeins und bei SI-Fugensprengungen, nicht jedoch bei Frakturen der Massa lateralis des Kreuzbeins oder gar bei Frakturen durch die Foramina sacralia.

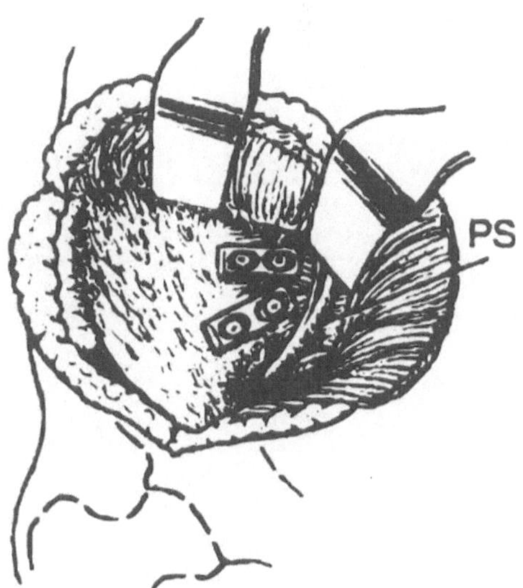

Abb. 68. Ventrale Plattenosteosynthese des dorsalen Beckenabschnitts [230], [*PS* Anteile des Plexus sacralis (L$_5$-Nervenwurzel)]

In den Abb. 69–72 sind klinische Beispiele für den ilioinguinalen Zugang bei der Versorgung verschiedener Frakturtypen gezeigt.

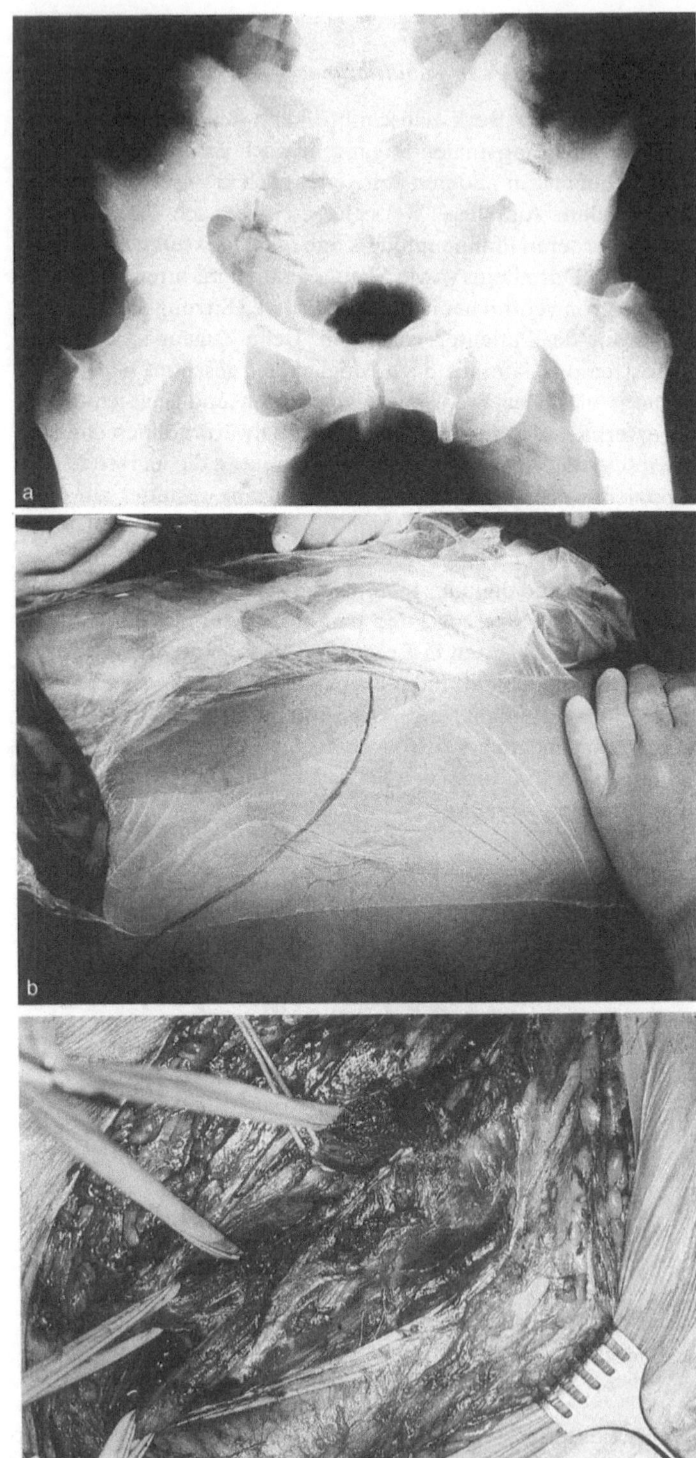

Abb. 69a–c

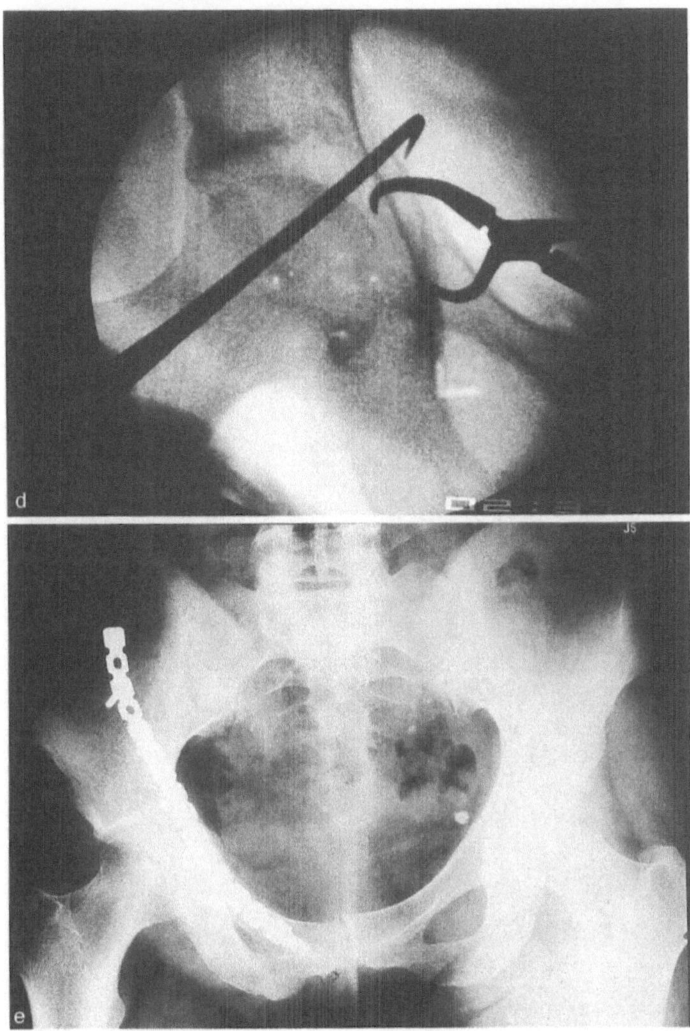

Abb. 69a–e. 43jährige Patientin. **a** Ilioinguinaler Zugang am Beispiel einer hinteren Pfeilerfraktur. **b** Schnittführung. **c** Anschlingen von Psoas, Gefäßbündel und Lig. teres. **d** Reposition der Fraktur. **e** Postoperatives Röntgenergebnis nach Verplattung

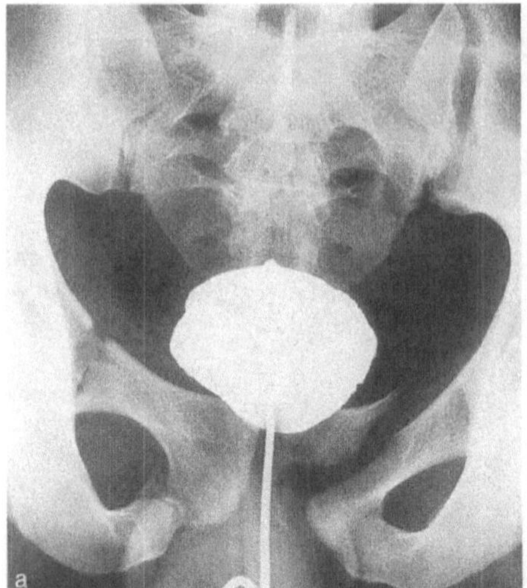

Abb. 70a, b. Vertikale Scherverletzung.
a 23jähriger Patient: Beispiel einer SI-Fugensprengung und beidseitiger Ramusfrakturen.
b Beispiel einer Versorgung mit Rekonstruktionsplatten ventral sowie mit ventral angelager-
ter, abgesägter Kobraplatte dorsal

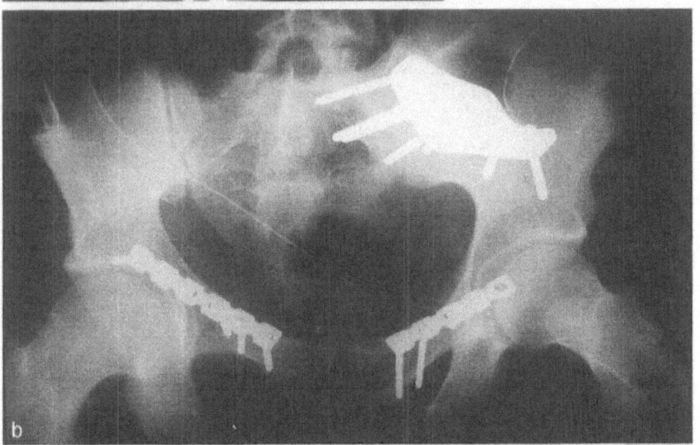

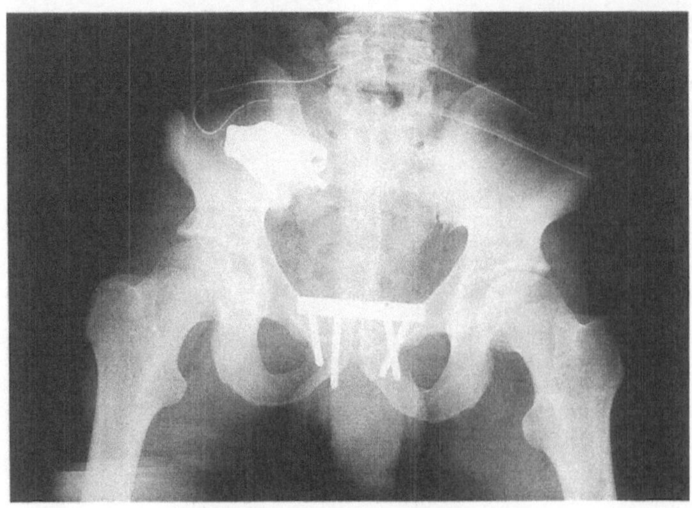

Abb. 71. Vertikale
Scherverletzung:
22jähriger Patient mit
Symphysen- und SI-
Fugensprengung, ver-
sorgt mit Symphysen-
platte und einer im
dorsalen Beckenab-
schnitt ventral ange-
brachten abgesägten
Kobraplatte

Bei beidseitigen ausgedehnten SI-Fugenzerreißungen ist über einen beidseitigen ilioinguinalen Zugang eine Versorgung der Symphyse und beider SIG möglich.

3.4.2.2 Hintere Zugänge und Technik der Stabilisierung

Unter Umständen kann bei komplexen Beckenringverletzungen auf die Versorgung des ventralen Beckenabschnitts verzichtet werden, z. B. bei fehlender Dislokation. In diesen Fällen kann die Versorgung des dorsalen Beckenabschnitts (Abb. 73) auch von dorsal her erfolgen. Je nach Lokalisation der Verletzung kann der Zugang entlang des SIG oder entlang dem Beckenrand geführt werden, die Kombination beider Zugänge ist möglich [364]; evtl. müssen die Nn. clunium superiores (Rr. cutanei dorsales aus L1–L3) durch-

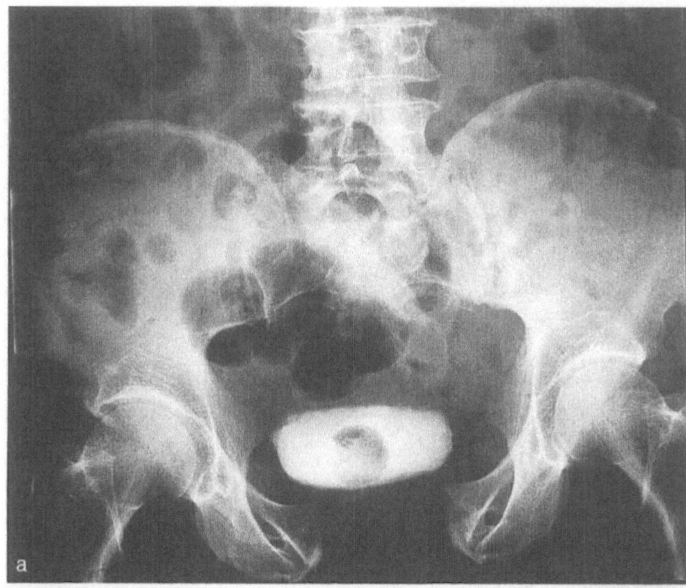

Abb. 72a–c. 78jähriger Patient. **a** Beidseitige SI-Fugenzerreißung. **b** Stabilisierung des dorsalen Beckenabschnitts durch von ventral angebrachte DC-Platten beidseits und Symphysenplatte. **c** Das seitliche postoperative Röntgenbild läßt die ventrale Lage der dorsalen Platten erkennen

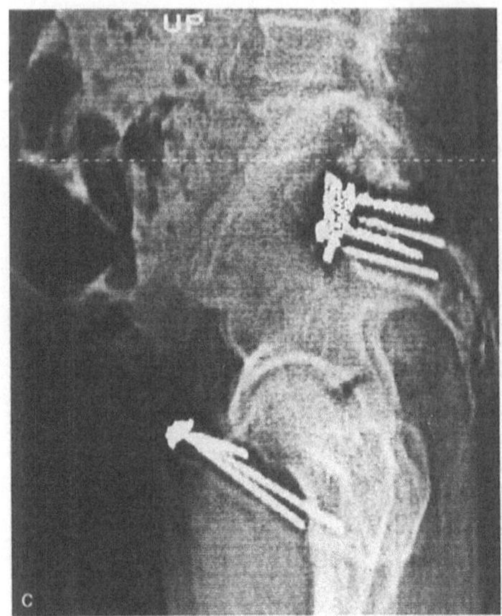

Abb. 72c

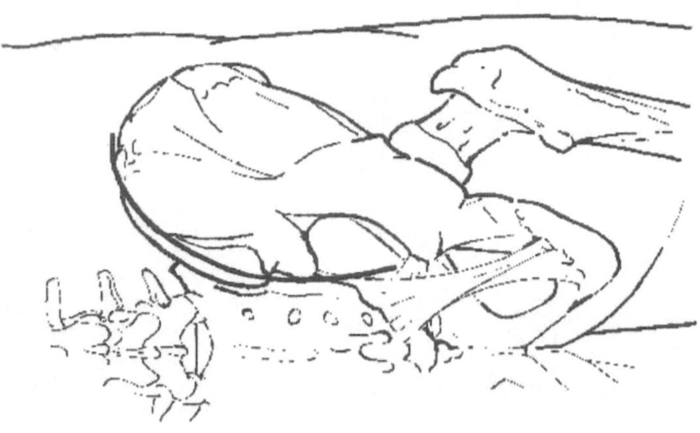

Abb. 73. Dorsaler Zugang zum SI-Gelenk und zur Bekkenschaufel. (Nach [301])

trennt werden. Nach der Hautinzision (Abb. 73) wird der M. glutaeus maximus am Ursprung abgelöst, ggf. auch zusätzlich der M. piriformis. Cave: Vasa und N. glutaea superiora am Oberrand des Foramen suprapiriforme!

Bei zusätzlicher Fraktur des Darmbeins kann auch der dorsolaterale Zugang nach Kocher-Langenbeck Anwendung finden. Man kann auf diese Weise die dorsale Fläche des Darmbeins fast vollständig erreichen. Nach Abschieben der Muskulatur wird zumindest der hintere Teil der Außenfläche des Hüftbeins im Bereich zwischen Spina iliaca posterior superior und Incisura ischiadica major dargestellt. Durch Umfahren der Inzisur mit dem Finger nach innen kann im Bereich der SI-Fuge deren ventraler Anteil palpiert und gleichzeitig das Repositionsergebnis kontrolliert werden (Abb. 74). Die Versorgung der Verletzung (SI-Fugensprengung oder Sakrumfraktur) erfolgt z. B. mit Schrauben (6,5-mm-Spongiosaschrauben mit Beilagscheibe). Die Plazierung der 2, selten 3 Schrauben erfolgt etwa 3 cm ventral der Verbindungslinie beider hinterer Darmbeinstacheln und

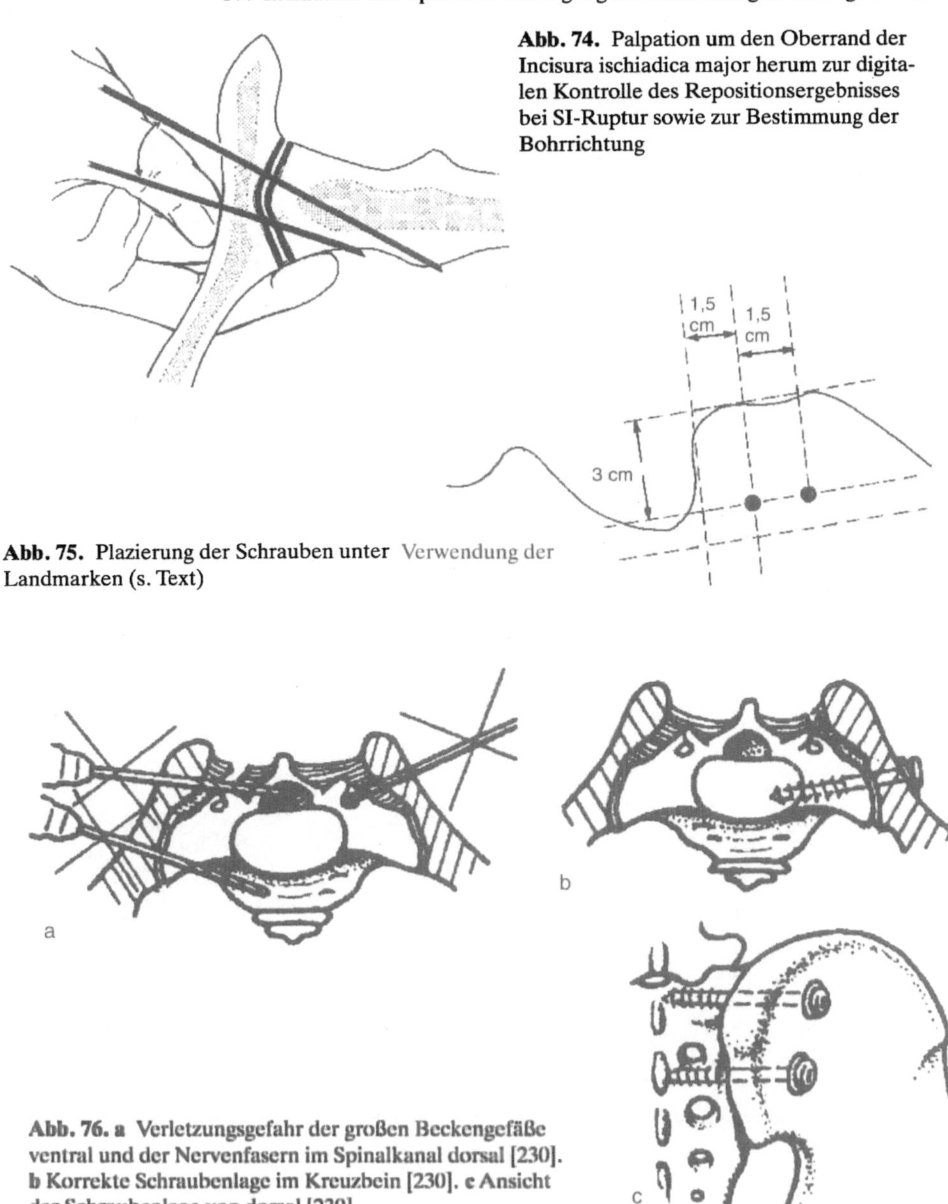

Abb. 74. Palpation um den Oberrand der Incisura ischiadica major herum zur digitalen Kontrolle des Repositionsergebnisses bei SI-Ruptur sowie zur Bestimmung der Bohrrichtung

Abb. 75. Plazierung der Schrauben unter Verwendung der Landmarken (s. Text)

Abb. 76. a Verletzungsgefahr der großen Beckengefäße ventral und der Nervenfasern im Spinalkanal dorsal [230]. **b** Korrekte Schraubenlage im Kreuzbein [230]. **c** Ansicht der Schraubenlage von dorsal [230]

1,5 sowie 3 cm oberhalb des Oberrands der Inzisur (Abb. 75). Um nicht ventral die großen Beckengefäße einerseits und dorsal die Nervenfasern im Spinalkanal andererseits zu verletzen (Abb. 76), erfolgt zusätzlich zu einer streng senkrecht zur Knochenoberfläche, d. h. in einem Winkel von 15–20° zur Frontalebene verlaufenden Bohrrichtung [231] und digitaler Kontrolle die Bildwandlerkontrolle der korrekten Schraubenlage in 3 Projektionen (Abb. 76b–d, 77). Alternativ können auch die im Gefahrenbereich liegenden Fora-

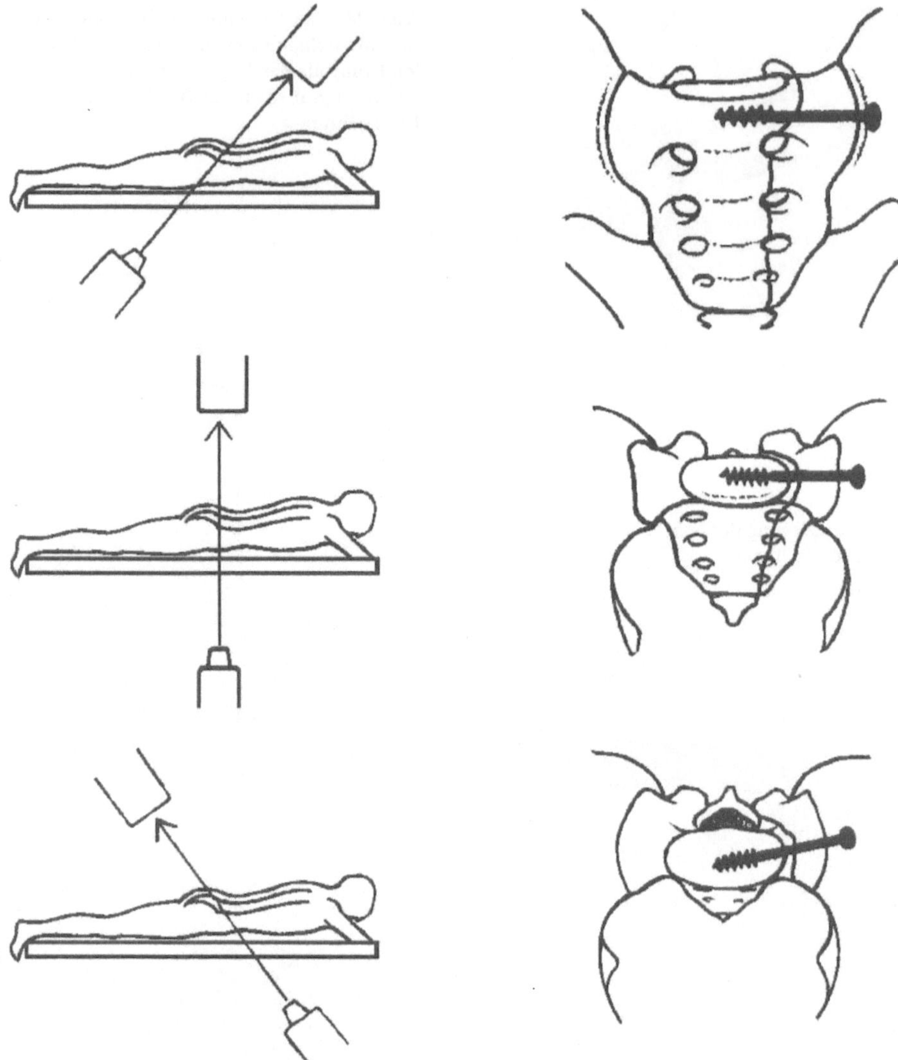

Abb. 77. Bildwandlerkontrolle zur Überprüfung der Schraubenlage bei SI-Verschraubung von dorsal. (Nach [230])

mina sacralia freigelegt und z. B. mit Hohmann-Hebeln vorsichtig markiert werden [370], sofern der operative Zugang dieses zuläßt.

Bei Verwendung kanülierter Schrauben kann, eine anatomische Reposition vorausgesetzt, die Verschraubung auch perkutan erfolgen, entweder unter Bildwandlerkontrolle im streng seitlichen Strahlengang zusätzlich zu den beschriebenen Projektionen oder aber über CT-kontrolliert eingebrachte Kirschner-Drähte, jeweils in Bauchlage des Patienten. Die letztere Methode bietet den Vorteil, die Schraubenlänge sowie die Gewindelänge direkt ausmessen zu können. Die Handhabung des Bildwandlers (C-Bogen) ist jedoch wesentlich einfacher und zeitsparender bei – ausreichende Übung vorausgesetzt –

Abb. 78. 43jährige Frau mit SI-Fugensprengung und Ramusfrakturen beidseits („straddle fracture"). Ausheilungsergebnis nach Versorgung durch direkte Verschraubung des dorsalen Beckenabschnitts. Heilung der ventralen Knochenverletzung über sekundäre Knochenbruchheilung [100]

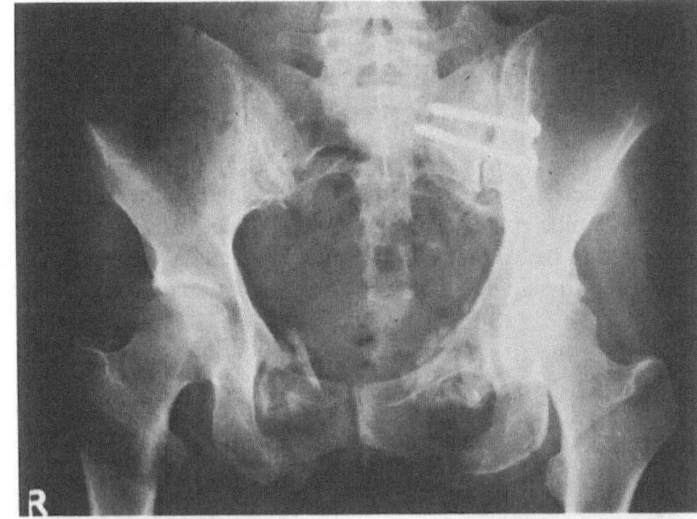

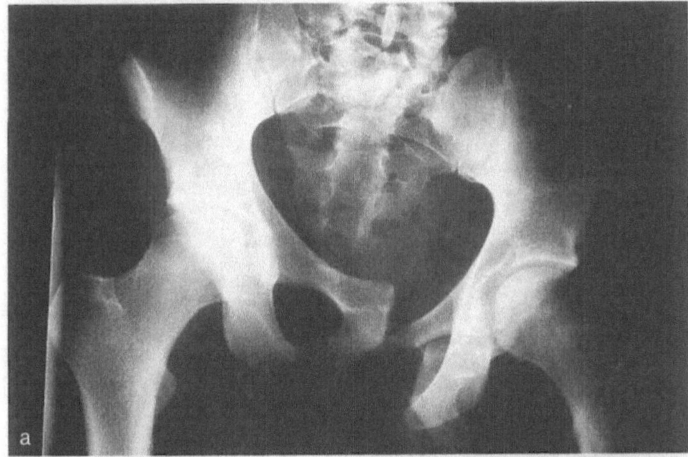

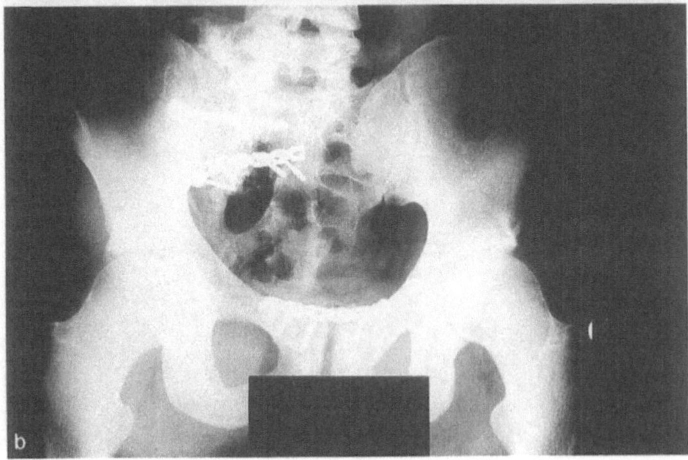

Abb. 79a, b. 27jähriger Patient. **a** Vertikale Scherfraktur: Symphysenruptur und Sakrumfraktur. **b** Zustand nach ventraler Symphysenverplattung und dorsaler Stabilisierung über einen dorsalen Zugang mit 2 Spongiosazugschrauben und Rekonstruktionsplatten

annähernd vergleichbarem Informationsgehalt. Bei osteoporotischem Knochen empfehlen wir jedoch das zusätzliche Anbringen einer schmalen DCP, um einen Einbruch der Schraubenköpfe in die Kortikalis des Os ilium zu vermeiden.

In Abb. 78 ist das klinische Beispiel für eine dorsale Verschraubung bei Rotations- und Vertikalinstabilität dargestellt.

Für die Plattenosteosynthese bei Sakrumfrakturen ist ein dorsaler Zugang notwendig, da die Vorderfläche des Kreuzbeins über einen ventralen Zugang nicht dargestellt und operativ stabilisiert werden kann (Abb. 79, 80).

Auch isolierte Trümmerfrakturen des Darmbeins können von dorsal her mit Platten versorgt werden. Die Lage der Platten richtet sich hierbei nach dem Frakturverlauf (Abb. 81).

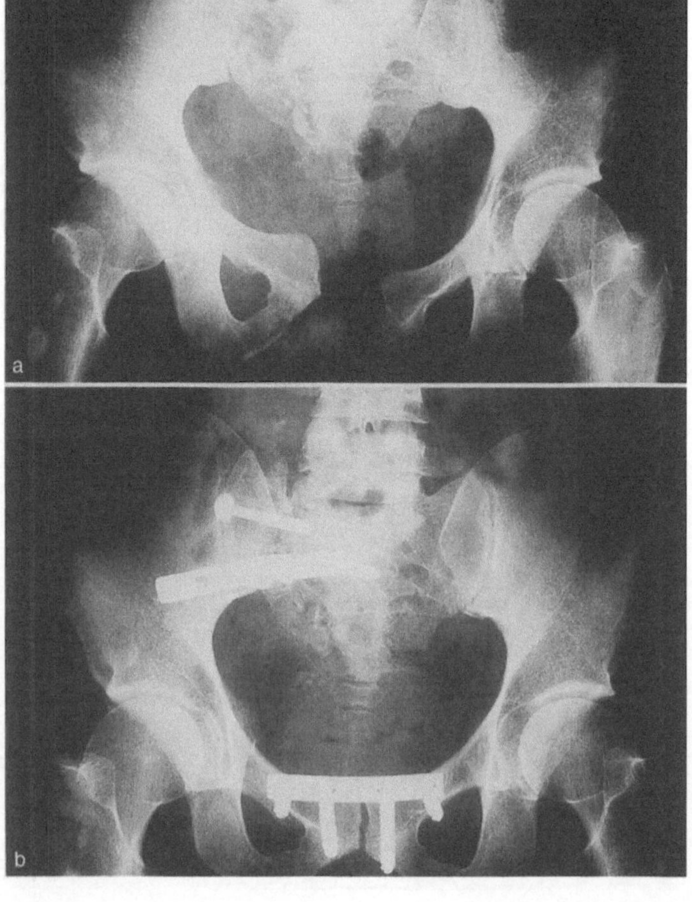

Abb. 80a, b. 30jähriger Patient. **a** Vertikale Scherfraktur: Symphysenruptur und Sakrumfraktur.
b Zustand nach ventraler Symphysenverplattung und dorsaler Stabilisierung über einen dorsalen Zugang mit Spongiosazugschraube und DCP

Abb. 81a, b. 52jähriger Patient.
a SI-fugennahe Darmbeintrümmerfraktur. **b** Osteosynthese mit DCP über dorsalen Zugang

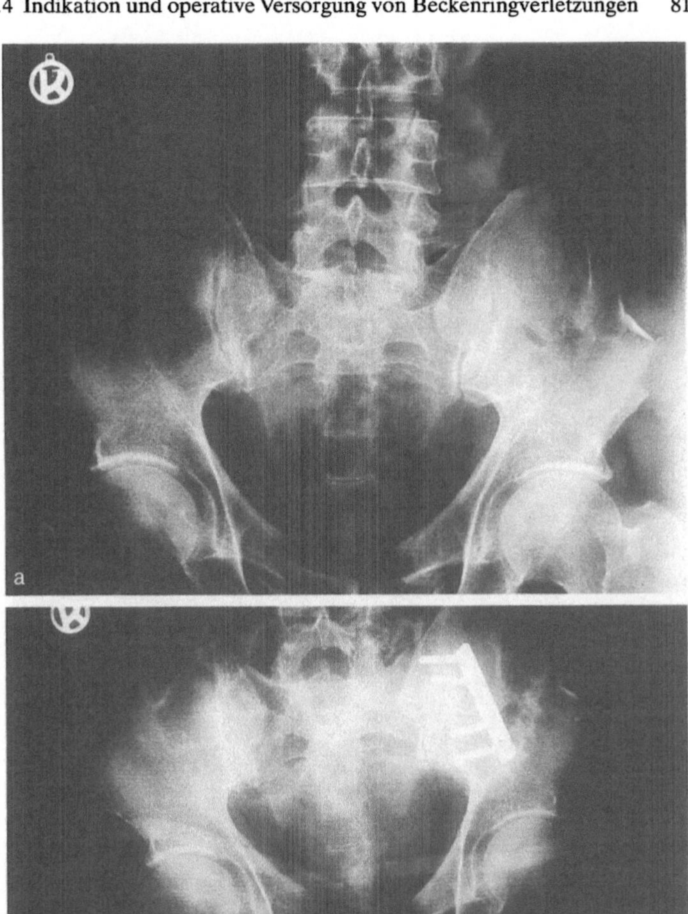

Für die Versorgung von instabilen transforaminalen Sakrumfrakturen wurde die modifizierte Kleinfragmentsakrumplatte (Fa. Stratec Medical, Waldenburg, Schweiz) entwikkelt. In der biomechanischen Testung erbrachte sie zu den klinisch bewährten Osteosyntheseimplantaten vergleichbare Ergebnisse [269].

Sehr selten sind die beidseitigen dorsalen Instabilitäten. Hier kann in Bauchlage über 2 senkrechte Zugänge eine beidseitige transsakroiliakale Verschraubung mit langen Schrauben oder Gewindestangen durchgeführt werden [54, 328, 352]. Auch eine Kombination dieser Verschraubung mit zusätzlichen frakturüberbrückenden Schrauben ist möglich. Alternativ hierzu kann über einen dorsalen querverlaufenden Zugang eine übergreifende Verplattung des dorsalen Beckenabschnitts durchgeführt werden (Abb. 82).

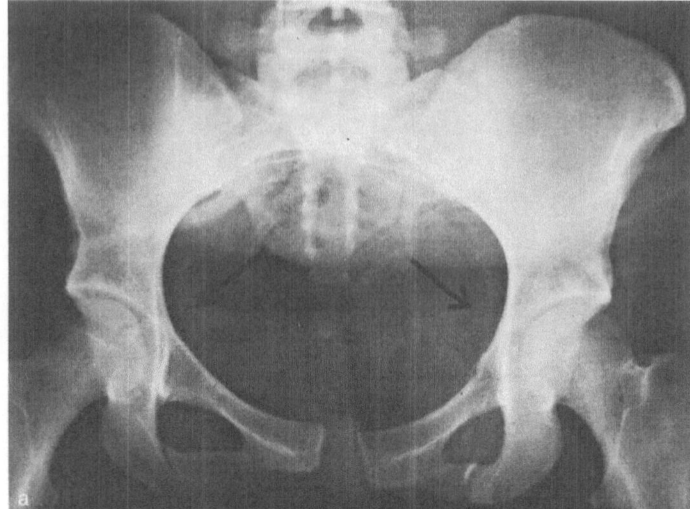

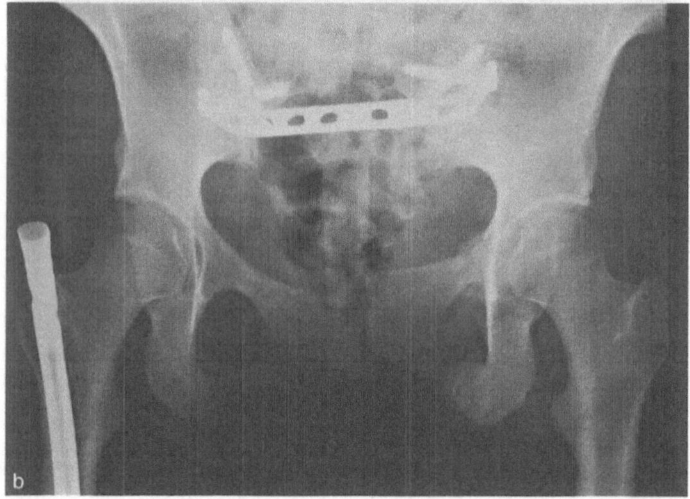

Abb. 82a, b. 24jährige Patientin. **a** Beidseitige dorsale Beckenringinstabilität. **b** Zustand nach übergreifender Verplattung des dorsalen Beckenabschnitts über einen dorsalen horizontalen Zugang

Die geschilderten Osteosynthesen sind u. E. – wenn immer möglich – den anderen Verfahren (Fixateur externe, Banding-Verfahren) aus Stabilitätsgründen vorzuziehen. Auch bei der ligamentären sakroiliakalen Zerreißung sehen wir keine Einschränkung für eine direkte Verschraubung. Banding-Verfahren [12, 73, 74, 190, 363] haben im eigenen Vorgehen weder einen Stellenwert am dorsalen Beckenabschnitt, noch an der Symphyse.

3.4.3 Biomechanik stabilisierender Osteosynthesetechniken am Beckenring

3.4.3.1 Problemstellung

Im Vergleich zur Beckenringstabilisierung mit dem Fixateur externe sind verschiedene interne Osteosynthesetechniken nur wenigen experimentellen Untersuchungen zugeführt worden. Der Vergleich unter diesen verschiedenen Studien wird dadurch erschwert, daß unter jeweils unterschiedlichen Versuchsbedingungen unterschiedliche innere Stabilisierungstechniken meist mit äußeren Stabilisierungstechniken verglichen werden. In einer orientierenden Untersuchung sollten daher am rotations- und vertikal instabilen Becken zur Überprüfung der Wertigkeit klinikbewährter innerer Osteosynthesetechniken Belastungsversuche nach osteosynthetischer Versorgung durchgeführt werden.

3.4.3.2 Methode

Die Untersuchung stabilisierender Maßnahmen wurde im Anschluß an die Untersuchung zur Stabilität des Beckenrings bei verschiedenen ligamentären Läsionen (s. Kap. 2.2) durchgeführt [97, 99, 186]. Der Versuchsaufbau ist daher identisch. Nach Durchtrennung der ligamentären Strukturen der Symphyse, des Bandapparats des Beckenbodens (Ligg. sacrospinale und sacrotuberale) und des dorsalen, sakroiliakalen Bandapparats kamen Osteosynthesen der Symphyse mit einer 4-Loch-3,5-mm-DCP, der SI-Fuge ventralseits mit 2 parallel angebrachten 3-Loch-3,5-mm-DCP sowie eine dorsale, direkt gelenküberbrückende Verschraubung mit 2 6,5-mm-Spongiosazugschrauben mit Beilagscheiben zur Anwendung. Das Becken wurde über die beschriebene Trochanterschraube und Drehspindel einer vertikalen Scherbelastung ausgesetzt und die Relativbewegungen im dorsalen Beckenabschnitt mit Hilfe von 2 Meßpins zu beiden Seiten der SI-Fuge registriert.

3.4.3.3 Ergebnisse

Am vollkommen instabilen Beckenring stabilisiert eine alleinige Symphysenosteosynthese erwartungsgemäß nicht ausreichend: Bis zu einer Belastung von 700 N war die Vertikalverschiebung 19 mm; über 700 N hinaus konnte keine Kraft mehr auf die Konstruktion übertragen werden. Die zusätzlich im dorsalen Abschnitt ventral angebrachten Platten bringen eine erhebliche Stabilitätszunahme (Vertikalverschiebung von 17 mm bei

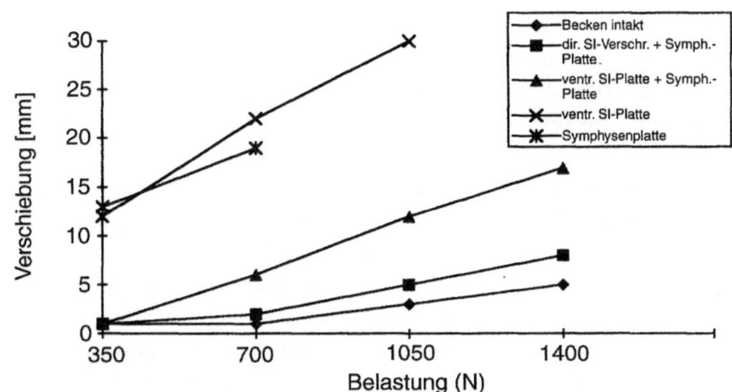

Abb. 83. Stabilisierung eines vollkommen instabilen Beckens durch verschiedene Montagen im Experiment

1400 N Belastung), wobei diese dorsale Versorgung ohne die Symphysenversorgung ebenfalls keine ausreichende Stabilität erzeugt (Vertikalverschiebung 30 mm bereits bei 1050 N). Die Kombination der Symphysenplatte mit einer direkt gelenküberschreitenden Fixierung des SIG mit 2 Schrauben zeigt zumindest unter Versuchsbedingungen mit einer Verschiebung von 8 mm bei 1400 N eine Stabilität, die dem intakten Becken mit 5 mm bei gleicher Belastung nahekommt. Die Untersuchungsergebnisse sind in Abb. 83 graphisch zusammengefaßt.

3.2.3.4 Diskussion

Unsere Untersuchungsergebnisse entsprechen denen anderer Untersucher [11, 196, 216]. Besonders die ausführlichen Untersuchungen von Mears [216] machten die Vorteile der inneren Stabilisierungsmethoden gegenüber Kombinationen mit dem Fixateur externe deutlich. Berner u. Tscherne [11] testeten verschiedene Montagen am isolierten SIG und fanden erwartungsgemäß bei transartikulärer Verschraubung mit zusätzlicher ventral angebrachter Platte die höchste Festigkeit. In Übereinstimmung mit unseren Beobachtungen konnten Leighton et al. [196] eine wesentliche Verbesserung der Stabilität durch Symphysenverplattung zusätzlich zu den beiden prinzipiellen inneren Versorgungen des SIG (Verschraubung von dorsal bzw. ventrale Verplattung) feststellen. Ecke [79, 80] und Hofmann [151] favorisieren aufgrund ihrer experimentellen Untersuchungen die Banding-Verfahren gegenüber den „rigiden" Schrauben- bzw. Plattenkombinationen, allerdings wurde die Stabilität verschiedener osteosynthetischer Maßnahmen bei Luxation der Beckenhalbgelenke auf seitliche Kompression hin überprüft.

Betrachtet man die verschiedenen biomechanischen Untersuchungen zu Stabilisierungsmethoden in der Literatur, so fällt auf, daß die einzelnen Untersuchungsergebnisse wegen erheblicher Unterschiede bei der Durchführung der Versuche nur bedingt vergleichbar sind. Besonders die Anzahl und die Art der simulierten Muskelgruppen differieren, so daß diesbezüglich eine absolute Vergleichbarkeit nicht vorliegt. Eine vollständige Simulation des Muskeleinflusses auf die Statik des Beckenrings gelingt im Modell nicht. Selbst bei dem hier vorgestellten Modell der mechanischen Untersuchungen am intakten Leichenbecken, bei dem keine Muskeln oder ligamentären Strukturen entfernt wurden, liegen allenfalls Verhältnisse vor, wie sie beim Lebenden im Stand vorkommen, in welchem in einer Gleichgewichtslage der Muskeltonus aus ergonomischen Gründen minimal ist. Die Frage, ob und wie eine Simulation von einzelnen Muskeln oder Muskelgruppen bei biomechanischen Untersuchungen am Becken sinnvoll ist, muß sich an der Zielsetzung der experimentellen Untersuchung und deren Versuchsaufbau orientieren und ist generell nur sehr schwer zu beantworten. Auch die FE-Methode kann u. E. wegen der Komplexität des untersuchten Objekts nur Teillösungen bieten.

Was die Muskelkräfte beim Gang anbelangt, stellt Crowninshield u. Brand [52] ein Modell zur quantitativen Bestimmung der Muskelaktivitäten von 47 Muskeln der unteren Extremität vor. Die Berechnungen ergaben erwartungsgemäß eine erhebliche Kraftentfaltung besonders der Glutaeen im Einbeinstand, so daß eine Simulation dieser Muskelgruppe, aber auch des Iliakus- und des Psoasmuskels, gerechtfertigt erscheint. Die Berechnungen zeigen weiterhin, daß bei natürlicher Gangbelastung mit einer resultierenden Krafteinwirkung von bis zu 3,0 kN auf die Kontaktfläche des Hüftgelenks gerechnet werden muß. Bei der Betrachtung der Belastung des Hüftgelenks wird in der Regel von der Kräfteresultierenden aus Körpergewicht und Kraft der Abduktorenmuskeln ausgegangen [188]. Neben der Größe der Kraft ist auch deren Richtung in die Betrachtung miteinzubeziehen [341].

Über die stabilisierende Wirkung verschiedener Fixateur-externe-Montagen liegen eine Reihe biomechanischer Untersuchungen vor [9, 56, 83, 137, 216, 351, 361]. Die Verwendung des Fixateur externe als Stabilisierungsmethode der zweiten Wahl gerechtfertigt eine kurze Zusammenfassung der wesentlichen Punkte. Erwartungsgemäß beeinflussen nicht nur die Dicke (Durchmesser 4 oder 5 mm), sondern auch die Lage und Richtung der eingebrachten Schanz-Schrauben die erzielte Stabilität [299]. Idealerweise sollen die Schanz-Schrauben nahe an der Linea terminalis und möglichst in ihrer Ebene eingebracht werden, also im Bereich der Spinae iliacae anteriores inferiores und etwa 60° zur Horizontalebene nach kaudal geneigt. Während bei der „Open-book-Verletzung" ein einfacher Rahmenfixateur ausreichend ist, kann bei der kombinierten ventralen und dorsalen Instabilität kein Fixateur externe, unabhängig von seiner Montageart, zu einer ausreichenden Stabilität führen. Dies gilt besonders für einfache Rahmenkonstruktionen (Abb. 84). Auch mit einer Doppelrahmenkonstruktion erreicht man nur etwa 25% der ursprünglichen Beckenstabilität, wobei sekundäre Auslockerungen häufig beobachtet wurden [152, 351, 370, 374, 379]. Erwartungsgemäß können einseitige Verletzungen, seien es SI-Zerreißungen, Sakrum- oder Iliumfrakturen dorsal, in Kombination mit einer Symphysenruptur oder Fraktur der Rami ventral durch den Fixateur externe wirkungsvoller stabilisiert werden als beidseitige Verletzungen [137]. Zur Erhöhung der Stabilität sind aufwendige und monströs anmutende Konstruktionen erforderlich [214]. In einer experimentellen Untersuchung konnten Stocks et al. [343] bei vertikaler Scherverletzung durch dorsale Verschraubung in Kombination mit einem ventralen, trapezoidförmig angeordneten Fixateur externe 46% der ursprünglichen Beckenstabilität wiederherstellen, wohingegen die Kombination mit einer Symphysenplatte eine Stabilität von 71% erbrachte. Soll der Fixateur externe dennoch Verwendung finden, so ist eine Montage erforderlich, mit der im ventralen und dorsalen Ringabschnitt gleichermaßen Kompression ausgeübt werden kann. Geeignet hierfür ist die Doppelrahmenmontage nach Slätis

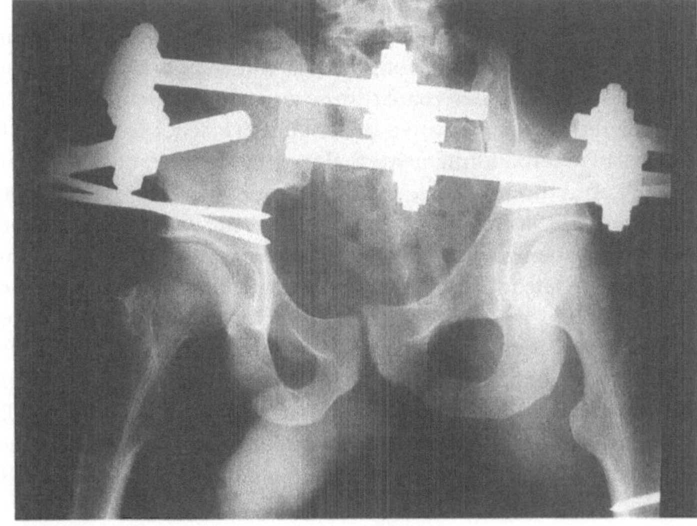

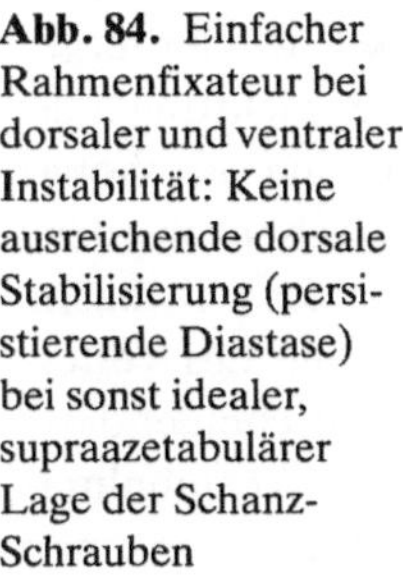

Abb. 84. Einfacher Rahmenfixateur bei dorsaler und ventraler Instabilität: Keine ausreichende dorsale Stabilisierung (persistierende Diastase) bei sonst idealer, supraazetabulärer Lage der Schanz-Schrauben

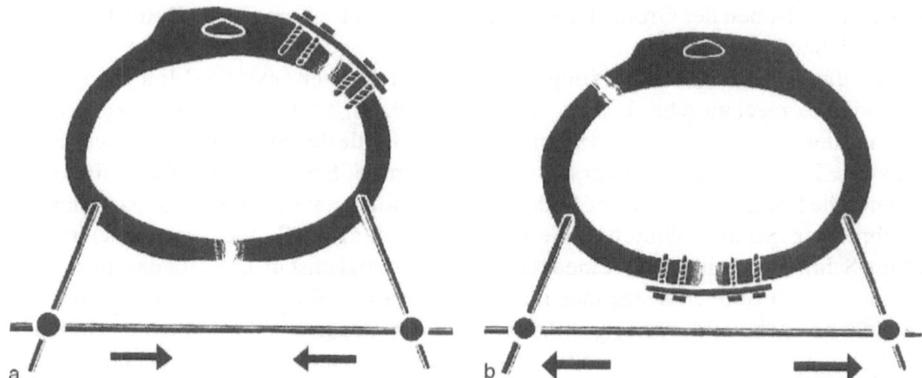

Abb. 85a, b. Stabilisierungsprinzipien des Beckenrings mit dem Fixateur externe [185]. **a** Kompressionsmontage in Kombination mit dorsaler Verplattung. **b** Distraktionsmontage in Kombination Symphysenverplattung

[194, 335, 336], ein Fixateurbügel nach Egbers [83] oder ein Fixateur externe als Distraktionsmontage in Kombination mit einer Symphysenplatte oder als Kompressionsmontage in Kombination mit dorsaler Verplattung ([215] Abb. 85). Durch die alleinige Verwendung des Fixateur externe kann bei idealer Lage der Schanz-Schrauben und geeigneter Rohrkonstruktion eine gleichmäßig auf den vorderen und hinteren Beckenring verteilte Druckkraft von bis zu 25 kp erreicht werden [82]. Mag der Fixateur externe bei der Akutversorgung von Beckenringverletzungen einen Stellenwert haben, so halten wir den äußeren Spanner im Gegensatz zu Slätis [337] bei der Behandlung von chronischen dorsalen Instabilitäten für nicht indiziert.

3.5 Acetabulumfrakturen

Dislozierte Acetabulumfrakturen stellen in aller Regel eine Operationsindikation dar, um eine drohende Inkongruenzarthrose zu vermeiden [197, 209, 216, 352]. Bereits bei Stufenbildungen von 2 oder mehr mm im mechanisch höher beanspruchten kranialen bzw. dorsokranialen Pfannenabschnitt ist mit einer erheblichen Störung der Gelenkfunktion sowie mit einer späteren Arthrose zu rechnen. Deutlich schlechtere Behandlungsresultate liefert die konservative Behandlung verschobener Brüche besonders bei großen dorsalen Pfannenrandfragmenten, dorsalen Pfeilerfrakturen, Querfrakturen und dorsalen Pfeilerfrakturen kombiniert mit Hemiquerfrakturen des ventralen Pfeilers [320]. Demgegenüber lassen nur gering verschobene oder nahezu anatomisch wiederhergestellte verschobene Brüche ein gutes Ergebnis erwarten, selbst wenn das gewichttragende Pfannendach betroffen ist [144, 320]. Aber auch nach operativer Behandlung verschobener Acetabulumfrakturen muß mit der Entwicklung einer Arthrose gerechnet werden, die eine frühzeitige Implantation einer Totalendoprothese (TEP) erforderlich macht [108]. Das Behandlungsresultat sollte jedoch immer vor dem Hintergrund des Verletzungsmusters interpretiert werden, was auch für die Indikationsstellung entscheidend ist. Als Entscheidungshilfe kann zur Beurteilung der Gelenkkongruenz der Acetabulumdachbogen in den 3 Ebenen herangezogen werden [7, 145, 207, 209, 252]. Der von einer

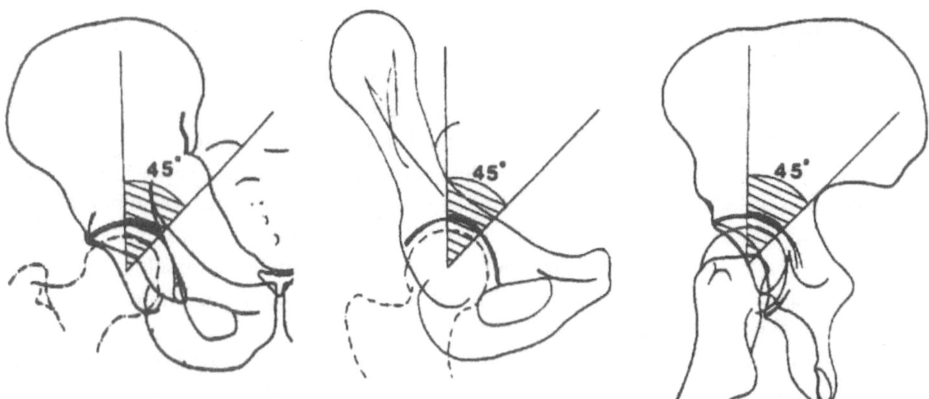

Abb. 86. Darstellung des Pfannendachbogens in allen 3 Projektionen. Operationsindikation besteht, sobald sich in einem der 3 Bögen eine Gelenkinkongruenz zeigt. (Nach [7])

Senkrechten durch die geometrische Mitte des Acetabulums 45° nach medial gemessene Winkel ergibt bei den 3 Standardprojektionen (a.-p.-, Ala-, Obturatoraufnahme) jeweils einen medialen, ventralen und dorsalen Acetabulumbogen (Abb. 86). Eine meßbare Inkongruenz in einem dieser Bögen ergibt eine Operationsindikation, da ansonsten mit arthrotischen Veränderungen zu rechnen ist. Für eine konservative Therapie können folgende Richtlinien gelten (modifiziert nach [376, 377]):

- kleines, nicht disloziertes, dorsales Pfannenrandfragment,
- wenig dislozierte ventrale Pfeilerfraktur,
- tiefe Querfraktur ohne Dislokation,
- wenig dislozierte ventrale Pfeilerfraktur mit hemitransverser Fraktur des dorsalen Pfeilers,
- Trümmerfraktur, bei der eine zuverlässige anatomische Rekonstruktion durch eine Operation nicht erwartet werden kann.

Eine Reposition verschobener Pfannenbrüche kann ggf. durch eine Extensionsbehandlung (suprakondyläre Extension und Trochanterzugschraube) erreicht werden. Hierbei beeinflußt der Zeitpunkt der Reposition dislozierter Pfannenfrakturen ganz wesentlich die Inzidenz von Hüftkopfnekrosen, die bei Reposition innerhalb von 24 h in 1% und bei späterer Reposition in 15% der Fälle beobachtet wurden [356]. In den seltenen Fällen einer gleichzeitigen ipsilateralen Schenkelhalsfraktur [155, 218] steht deren Versorgung wegen der Gefahr der Hüftkopfnekrose im Vordergrund und muß vor der Extensionsbehandlung durch Schraubenosteosynthese (Zugschrauben oder DHS, [13, 15, 16]) erfolgen.

Eine primäre Operationsindikation liegt bei folgenden Situationen vor [170]:

- freie Fragmente im Gelenkspalt,
- (Sub)luxationen des Hüftkopfs gegenüber den gewichttragenden kranialen bzw. dorsokranialen Pfannenanteilen,
- Dislokation großer (besonders dorsolateraler) Gelenkanteile.

3.5.1 Anatomische und klinische Biomechanik

Generell wird ein vorderer und ein hinterer Pfeiler unterschieden. Die Grenze zwischen diesen beiden Säulen stimmt nicht überein mit den anatomischen Grenzen zwischen Darm-, Sitz- und Schambein, sondern wird durch klinisch-mechanische Überlegungen bestimmt. Der vordere Pfeiler besteht aus dem oberen Schambeinast sowie aus den vorderen Anteilen des Darmbeins und umfaßt den vorderen Pfannenrand sowie den Hauptteil des Pfannendachs. Nach hinten wird die vordere Säule von der hinteren Säule abgestützt, welche sich aus dem Sitzbeinkörper und dem pfannennahen dorsalen Anteil des Darmbeins zusammensetzt. Der hintere Pfeiler umfaßt den dorsalen Pfannenrand und einen kleinen Teil des Pfannendachs (s. Abb. 2).

Acetabulumfrakturen sind Folge indirekter Gewalteinwirkung. Die Form der Verletzung wird hierbei im wesentlichen durch die Richtung der Gewalteinwirkung sowie durch die Stellung des Femurs (Ab- bzw. Adduktion, Rotation) bestimmt. Typische traumatische Läsionen sind die hintere Pfannenrandfraktur bei dem „Dash-board-Verletzungsmechanismus", die hintere Pfeilerfraktur durch Gewalteinwirkung in dorsomedialer Richtung, und die vordere Pfeilerfraktur durch ventromediale Krafteinwirkung. Vordere Pfannenrandfrakturen durch tangentiale Gewalteinwirkung in dorsoventraler Richtung sind seltener. Folge horizontaler und zentral gerichteter Kräfte sind meist Querfrakturen, wobei die Fraktur im Niveau des Pfannendachs schwerwiegender ist als unterhalb desselben. Kombinierte Frakturformen, wie Pfeiler- und zusätzliche Randfraktur, T-Fraktur oder Mehrfachfrakturen des vorderen und hinteren Pfeilers sind Folge von Rasanztraumen. Dasselbe gilt für die bereits erwähnten seltenen Acetabulumfrakturen in Kombination mit ipsilateralen Schenkelhalsfrakturen.

Die Erkennung einer Acetabulumfraktur und deren genaue Klassifikation ist bei komplexen Läsionen oft nur unter Zuhilfenahme spezieller diagnostischer Hilfsmittel, wie Ala- und Obturatoraufnahmen sowie CT mit 2D- und 3D-Rekonstruktion möglich. Die räumliche Vorstellung der Frakturlinienverläufe und der Fragmente wird wesentlich erleichtert durch die Anfertigung eines 1:1-Beckenmodells der verletzten Person. Dies gilt besonders auch für die Operationsplanung, da die diversen operativen Zugänge von der jeweiligen Frakturform abhängen.

Bei Kindern sind Acetabulumfrakturen selten und betreffen hier meist die Y-Fuge, die nach Läsionen zu einer frühzeitigen Epiphysiodese mit nachfolgender, posttraumatischer Pfannendysplasie neigt [20].

3.5.2 Klassifikation

Die gebräuchlichste Einteilung geht zurück auf die Klassifikation von Judet u. Letournel [169]. Matta (in [230]) modifizierte sie („AO-Klassifikation"), so daß zwischen den folgenden 3 Gruppen mit jeweils 3 Untergruppen unterschieden wird (Tabelle 12, Abb. 87):

Tabelle 12. Klassifikation der Acetabulumfrakturen [230]

Typ	Charakteristikum
A	Nur eine Säule betroffen, die andere Säule intakt
A1	Hintere Pfannenrandfraktur und Varianten
A2	Hintere Säulenfraktur und Varianten
A3	Vordere Pfannenrand- und vordere Säulenfrakturen
B	Transverse Frakturkomponente, ein Teil des Dachs mit dem intakten Ilium verbunden
B1	Transverse Fraktur (1), transverse Fraktur plus hintere Randfraktur (2)
B2	T-förmige Fraktur und Varianten
B3	Vordere Pfannenrand- oder Säulenfraktur plus hintere hemitransverse Fraktur
C	Zweisäulenfraktur, alle Teile des Acetabulums inklusive Pfannendach losgelöst vom intakten Ilium
C1	Vordere Säulenfrakturlinie zur Crista iliaca verlaufend
C2	Vordere Säulenfrakturlinie zum vorderen Iliumrand verlaufend
C3	Frakturlinienverlauf in das SIG

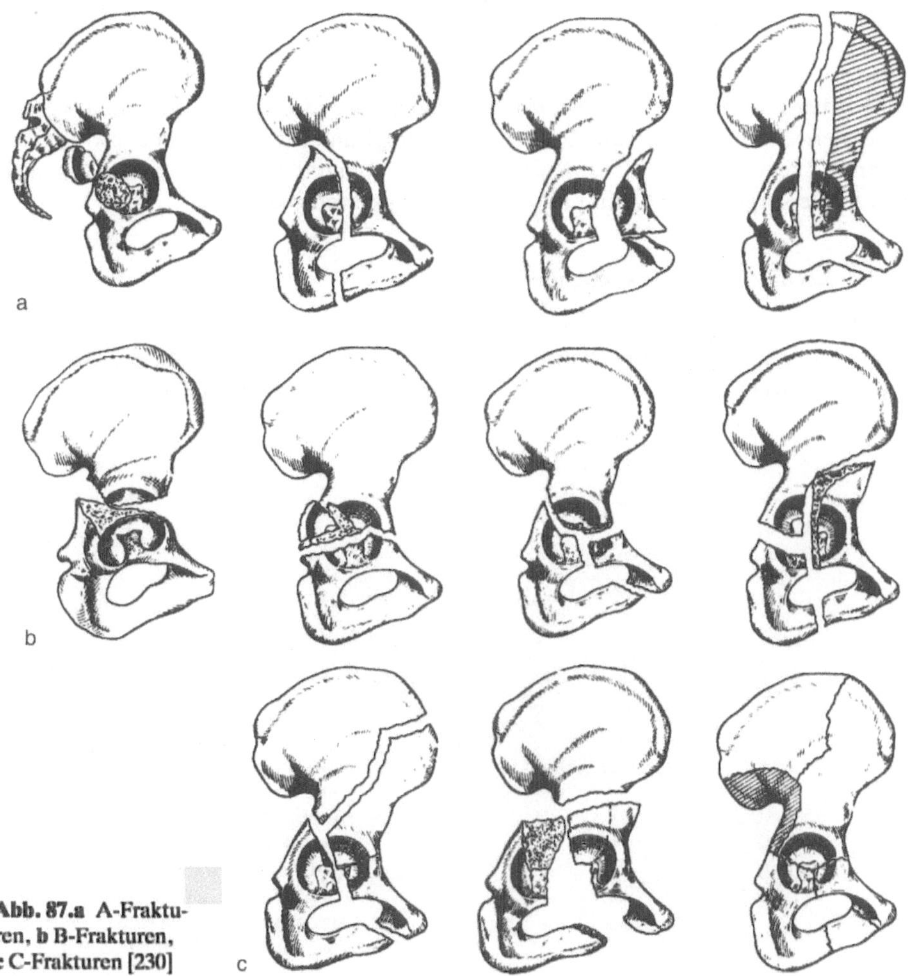

Abb. 87.a A-Frakturen, **b** B-Frakturen, **c** C-Frakturen [230]

3.5.3 Operative Zugänge bei Acetabulumfrakturen

Für die Versorgung von Acetabulumfrakturen stehen im wesentlichen 3 Zugänge zur Verfügung [6, 197, 286, 301, 306]. Mit diesen Basiszugängen, ihren Modifikationen und ggf. Kombinationen lassen sich alle Acetabulumfrakturen versorgen. Die Wahl des operativen Zugangs wird hierbei durch die Lokalisation der Fraktur bestimmt. Die über die verschiedenen Zugänge erreichbaren Beckenabschnitte lassen sich tabellarisch zusammenfassen (Tabelle 13).

Tabelle 13. Operative Zugänge zum Acetabulum

Zugang	Gut erreichbare Strukturen
Kocher-Langenbeck	Hinterer Pfeiler, hinterer Pfannenrand
Lateral gerade	Hinterer Pfeiler, Pfannendach, unterer Teil der Darmbeinschaufel dorsal
Ilioinguinal	Vorderer Pfeiler kranial der Eminentia iliopectinea, Symphyse
Iliofemoral	Vorderer Pfeiler, ipsilaterales SIG von ventral
Iliofemoral erweitert	Beide Pfeiler, Innen- und Außenfläche des Hüftknochens

Der Kocher-Langenbeck-Zugang erfolgt in Bauch- oder Seitenlage, der laterale gerade und der erweiterte iliofemorale Zugang in Seitenlage und der ilioinguinale sowie der iliofemorale Zugang in Seiten- oder Rückenlage des Patienten. Der ilioinguinale Zugang ist auch zur Versorgung von Quer- und Zweipfeilerfrakturen geeignet.

3.5.3.1 Kocher-Langenbeck-Zugang

Der Hautschnitt beginnt knapp unterhalb der Spina iliaca posterior superior und biegt über den Trochanter major nach distal um. Nach Spaltung der Fascia lata und des M. glutaeus maximus in Faserrichtung (Abb. 88) erfolgt die Osteotomie des Trochanter major

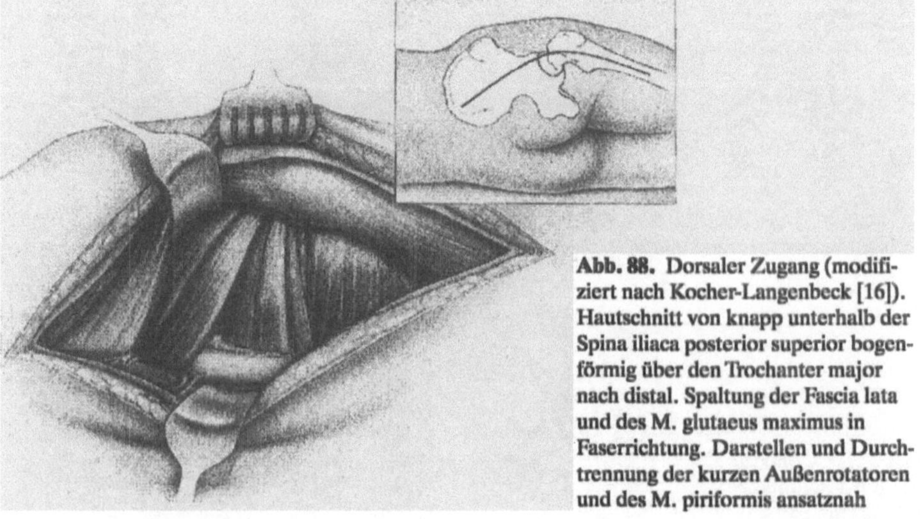

Abb. 88. Dorsaler Zugang (modifiziert nach Kocher-Langenbeck [16]). Hautschnitt von knapp unterhalb der Spina iliaca posterior superior bogenförmig über den Trochanter major nach distal. Spaltung der Fascia lata und des M. glutaeus maximus in Faserrichtung. Darstellen und Durchtrennung der kurzen Außenrotatoren und des M. piriformis ansatznah

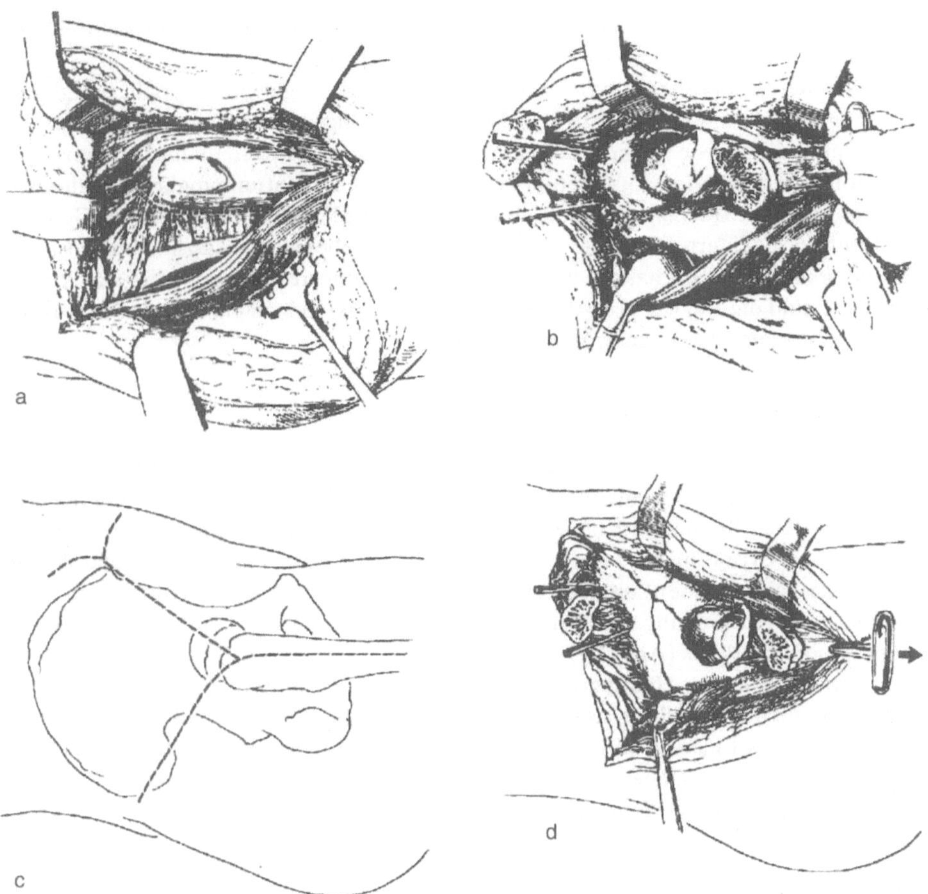

Abb. 89. a Ablösen der Sehnenansätze der kurzen Außenrotatoren und des M. piriformis. **b** Nach Osteotomie des Trochanter major Darstellung des hinteren Pfeilers, des Pfannendaches und des vorderen Pfeilers. **c** Erweiterung des Kocher-Langenbeck-Zugangs zum triradiären Zugang. **d** Darstellung der Darmbeinschaufel und des Acetabulums nach Trochanterosteotomie und Kapsulotomie [354]

und die ansatznahe Durchtrennung der kurzen Außenrotatoren und des M. piriformis unter Innenrotation des Beins, um den N. ischiadicus nicht zu verletzen. Einer Schonung des Nerven dient auch die obligatorische Streckung im Hüft- und Beugung im Kniegelenk. Die Versorgung eines reinen dorsalen Pfannenrandfragments erfordert nicht die Osteotomie des Trochanter major. Die Übersicht reicht zur Zugschraubenfixation eines dorsalen Pfannenfragments aus. Mit der Osteotomie des Trochanter major und Wegklappen der Glutaealmuskulatur nach kranial kann der Zugang erweitert werden. Für die Darstellung der weiter ventral gelegenen Region der Darmbeinschaufel und des kranialen Abschnitts des ventralen Pfeilers kann der Kocher-Langenbeck-Zugang zum triradiären Zugang erweitert werden (Abb. 89).

Gefahren beim Kocher-Langenbeck-Zugang: Beim Abschieben und Umschlagen des Trochanter-glutaei-Komplexes nach kranial kann es zur Verletzung der Vasa glutaea supe-

riora und des N. glutaeus superior kommen. Der im Foramen ischiadicum majus einge-
setzte Hohmann-Hebel kann den N. ischiadicus verletzen.

Einer weiteren Modifikation des Kocher-Langenbeck-Zugangs entspricht der glutae-
ale Zugang zum Ischium nach Bruns u. Dahmen [34], der eine gute Übersicht über das
Sitzbein ermöglicht, wie sie zur Frakturversorgung oder zur Prothetik nach Tumorresektion erforderlich ist. Die Modifikation besteht in einer Durchtrennung des M. glutaeus
maximus nahe am Trochanter major, anschließend werden der Piriformis, die Gemelli,
der Obturatorius internus und der Quadratus femoris ebenfalls ansatznah abgelöst und
nach dorsomedial weggehalten. Für ausgedehnte Tumorresektionen, die das koxale
Femurende und die Region des Schambeins betreffen, ist jedoch ein zusätzlicher ventraler oder ventrolateraler Zugang erforderlich [34].

3.5.3.2 Lateraler gerader Zugang nach Rüedi [301]

Der Hautschnitt beginnt am höchsten Punkt des Beckenkamms und verläuft gerade nach
distal über dem dorsalen Rand des Trochanter major in Richtung Condylus femoris lateralis und endet ca. 10 cm unterhalb des Trochanter major. Gerade Spaltung des Tractus iliotibialis bis zur Crista iliaca, dort Ablösen desselben T-förmig nach ventral und dorsal.
Danach wie beim Kocher-Langenbeck-Zugang Osteotomie des Trochanter major und
ansatznahe Durchtrennung der kurzen Außenrotatoren und des M. piriformis unter
Innenrotation des Beins (Abb. 90).

Die Verlängerung der Hautinzision nach kranial und das Abschieben der muskulären
Bauchwand mit dem M. iliopsoas nach medioventral erlaubt eine Palpation des vorderen
Pfeilers bis hin zur Linea terminalis. Zusammen mit dem Zeigefinger der anderen Hand,
der gleichzeitig von dorsal her um das Foramen ischiadicum majus greift (cave: N. ischiadicus), kann das gesamte Pfannendach abgetastet werden.

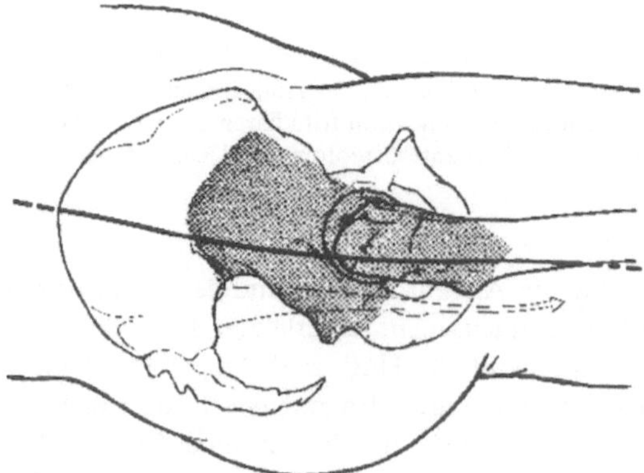

Abb. 90. Lateraler Zugang [301]: Nach
dem Hautschnitt erfolgt die Durchtrennung der Faszie, danach Vorgehen wie
beim Kocher-Langenbeck-Zugang: Ablösen des M. piriformis und der kurzen
Außenrotatoren ansatznah und Trochanterosteotomie

3.5.3.3 Iliofemoraler Zugang nach Smith-Petersen

Der Hautschnitt entlang dem Darmbeinkamm (Abb. 91) bis zur Spina iliaca anterior
superior, die Spaltung der Faszie und das stumpfe Eingehen lateral des M. sartorius mit

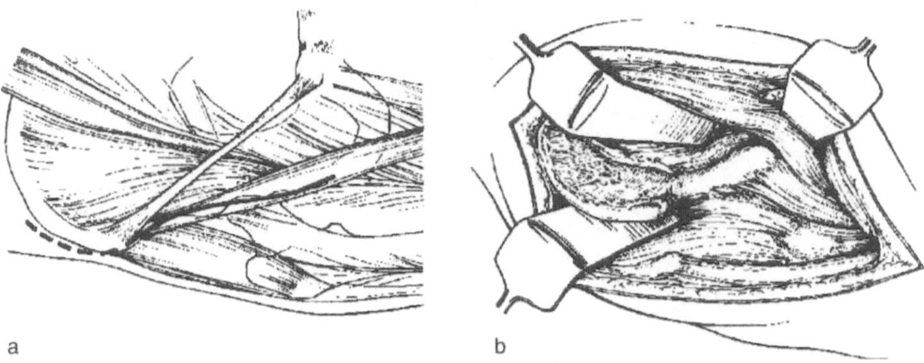

Abb. 91 a, b. Iliofemoraler Zugang. **a** Hautinzision. **b** Nach Durchtrennung des Leistenbands Ablösen der Weichteile von der Beckenschaufel innen und außen [353]

anschließendem Ablösen des M. tensor fasciae latae und der Glutaealmuskulatur erlaubt eine Darstellung des vorderen Pfeilers oberhalb der Eminentia iliopectinea. Eine subperiostale Präparation der Weichteile ist nach dorsal bis zum Foramen ischiadicum möglich.

3.5.3.4 Ilioinguinaler Zugang

Der Hautschnitt (Abb. 92) verläuft bogenförmig, beginnend etwa über dem dorsalen Drittelpunkt des Beckenkamms, ihm bis zur Spina iliaca anterior superior folgend, danach entlang dem Leistenband in Richtung auf seinen Endpunkt 1 bis 2 Querfinger oberhalb der Symphyse. Je nach Erfordernissen wird er nach jenseits der Medianlinie verlängert, was in der Regel für nicht mehr als ca. 3 cm notwendig ist. Nach Durchtrennung von Subkutis und oberflächlicher Faszie wird proximal der Beckenkamm und distal die Aponeurose des M. obliquus externus dargestellt, die in einem Abstand von ca. 1 cm vom äußeren Leistenring durchtrennt wird. Anschließend werden der äußere und der innere M. obliquus sowie der M. transversus abdominis abgelöst. Die Verletzung des N. cutaneus femoris lateralis ist hierbei zu vermeiden. Dieser Nerv zeigt sich jedoch nahezu regelmäßig im weiteren Verlauf der Operation als Hindernis und wird nach umständlichen Schonungsversuchen schließlich doch geopfert. Die Vasa circumflexa ilium superficialia werden ligiert und durchtrennt. Im Bereich der Symphyse erfolgt sparsam die Ablösung des M. rectus abdominis. Der Samenstrang bzw. das Lig. rotundum wird abpräpariert und angeschlungen. Die dahinterliegende Fascia transversalis kann jetzt gespalten werden (cave: Vasa epigastrica inferiora); A. und V. femoralis werden mit Rücksicht auf den Lymphabfluß gemeinsam angeschlungen, ohne die Gefäßscheide zu eröffnen. Der Arcus iliopectineus zwischen Gefäß- und Muskelloge wird durchtrennt und der M. iliopsoas zusammen mit dem N. femoralis und dem N. cutaneus femoris lateralis als Bündel angeschlungen. Durch subperiostales Abschieben des M. iliacus wird die Beckenschaufel-Innenseite bis hin zum SIG einsehbar. Durch Verschieben der einzelnen angeschlungenen Bündel läßt sich von der Beckenschaufel nach ventral hin das Hüftgelenk, der vordere Schambeinast und die Symphyse palpieren.

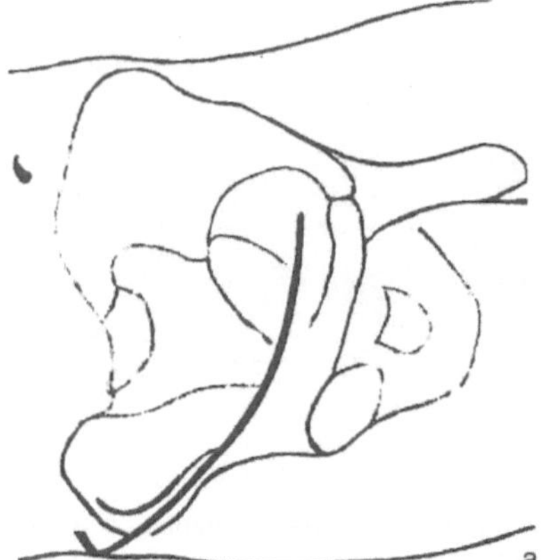

Abb. 92 a, b. Ilioinguinaler Zugang (Nach [209]).
a Hautinzision. **b** Darstellung der Beckenschaufel-
Innenseite und des Schambeinastes unter den angeschlungenen Strukturen (M. iliopsoas mit N. femoralis; Vasa femoralia; Samenstrang)

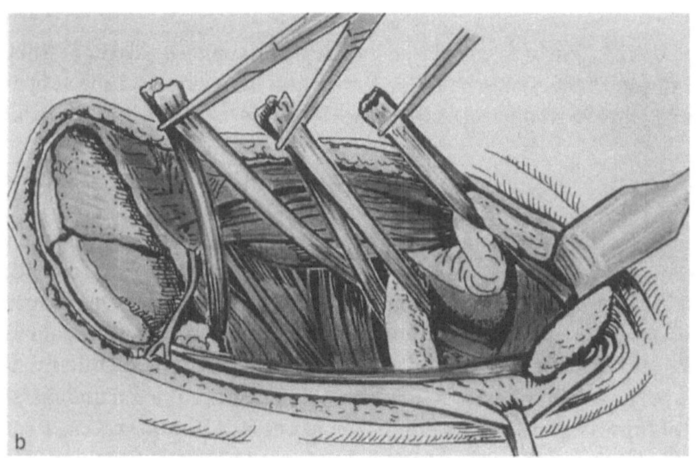

3.5.3.5 *Erweiterter iliofemoraler Zugang nach Letournel [197]*

Beginnend an der Spina iliaca posterior superior verläuft der Hautschnitt (Abb. 93a) entlang der Crista iliaca bis zur Spina iliaca anterior superior, danach folgt er etwa schaftpa-
rallel zum Femur zunächst dem Vorderrand des M. tensor fasciae latae und dann dem Vorderrand des Tractus iliotibialis. Nach Spaltung der Faszie Eingehen zwischen M. tensor
fasciae latae und M. sartorius unter Schonung des N. cutaneus femoris lateralis. Ablösen
der Mm. tensor fasciae latae, glutaeus minimus und medius in einer Schicht subperiostal.
Anschließend Trochanterosteotomie (Abb. 93b) und ansatznahes Abtrennen der kurzen
Außenrotatoren und des M. piriformis unter Innenrotation des Beins. Bei kombiniertem
Ablösen des Ursprungs und Ansatzes der Hüftabduktoren ist peinlich auf die Schonung
der Vasa glutaea superiora zu achten. Durch zusätzliche Osteotomie der Spina iliaca anterior superior mit Ablösung des Leistenbandes wird die Innenseite der Beckenschaufel
zugänglich.

Abb. 93.a Schnittführung beim erweiterten iliofemoralen Zugang. **b** Darstellung der Hinterfläche der Darmbeinschaufel [197]; optional ist die Trochanterosteotomie

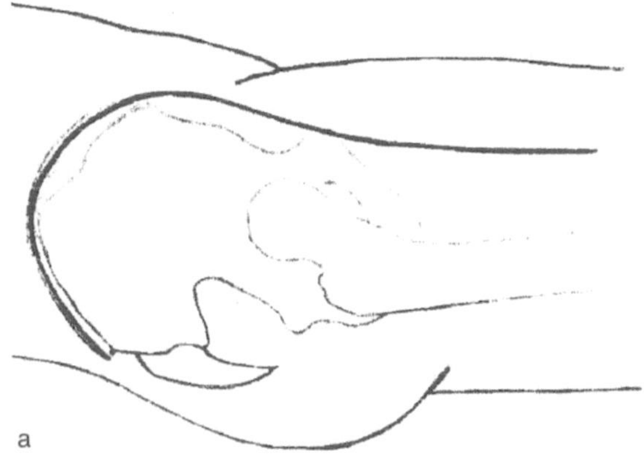

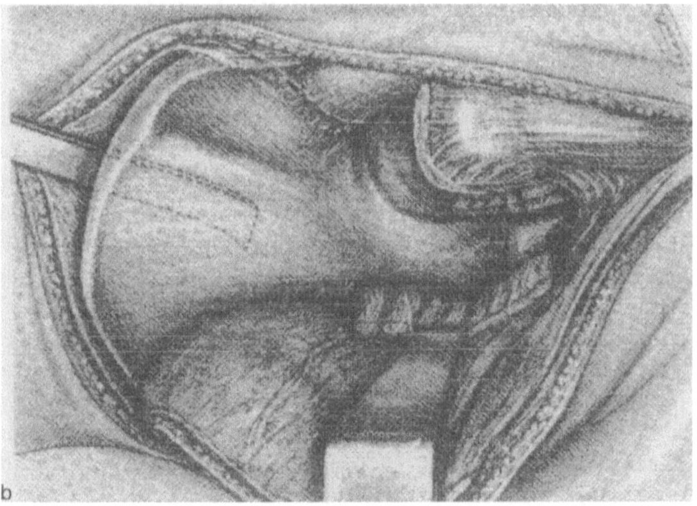

Diese hier vorgestellten Zugänge, die z. T. auch in Kombination zur Anwendung gelangen können, erlauben in der Regel eine ausreichende Darstellung zur Versorgung aller Frakturformen. Weniger verbreitet sind die folgenden Zugänge, die zur Versorgung komplexer Acetabulumfrakturen vorgeschlagen wurden:

3.5.3.6 Transtrochantärer lateraler Zugang nach Senegas [324]

Die Hautinzision beginnt über der Spina iliaca posterior inferior, verläuft bogenförmig über den Trochanter und endet nach horizontalem Verlauf am Oberschenkel ventral. Nach Auseinanderdrängen der Glutaeus-maximus-Fasern und horizontalem Ablösen des M. tensor fasciae latae wird der Trochanter osteotomiert und die periazetabuläre Region dargestellt.

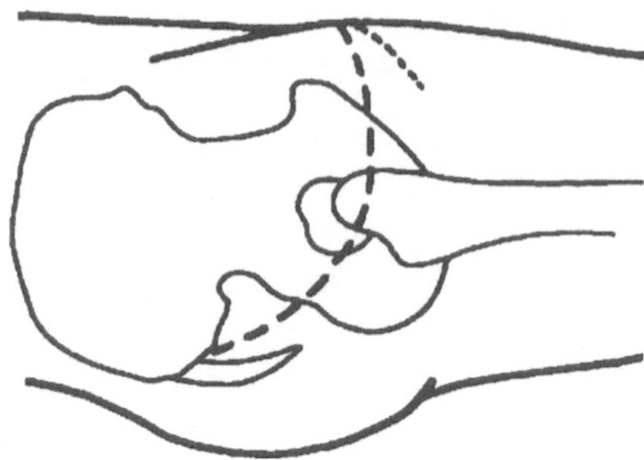

Abb. 94. Hautinzision des transtrochantären lateralen Zugangs nach Senegas [324]

3.5.7.7 Erweiterter lateraler Zugang („Maryland-Modifikation" nach Reinert [287])

Die Hautinzision ist ähnlich wie beim lateralen Zugang, sie verläuft jedoch weiter ventral auf den Darmbeinkamm zu und bildet hier durch eine T-förmige Erweiterung 2 Flügel (Abb. 95). Zunächst erfolgt die Präparation von 2 Haut-Fett-Lappen, man bleibt also zunächst epifaszial. Dorsal werden wie beim Kocher-Langenbeck-Zugang die Fasern des M. glutaeus maximus in Faserrichtung gespalten, in diesem Verlauf wird nach distal hin die Fascia lata gespalten, bis zu einem Punkt fingerbreit distal des Endes des M.-tensor-fasciae-latae-Bauchs. Von hier aus erfolgt die Abtrennung der Faszie nach ventral hin. Die Hüftabduktoren werden durch Osteotomie der Crista iliaca und des Trochanter major und Ablösen des Tractus iliotibialis distal des M. tensor fasciae latae en bloc mobilisiert und nach dorsal weggehalten. Das Ablösen der kurzen Außenrotatoren und des M. piriformis komplettieren den dorsalen Teil des Zugangs. Ventral kann die Spina iliaca anterior superior und inferior zusätzlich osteotomiert werden, was eine Darstellung beider Pfeiler sowie der Beckenschaufelaußen- und -innenseite gestattet.

Der „Maryland-Zugang" kann als Alternative zum erweiterten iliofemoralen Zugang zur Versorgung ausgedehnter Verletzungen oder Gelenkrekonstruktionen nach etwas länger

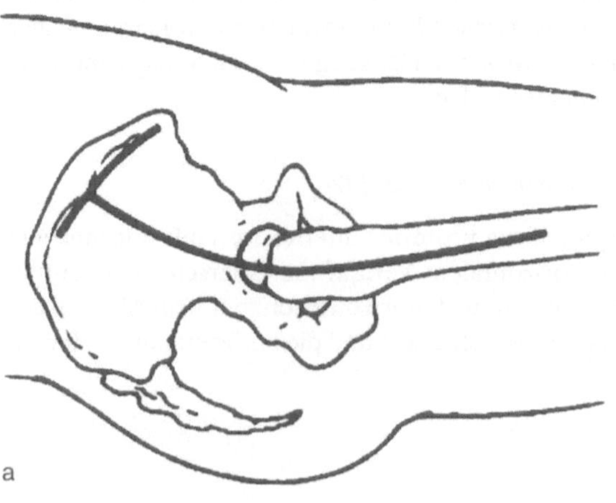

a

Abb. 95a–d. Erweiterter lateraler Zugang nach Reinert [287]. **a** T-förmige Hautinzision. **b** Abtrennen des Tractus iliotibialis, Osteotomie der Crista iliaca und der SIAS. **c** Darstellung der Beckenschaufelaußenseite (*1* SIAS, *2* M. rectus femoris, *3* Vasa glutaea superiora). **d** Darstellung der Beckenschaufelinnenseite

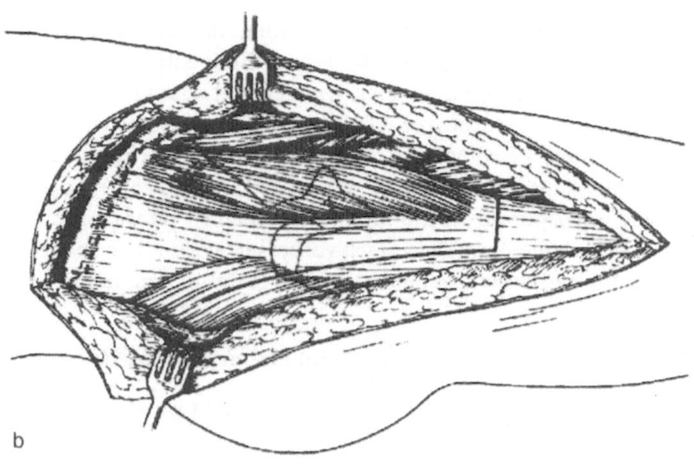

b

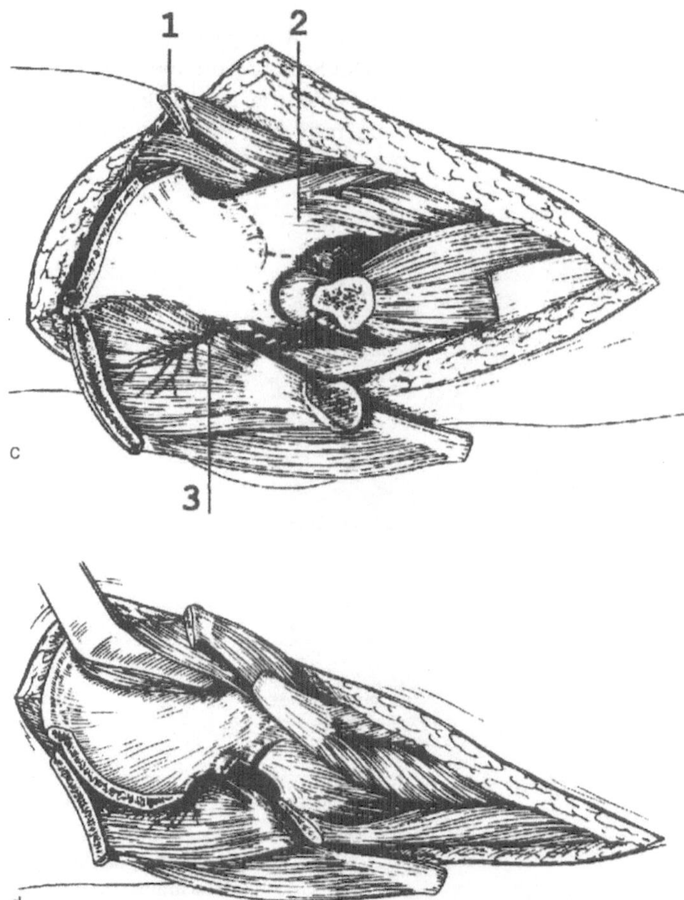

c

d

zurückliegendem Trauma verwendet werden, da über beide Zugänge der komplette hintere Pfeiler und der vordere Pfeiler bis zur Eminentia iliopectinea erreicht werden kann. Nach beiden Zugängen muß aber in gleichem Umfang, d. h. etwa in ¼ der Fälle, mit klinisch relevanten heterotopen Ossifikationen gerechnet werden [287]. Bei Ablösen der Hüftabduktoren proximal und distal ist deren weitere Ernährung von der Intaktheit der Vasa glutaea superiora abhängig, weshalb präoperativ eine Angiographie empfohlen wird und eine intraoperative Schonung unerläßlich ist. Das ossäre Ablösen der Abduktoren durch Osteotomie der Crista iliaca verbessert gegenüber dem erweiterten iliofemoralen Zugang die Refixierungsmöglichkeit und gestattet eine raschere Mobilisierung.

3.5.4 Versorgung hinterer Pfeiler- und Pfannenrandfrakturen

Die Darstellung der Verletzung erfolgt über den geraden lateralen Zugang nach Rüedi oder den dorsalen Zugang nach Kocher-Langenbeck in Bauch-, vorzugsweise aber in Seitenlage, da so das Bein im Hüftgelenk beweglicher und ein unvorhergesehener, zusätzlicher Zugang nach ventral möglich ist. Durch Anmodellieren der Vakuummatratze ist eine sichere Fixierung des Patienten in strenger Seitenlage gewährleistet. Gegebenenfalls erleichtert eine Trochanterschraube, über die mit einem Seilzug und zwischengeschalteter Federwaage ein Zug mit definierter Kraft parallel zum Schenkelhals ausgeübt werden kann, die Repositionsvorgänge. Der Seilzug läuft über eine Umlenkrolle, die in verschiedenen Positionen rastbar an einer Schiene an der Decke des Operationssaals befestigt ist, und kann auf diese Weise intraoperativ vom Pflegepersonal bedient werden (Abb. 96).

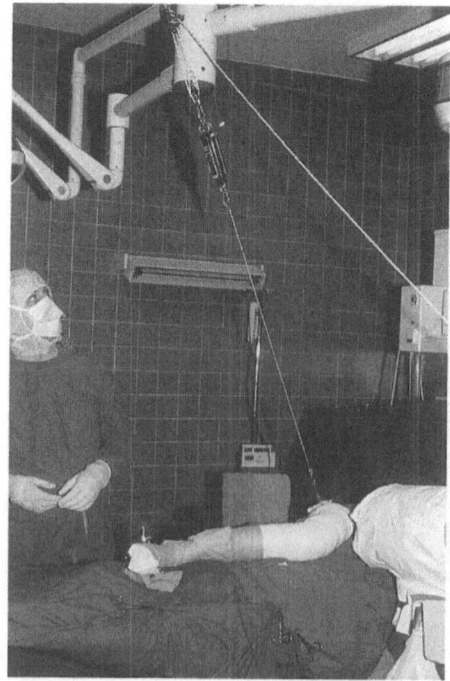

Abb. 96. Flaschenzugextension über Trochanterschraube erleichtert die Frakturdarstellung im Bereich des Acetabulums

Alternativ kann der große Distraktor zwischen die Trochanterschraube und eine in das Pfannendach oder die Crista iliaca eingebrachte Schanz-Schraube eingespannt werden.

Die dargestellten und anatomisch reponierten Frakturfragmente können nun mit Kirschnernähten temporär fixiert werden. Sind Pfannenanteile durch den Druck des Femurkopfes imprimiert, so kann zur exakten Gelenkrekonstruktion zuvor ein Anheben des imprimierten Gelenkteils und Unterfütterung mit Spongiosa notwendig sein [243]. Die endgültige Fixierung von Einzelfragmenten erfolgt durch Kleinfragmentzugschrauben mit Metallbeilagscheiben, bei dazwischenliegendem Sehnen- bzw. Kapselgewebe mit gezahnten Kunststoffunterlagscheiben. Mehrfachfragmente und dorsale Pfeilerfrakturen werden vorzugsweise zusätzlich mit einer anmodellierten 3,5-mm-Rekonstruktionsplatte versorgt, (Abb. 97). Das kaudale Ende der Platte wird in ihrer letzten Taille um 80° entsprechend dem Winkel zwischen dorsokaudalem Pfannenrand und Tuberculum ischiadicum umgebogen und der kurze, kaudale Plattenschenkel durch sein Loch mit einer 60–70 mm langen Kleinfragmentkortikalisschraube im Sitzbeinkörper fest verankert. Die kranialen Schraubenlöcher werden nacheinander von distal her ebenfalls besetzt, wobei exzentrisches Bohren eine gewisse Verspannung der Fragmente herbeiführt. Im eigenen Vorgehen wird das Vorbohren mit einem 2,5-mm-Kirschner-Draht bevorzugt, der weniger bruchanfällig ist als der 2,0- bzw. 2,5-mm-Bohrer und zwanglos im Beckenknochen zwischen den beiden Kortikales läuft, ohne die Kortikalis zu perforieren (außer bei annähernd rechtwinkeligem Auftreffen). Außerdem führt die Verwendung eines Kirschnerdrahtes zu einer Knochenverdrängung, und nicht zu einem Knochenverlust wie beim Aufbohren. Ein Gewindeschneiden ist trotzdem in der Regel nicht erforderlich [14], (Abb. 98).

Abb. 97. Acetabulum-
frakturen, Versorgungs-
beispiele [230]

Abb. 98a–f. 24jähriger Mann. Zustand nach traumatischer Hüftluxation mit Schraubenosteosynthese eines dorsalen Pfannenrandfragments. **a** mehrmalige Reluxationen aufgrund einer Pfannenrandinsuffizienz (dorsale Instabilität). **b** Die CT-3-D-Rekonstruktion zeigt den Defekt am dorsalen Pfannenrand. **c** Der intraoperative Situs nach Entfernung der hinteren Pfannenfragmente ermöglicht die freie Sicht auf den Hüftkopf. **d** Allogenes Knochenmaterial zum Pfannenrandaufbau. **e** Intraoperativer Situs: Armierung des rekonstruierten Pfannenrandes mit einer Kleinfragmentrekonstruktionsplatte. **f** Postoperatives Röntgenergebnis

Abb. 98 d–f

3.5.5 Versorgung vorderer Pfeilerfrakturen

Der vordere Zugang ist indiziert bei Frakturen des vorderen Pfannenrandes, vorderen Pfeilerfrakturen, Quer- und einfachen T-Frakturen. Für vordere Pfeilerfrakturen, deren hauptsächliche Dislokationen oberhalb des Acetabulum liegen, ist der iliofemorale Zugang nach Smith-Petersen ausreichend, der eine Darstellung des Darmbeins bis zur Eminentia iliopectinea erlaubt [354].

In Fällen, die eine Darstellung des vorderen Pfeilers auch unterhalb der Eminentia iliopectinea erfordern, empfiehlt sich der ilioinguinale Zugang nach Letournel, über den die gesamte innere Darmbeinschaufel vom SIG bis zum Hüftgelenk und der vordere Pfeiler weiter nach ventral bis zur Symphyse erreicht werden kann. Nach Ablösen der Spina iliaca anterior superior kann in begrenztem Ausmaß auch die Hinterfläche der Beckenschaufel erreicht werden.

Nach Reposition der Frakturfragmente mit Hilfe von Einzinkern oder Repositionszangen unter Bildwandlerkontrolle wird das Repositionsergebnis vorzugsweise mit einer 3,5-mm-Rekonstruktionsplatte, deren Lage und Länge von der Fraktur abhängig ist, retiniert. Die Fixierung der Platte erfolgt in der Regel mit 3,5-mm-Kortikalisschrauben.

3.5.6 Biomechanik stabilisierender Osteosynthesetechniken

Sawaguchi et al. [216, 304] haben verschiedene Fixierungsmethoden am Modell einer einfachen Acetabulumquerfraktur untersucht. Die Verwendung einer 3,5-mm-DCP zeigte im Vergleich zur 3,5-mm-Rekonstruktionsplatte bei der Stabilisierung des dorsalen Pfeilers leicht bessere Ergebnisse. Die Unterschiede waren jedoch nicht signifikant ($p < 0,001$). Diese geringen Vorteile der DCP werden darüber hinaus in der Praxis durch die bessere Anpaßbarkeit der Rekonstruktionsplatte an die Anatomie des dorsalen Pfeilers wieder aufgehoben.

3.5.7 Operative Risiken

Über folgende spezielle Risiken und deren Häufigkeiten entsprechend Literaturangaben [4, 171, 197, 208, 257, 271, 292, 356] ist der Patient vor dem Eingriff aufzuklären, wobei vor dem Unfall bestehende oder traumabedingte Läsionen (z. B. vorbestehende Arthrose, Nervenschaden) Berücksichtigung finden müssen (Tabelle 14).

Tabelle 14. Posttraumatische und operative Komplikationen und deren Häufigkeit

Komplikation	Häufigkeit
Infektion	3–9%
Arthrose	Bis 72% alle Ausprägungsgrade, abhängig vom Frakturtyp; mittelgradige und schwere Arthrosen in 8–10%
Hüftkopfnekrose	7–22%, abhängig vom Frakturtyp und Zeitpunkt der Reposition
Heterotope Ossifikation	7–47%: 33% Brooker I und II, 14% Brooker III und IV
Nervenschaden	5–17%; betroffen ist v. a. der N. ischiadicus und der N. glutaeus superior, der die Glutaeen mit Ausnahme des Glutaeus maximus sowie den M. tensor fasciae latae versorgt, daneben auch der N. peronaeus, der N. femoralis und der N. obturatorius
Reluxation	

3.6 Nachbehandlung

Die konservative Behandlung nach Beckenringverletzungen ohne Stabilitätsverlust bzw. nach Acetabulumfrakturen ohne Operationsindikation richtet sich vorwiegend nach dem Beschwerdebild des Verletzten. Ein möglichst frühzeitiger Mobilisierungsbeginn ist anzustreben. Die Dauer der Teilbelastung von maximal 20 kg kann nach nicht verschobenen Sakrumfrakturen mit 4–6 Wochen, nach nicht dislozierten Acetabulumfrakturen mit 8–12 Wochen entsprechend der Lokalisation (innerhalb oder außerhalb des gewichttragenden Dachs) als Richtwerte angegeben werden.

Nach operativer Behandlung erfolgt wie üblich die Entfernung der Saugdrainagen nach 24–48 h. Ab dem 2. bis 3. postoperativen Tag beginnen wir mit der krankengymnastischen Übungsbehandlung. Die Mobilisation des Patienten beginnt in Abhängigkeit von der Verletzung (Beckenring oder Acetabulum) nach 1–2 Wochen. Bei versorgten Beckenringverletzungen ist eine Teilbelastung von 20 kg für 6–10 Wochen, nach Acetabulumfrakturen für die Dauer von 2½–3 Monaten vorgesehen. Als Anhaltspunkte können die in Tabelle 15 dargestellten Behandlungsschemata herangezogen werden.

Tabelle 15. Nachbehandlungsschemata nach operativ versorgten Beckenring- und Acetabulumfrakturen

Beckenringverletzung	Nachbhehandlung	Acetabulumverletzung
Ab 3. Tag postoperativ	Aktive KG	Ab 3. Tag postoperativ
5.–7. Tag postoperativ	Beginn Mobilisation mit Teilbelastung 20 kg	7.–14. Tag postoperativ
Ab 7. Woche postoperativ	Belastungssteigerung	Ab 11. Woche postoperativ
Ab 13. Woche postoperativ	Vollbelastung	Ab 12.–14. Woche postoperativ

3.7 Spätkomplikationen

Spätkomplikationen nach Beckenringverletzungen sind neben urologischen Komplikationen vor allem Folge von Nervenläsionen nach Sakrumfrakturen, verbleibender Instabilität nach SI-Fugenverletzungen und seltenen Herniationen nach Symphysenrupturen. Darüber hinaus können Fehlstellungen des Beckenrings sekundäre Auswirkungen auf die Statodynamik der Wirbelsäule herbeiführen. Weitaus häufiger sind jedoch die negativen Auswirkungen einer Acetabulumverletzung auf die Gelenkfunktion, die ebenfalls mit nervalen Symptomen und statodynamischen Problemen vergesellschaftet sein können. Ballmer et al. [4] beschrieben anhand einer Nachuntersuchung von 71 Patienten die hauptsächlichen Spätkomplikationen. Sie fanden in 14% klinisch relevante ektopische Ossifikationen (Brooker III und IV), in 7% eine avaskuläre Femurkopfnekrose (alle Nekrosen traten nach hinterer Luxation auf), eine mäßige Arthrose in 10% und eine starke Arthrose in 8% der Fälle. Insgesamt läßt jedoch eine frühzeitige anatomische Reposition gute bis sehr gute Langzeitergebnisse erwarten.

3.7.1 Postoperative heterotope Ossifikation

Ein bislang nicht zufriedenstellend gelöstes Problem stellen die postoperativen periartikulären Ossifikationen dar (Abb. 99), die mit einer funktionellen Einbuße des Gelenks bis hin zur Ankylosierung einhergehen können. Die unterschiedlichen Ausprägungen wurden für die Prothetik des Hüftgelenks von Arcq [3] sowie von Brooker [31] beschrieben und können sinngemäß für konservativ und operativ behandelte Acetabulumfrakturen angewendet werden. Der Entstehung scheint eine posttraumatische, multifaktorielle und pathogenetisch nicht einzuordnende fibroplastische Metaplasie unter dem Einfluß

Abb. 99a, b. Versorgungsergebnis nach Acetabulumtrümmerfraktur (gleiche Patientin wie in Abb. 52). **a** Unmittelbar postoperativ. **b** 1 Jahr postoperativ: deutlich periazetabuläre Verkalkungen

diverser Enzyme zugrunde zu liegen mit anschließender Bildung trabekulären Knochens [33, 150]. Die Inzidenz nach prothetischem Hüftgelenkersatz wird in der Literatur mit 0,9–100% angegeben, im Mittel etwa 20% [29, 59, 187, 359]. Nach operativer Versorgung einer Acetabulumfraktur über den erweiterten iliofemoralen Zugang fand Braun [29] eine Ossifikation Grad III in ca. 30% der Fälle. Im Vergleich zwischen dem erweiterten iliofemoralen Zugang und dem triradiären Zugang konnte Alonso keinen Unterschied bei der Entwicklung heterotoper Ossifikationen feststellen. Dasselbe gilt auch für den modifizierten „Maryland-Zugang" nach Reinert [287].

Die medikamentöse Prävention durch einmonatige präoperative und 3monatige postoperative Gabe von 20 mg/kg KG/Tag Diphosphonat (Etidronsäuredinatriumsalz, Diphos) vermag während der Medikation die Kalzifizierung zu vermeiden, nicht jedoch die Osteoidbildung nach Absetzen des Präparats [29, 33]. Ähnliche Erfahrungen liegen mit Ibuprofen vor [33]. Die Konsequenz wäre eine zeitlich unbegrenzte und daher pharmakologisch nicht vertretbare Anwendung dieser Medikamente. Auch durch die Gabe von Indomethacin konnte die Inzidenz heterotoper Ossifikationen von 50 auf 5,5% gesenkt werden [212].

Die postoperative Bestrahlung gibt die Möglichkeit, einerseits die Vermehrung der Osteoblastenvorstufen, als auch die Osteoidbildung der bereits vorhandenen Osteoblasten zu bremsen [300]. Während in der Literatur als übliche Dosis 20 Gy, verteilt auf 10 Sitzungen, angegeben wird [359], scheinen auch niedrigere Dosen, abhängig von der Frühzeitigkeit des postoperativen Bestrahlungsbeginns, zum Erfolg zu führen. So konnte Braun [29] durch eine Gesamtherddosis von 12 Gy und einem Bestrahlungsbeginn möglichst noch am Operationstag nach Endoprothesenimplantation eine Verbesserung des Ossifikationsgrades von 1,2–2 Punkten nach der Klassifikation von Arcq [3] beobachten und damit Erfahrungen anderer Autoren bestätigen. Auch liegen gute Ergebnisse nach frühzeitiger Bestrahlung mit einer Dosis von 800 bzw. 500 cGy [255, 333] vor. Die prädisponierenden Faktoren der heterotopen Ossifikation sowie die Möglichkeiten der Prävention und deren Erfolge sind in Tabelle 16 zusammengefaßt. Es ist jedoch zu bemerken, daß bezüglich der Therapieerfolge derzeit keine randomisierten Studien vorliegen.

Tabelle 16. Prädisponierende Faktoren für die Entstehung heterotoper Ossifikationen und deren Prävention. Prädisponierende Faktoren: Dauer Unfall–Versorgung, operativer Zugang (dorsale Zugänge), Trochanterosteotomie. Inzidenz: durchschnittlich 20%, 16–56% Grad Brooker III od. IV [59] (d. h. mit funktioneller Einschränkung)

Prävention	Reduktion (Brooker III + IV) [%]
Indomethacin	53 → 6 [224]
Radiatio (500 cGy)	50 → 3 [333]

Bei den meist jüngeren, traumatologischen Patienten ist die Indikation zur postoperativen Bestrahlung zum gegenwärtigen Zeitpunkt streng zu stellen und beschränkt sich auf die problematische Konstellation Zweipfeilerfraktur, erweiterter iliofemoraler Zugang oder „Maryland-Zugang" und begleitendes SHT sowie auf die operative Entfernung bereits aufgetretener Ossifikationen. Es sei darauf hingewiesen, daß aufgrund des karzinogenen Effekts der Bestrahlung die Entwicklung von Knochen- oder Weichteilsarkomen vermehrt beobachtet wurde, allerdings nach einer Latenzzeit von 10–20 Jahren und nie nach einer Gesamtdosis von weniger als 30 Gy [359].

Wegen der Problematik der Anwendung von Präventivmaßnahmen wird im eigenen Vorgehen derzeit die operative Entfernung von Verknöcherungen nach deren röntgenologischer „Ausreifung" praktiziert. Der Reifungsprozeß dauert ca. 1–1½ Jahre; dies kann ggf. durch eine Szintigraphie nachgewiesen werden [360]. Trotzdem muß nach operativer Entfernung der Verknöcherungen mit einem Rezidiv gerechnet werden, weil offenbar ein echter Stillstand der Knochenneubildung nicht erreicht wird [146]. Der Zeitpunkt der Entfernung ist jedoch entscheidend zur Verhinderung eines Rezidivs [265].

3.7.2 Kopfnekrose

Bei Acetabulumfrakturen mit Dislokation hängt das Schicksal des Gelenks nicht nur vom Grad der wiederhergestellten Gelenkkongruenz ab, sondern auch vom Zeitpunkt der Reposition. Dies gilt ganz besonders für die Entwicklung einer Kopfnekrose. So konnten Toni et. al. [356] zeigen, daß die Kopfnekroserate bei Reposition innerhalb der 24-h-Grenze bei 1% lag und bei verspäteter Reposition auf 15% anstieg. Noch deutlicher fallen die Beobachtungen von Schweikert u. Weigand aus [320]. Sie beobachteten eine segmentale Hüftkopfnekrose in 47% der Fälle bei später Reposition gegenüber 8% bei Reposition innerhalb der 6-h-Grenze und eine totale Hüftkopfnekroserate von 47% bei später gegenüber 1% bei frühzeitiger Reposition.

Zur Behandlung der Kopfnekrose stehen je nach Ausmaß und Lokalisation des Defekts bzw. nach Zustand des Gelenks die Umstellungs- bzw. Rotationsosteotomie sowie rekonstruierende Maßnahmen, wie die Revaskularisierungsoperation mit autologem gefäßgestieltem Beckenkammspan zur Verfügung [321]. In den meisten Fällen wird jedoch ein prothetischer Ersatz unumgänglich sein.

4 Tumoren des Beckengürtels

Nicht nur die gestiegene Lebenserwartung und die zunehmende Exposition durch krebs-erzeugende Umweltgifte, sondern auch die gesteigerten Möglichkeiten der Diagnosestel-lung und Differentialdiagnostik führten zusammen mit den bedeutenden Fortschritten interdisziplinärer, neoadjuvanter Therapieregime in den letzten Jahren zu einer stetigen Zunahme primärer Knochentumoren und metastatischer Knochenerkrankungen.

Für den Chirurgen bedeutete dies ein Umdenken und eine Erweiterung seines „thera-peutischen Angebots". Verstümmelnde Verfahren, wie die Amputation ganzer Extremi-täten bei Befall nur eines Teils derselben, waren angesichts der Erfolge moderner Thera-pien und in Hinblick auf die Lebenserwartung und die weitere Lebensqualität der Betrof-fenen immer seltener indiziert und wurden durch extremitätenerhaltende Techniken (limb salvage strategies) ersetzt [339, 340].

Für die rumpfnahen Abschnitte des Bewegungsapparats (Schulter- und Beckengürtel) müssen die gleichen therapeutischen, extremitätenerhaltenden Richtlinien gelten, wie für die Extremitäten selbst, zumal hier die Amputation kaum durch einen anderen rese-zierenden Eingriff bezüglich Operationsrisiko, Entstellung und Funktionseinbuße über-troffen werden kann. Im folgenden sollen daher die chirurgisch-therapeutischen Mög-lichkeiten bei tumorösem Befall des Beckengürtels näher betrachtet werden.

Die Wiederherstellung metastasenbefallener Skelettabschnitte ist eine interdiszipli-näre Aufgabe. Die beiden Arbeitsebenen Onkologie und Prothetik haben gerade zu Beginn der Zusammenarbeit den engsten Kontakt, wenn nämlich die Indikationsstellung erfolgt. Hierbei wird das Risiko eines operativen Vorgehens im Verhältnis zu dem zu erwartenden Behandlungsziel betrachtet und zwar immer vor dem Hintergrund der Di-gnität bzw. Behandelbarkeit der Grunderkrankung und der geschätzten Lebenserwar-tung. Bei malignen Beckentumoren oder Metastasen wird die Entscheidung dadurch erschwert, daß wegen der besonderen Lagebeziehung des Beckenknochens zum Becken-inhalt einerseits und zu benachbarten Strukturen wie Gefäßen, Nerven und Wirbelkanal andererseits in den meisten Fällen eine radikale Tumorresektion nicht möglich ist. Hin-weise in der Literatur legen die Vermutung nahe, daß der Befall des Kreuzbeins eine onkologisch radikale Resektion ausschließt, wohingegen bei Befall der Regionen I, II oder III nach Enneking (I: Os ilium; II: Acetabulum; III: Os pubis/Os ischium) in den meisten Fällen eine radikale oder zumindest marginale Resektion durchführbar ist [92, 94, 134]. Bezüglich Operationsrisiko und postoperativer Funktion ist weiterhin zwischen einfacher Tumorresektion und prothetischem Ersatz zu unterscheiden. Bei Beckenendo-prothesen wird auf eine relativ hohe Komplikationsrate ebenso hingewiesen wie auf rela-tiv schlechte funktionelle Ergebnisse, wenngleich für die Patienten subjektiv der Erhalt der Extremität höherwertig ist [92]. Beckenteilprothesen erfolgten bislang maximal bei Befall der Regionen I, II und III [40, 94, 135, 140, 167]. Berichte über den prothetischen Ersatz bei zusätzlich befallener Region IV (Sakrum), also den Ersatz des gesamten Beckenrings, lagen bislang nicht vor.

4.1 Klinik

Richtungsweisend auf ein tumoröses Geschehen im Bereich des Beckenknochens ist meist nicht, wie der Begriff sinngemäß für eine Neubildung entstand, die Schwellung, da sie wegen der erheblichen Weichteilmasse oft nicht in Erscheinung tritt. Auch eine geminderte Funktion tritt dann klinisch in Erscheinung, wenn das Hüftgelenk unmittelbar oder z. B. durch eine Reizsynovitis betroffen ist. Pathologische Frakturen des Beckens werden in der Literatur mit einer Häufigkeit zwischen 2 und 10% aller pathologischen Frakturen angegeben [37, 138, 378], wobei hierbei Frakturen infolge seniler Knochenatrophie als Übergang von den pathologischen zu den gewöhnlichen traumatischen Frakturen [84] unberücksichtigt blieben. Häufiger ist die Region des Schenkelhalses, die per- oder subtrochantäre Region betroffen (Tabelle 17). Vielmehr sollte ein nicht durch andere Befunde erklärbarer Schmerzzustand – oft lange Zeit als Lumboischialgie, Inguinalbeschwerden oder beginnende Koxarthrose bezeichnet – an eine Neubildung denken lassen. Becker [8] beschreibt den Schmerz in Abhängigkeit vom Tumorcharakter als diagnostisches Mittel. So verursachen die meist aus der knorpeligen Stammreihe entstehenden Tumoren des Beckens durch das ihnen eigene langsame Wachstum oft Nervenkompressionssyndrome, während intraossär sich ausbreitende Tumoren durch eine Erhöhung des intraossären Druckes zu dumpfen Schmerzen führen. Scharf ist der Schmerz bei rasch wachsenden und das Periost abhebenden Tumoren, charakteristisch hingegen der bohrende, nächtliche Schmerz des Osteoidosteoms. Bis zur richtungsweisenden Röntgenaufnahme vergehen meist Monate, so beobachteten Mutschler u. Burri [237] eine durchschnittliche Anamnesedauer von 11,3 Monaten und eine durchschnittliche Dauer symptomatischer Therapie von über 6 Monaten. Schmerzhafte Zustände infolge einer pathologischen Instabilität des Beckenrings mit Gefährdung der Gehfähigkeit sind selten [162].

Tabelle 17. Lokalisation pathologischer Frakturen ($n = 375$ Frakturen bei 323 Patienten). (Nach [138])

Lokalisation	%
Femur	63,5
Humerus	17,3
Tibia	8,5
Acetabulum + Femurkopf + Schenkelhals	5,3
Acetabulum	4,8
Ulna	0,5

4.2 Diagnostik

Das erste und richtungsweisende Diagnostikum ist die Beckenübersichtsaufnahme, die oft verzögert durchgeführt wird. Charakteristische Beschwerden, wie ausstrahlende Schmerzen in Leiste, Bein und Rücken und besonders eine Bewegungsbehinderung im Hüftgelenk sollten Anlaß geben für eine röntgenologische Abklärung, zumal die häufig herangezogene Verdachtsdiagnose einer degenerativ-rheumatischen Erkrankung bei jüngeren Betroffenen nicht haltbar ist. Auf der anderen Seite ist bei Personen über 40 Jahre immer auch die Möglichkeit eines metastatischen Geschehens in die differentialdiagnostischen Überlegungen mit einzubeziehen.

Eine wesentlich genauere Aussage über die Tumorlokalisation und -ausbreitung – gerade auch, was die Ausdehnung bezüglich der Kortikalisgrenze und der Weichteile und die Lagebeziehung zu benachbarten Strukturen betrifft – erlaubt die CT. So geben einige im CT dargestellte Informationen (Dichte, Randkontur, Kontrastverhalten, Tumorursprung) Hinweise auf die Dignität des vorgefundenen Prozesses (Tabelle 18). Der Informationsgehalt der CT bei der Tumordiagnostik wird übereinstimmend als sehr hoch eingeschätzt [126].

Tabelle 18. Dignitätshinweise tumoröser Läsionen des knöchernen Beckens im CT. (Nach [148])

Benigner Tumor	Maligner Tumor
Intraossale Ausbreitung ohne extraossale Weichteilanteile	Extraossäre Ausdehnung
Respektierung natürlicher Knochengrenzen	Fehlende intraossale Begrenzung
Randsklerose	Interossales Übergreifen ohne Respektierung der Gelenke
Strukturierte Verkalkungen	Amorphe kalkhaltige Binnenstruktur
	Infiltrative Destruktion des Knochens von extraossal her

Durch hohe Kontrastauflösung und multiplanare Schichtwahl kann die Kernspintomographie noch zusätzliche Informationen über die Abgrenzung von tumorösen Prozessen im Bereich des Beckens liefern. Dies gilt aber besonders für Weichteiltumore, wohingegen bei Tumoren des knöchernen Beckens die MRT Vorteile durch die vollständige Dokumentation der Knorpelkappe bei chondroiden Tumoren und die exaktere Beurteilung des knöchernen Markraums bieten kann [205].

Beweisend für das Vorliegen eines Tumors ist letztlich die Biopsie, die auch die einzige Methode darstellt, über die Art des Tumors eine sichere Aussage treffen zu können. Von der Biopsie, die weiter unten näher besprochen wird, hängt in entscheidendem Maße das weitere Procedere ab. So gelten z. B. das Ewing-Sarkom, das Retikulosarkom, das solitäre Myelom und das Chondrosarkom als strahlensensibel [199] und sind daher geeignet für eine präoperative Radiatio.

4.3 Art und Häufigkeit

Tumore sind bekanntermaßen Gewebevermehrungen, die gekennzeichnet sind durch überschießendes Wachstum, unkoordiniertes Verhalten gegenüber der Umgebung und Reizunabhängigkeit ihres Wachstums. Maligne Tumoren zeigen im Unterschied zu den benignen Tumoren ein rasches Wachstum mit entsprechend vermehrter Mitosenzahl sowie als Ausdruck der Wachstumsautonomie infiltrierenden und destruierenden Charakter und Metastasierung [81]. Schwierigkeiten bereiten bei dieser Zuordnung Tumoren, die zwar kaum und dann sehr spät metastasieren, aber wie die malignen Tumoren lokal infiltrierend wachsen. Als Beispiel für einen derartigen Knochentumor sei das Osteoklastom (Riesenzelltumor) genannt, bei dem entsprechend seinem Zellreichtum und seiner Kernpolymorphie drei Dignitätsgrade unterschieden werden können, wobei Grad III als maligne angesehen wird [166, 276]. Diese Unterscheidung korreliert jedoch nicht mit dem klinischen Erscheinungsbild. Nach einer Untersuchung von Campanacci et al. [44] anhand eines Kollektivs von 327 Patienten waren etwa 1% der Riesenzelltumoren primär maligne.

Solche benignen Tumoren mit aggressivem Wachstum und/oder Rezidivneigung werden zusammenfassend wegen ihres Verhaltens auch als semimaligne Tumoren oder als Tumoren fraglicher Dignität bezeichnet: Osteoblastom, Riesenzelltumor, proliferierendes Chondrom, Chondroblastom, Knorpelkappe von Osteochondromen, aneurysmatische Knochenzyste [129, 237].

Maligne Knochentumoren sind selten. Huth et al. [159] geben die Inzidenz mit weniger als 1 Erkrankung pro 100000 Personen an. Der größte Teil der Tumore befällt die Extremitäten, wobei bei jungen Patienten (Lebensalter bis 20 Jahre) osteogene Sarkome und bei über 30jährigen Patienten Chondrosarkome (klassisches und dedifferenziertes Chondrosarkom) mit Altersgipfel in der 5. und 7. bzw. 7. und 8. Lebensdekade [63]) am häufigsten vorkommen. In einer Sudie über Ewing-Sarkome [17] lag der Altersgipfel zwischen dem 10. und 24. Lebensjahr, dieser Altersgruppe gehörten 2 von 3 Patienten an. Während in der präneoadjuvanten Ära die Amputation der Extremität meistens die einzige kurative Maßnahme darstellte, entwickelten sich Hand in Hand mit der Einführung neoadjuvanter Maßnahmen wie präoperative Chemotherapie [18] und/oder Radiatio extremitätenerhaltende Resektionsverfahren mit kurativem Anspruch. Die präoperative Behandlung erlaubt nämlich in vielen Fällen wegen ihres wirksamen Einflusses auf Mikro- und Skipmetastasen, oft auch durch bessere Abgrenzbarkeit des Tumors oder sogar durch dessen Verkleinerung, einen geringeren Resektionsabstand an der Grenze zu vitalen Strukturen wie Arterien, Venen und Nerven. Die onkologischen Ergebnisse bei extremitätenerhaltendem chirurgischem Vorgehen in Verbindung mit neoadjuvanten Maßnahmen sind denen bei radikaler, verstümmelnder Amputation der präneoadjuvanten Ära gleichzusetzen bei weitaus besseren Ergebnissen bezüglich Funktion und Lebensqualität [183]. Parallel zu dieser Entwicklung entstanden konsequenterweise Möglichkeiten, den resezierten Gelenkabschnitt prothetisch zu ersetzen, um die Funktion der erhaltenen Extremität zu bewahren.

Der Beckengürtel ist in ca. 21% Lokalisation primärer maligner und in ca. 14% gutartiger Knochentumore [22]. Nach Adler (zit. in [237]) betrafen von fast 2800 primären malignen Knochentumoren ca. 21% die Becken- oder Hüftregion. Die häufigsten malignen Tumoren sind das Chondrosarkom, das Fibrosarkom, das Retikulosarkom und das Osteosarkom [173]. Auch bei dieser Lokalisation maligner Tumoren stellt sich die Frage, ob die Entfernung einer intakten, funktionsfähigen unteren Extremität gerechtfertigt ist, so daß hier ebenfalls Limbsalvagestrategien entwickelt wurden. Während die klassische Hemipelvektomie mit der Amputation des Beins eine Verstümmelung hinterläßt, konkurrieren beim Extremitätenerhalt die rein resezierenden mit den rekonstruierenden Maßnahmen.

Die Inzidenz von Knochenmetastasen allgemein ist mehr als 40mal größer als die maligner Knochenerkrankungen [162] und korreliert streng mit der Vaskularisation des Knochens, d. h., sie ist besonders hoch bei der Wirbelsäule [143]. Die häufigsten Primärtumoren bei Knochenmetastasen sind Mamma-, Prostata-, Bronchial-, Schilddrüsenkarzinome und Hypernephrome. Mammakarzinome verursachen hierbei weitaus mehr pathologische Frakturen als alle anderen Primärtumore, da sie – im Gegensatz etwa zu osteoplastischen Prostatakarzinommetastasen – zum größten Teil osteolytische Metastasen bilden. Nach Literaturangaben ist das Becken in 9,3% Lokalisation von Metastasen [143]. Eine Übersicht über die häufigsten Ursachen von Knochenmetastasen ist in Tabelle 19 wiedergegeben.

Tabelle 19. Häufigste Ursachen von Knochenmetastasen (Nach [117])

Tumor	%
Mammakarzinom	11,2–65
Prostatakarzinom	40–84
Schilddrüsenkarzinom	31–50
Bronchialkarzinom	30
Hypernephrom	27

Neben den primären Knochentumoren und den Metastasen können auch sekundäre Tumoren Anlaß geben für Resektionen im Bereich des Beckengürtels. Es handelt sich um viszerale Tumoren, die per continuitatem knöcherne Teile des Beckenrings infiltrieren, zumeist also um ausgedehnte Lokaltumoren oder Lokalrezidive von Rektum- oder Analkarzinomen, Uterus-, Blasen- oder Prostatakarzinomen. Entsprechend der Tumorart sind diese Tumore zum überwiegenden Teil im Bereich des Sakrums lokalisiert, seltener im seitlichen oder vorderen Beckenabschnitt, sie erfordern in aller Regel eine Resektion im palliativen Sinn ohne prothetische Maßnahmen.

Einen Überblick über die Lokalisation und die Art knöcherner Tumoren und tumorartiger Veränderungen des Beckens gibt die Tabelle 20 sowie die Abb. 100.

Darüber hinaus wurden folgende seltene Tumoren und Pseudotumoren im Bereich des Beckenrings vorgefunden:

- Schwannom,
- Großzelltumor bei M. Paget,
- progressive teleangiektatische Osteolyse,
- Osteolyse bei primärem Hyperparathyreoidismus,
- periostale Ossifikation,
- reparatives Großzellgranulom.

Tabelle 20. Lokalisation von 1081 knöchernen Läsionen (zystische Läsionen, benigne Veränderungen, primäre maligne Knochentumoren, sekundär maligne entartete Tumoren und Metastasen) im Bereich des Beckens. (Nach Campanacci [47])

| Tumorart | Gesamt-anzahl | Sakrum | Lokalisation Becken | | Vorderer Becken-ring | Total (n = 1081) |
| | | | Ilium | Acetabu-lum | | |
	N	N	N	N	N	n [%]
Histiozytäres Fibrom	281		1			1
Riesenzelltumor	539	19	2	2	10	33 (3,1)
Desmoidfibrom	15			1		1
Fibrosarkom	118	2	10		2	14 (1,3)
Osteochondrom	615		21		3	24 (2,2)
Enchondrom	334					
Juxtakortikales Chondrom	22		1			1
Chondromatose	637		17			17 (1,6)
Chondroblastom	113			4	1	5
Chondromyxoides Fibrom	33		4		1	5
Zentrales Chondrosarkom	295	3	24	18	11	56 (5,2)
davon entdifferenziert	50		4	3	1	8
Peripheres Chondrosarkom	142	5	28		19	52 (4,8)
Juxtakortikales Chondro-sarkom	13					
Klarzellchondrosarkom	1			2		2
Mesenchymales Chondro-sarkom	10		2			2
Osteoidosteom	448	4	2	3	3	12 (1,1)
Osteoblastom	91	11		7	3	21 (1,9)
Fibröse Dysplasie	262		21			21 (1,9)
Parosteales Osteosarkom	69		1			1
Klassisches Osteosarkom	952	6	45	146	1	53 (4,9)
davon: teleangiektatisch	48	1	1			2
Low grade	12				1	1
Kleinzell	11				1	1
periostal	30					
Ewing-Sarkom	409	15	61		21	97 (9,0)
Knochenlymphom	176	4	29			33 (3,1)
Plasmozytom	344	6	115			121 (11,2)
Hämangiom	37	2				2
Hämangioendotheliom	84	2	8	1	1	12 (1,1)
Chordom	50	40				40 (3,7)
Sarkom bei M. Paget	23		4		3	7
CA/Sarkom bei chronischer OM	60	1	1			2
Metastase bei CA/Sarkom	1877	97	248			345 (32,0)
Metastase bei Neuroblastom	56		5		8	13 (1,2)
Juvenile Knochenzyste	563	2	10		1	13 (1,2)
Aneurysmatische Knochen-zyste	332	2	18		18	38 (3,5)
Histizytose X	201		28	1	8	37 (3,4)
Summe	9212	221	706	40	114	1081

▨ Zysten

▩ Benigne Tumore

▣ Metastasen

▨ Maligne Primär-Tumore

■ Maligne Entartungen

▨ Sakrum

▨ Ilium

▧ Acetabulum

▨ Vorderer Beckenring

Abb. 100.a Knochentumoren: Tumorarten des Gesamtskeletts (9212 Lokalisationen). **b** Tumorarten des Beckens (1081 Lokalisationen). **c** Lokalisation von Tumoren oder tumorähnlichen Veränderungen des Beckens (1081 Lokalisationen). **d** Zysten des Beckens (51 Lokalisationen). **e** Benigne Veränderungen des Beckens (180 Lokalisationen). **f** Maligne Primärtumoren des Beckens (483 Lokalisationen). **g** Maligne Entartungen des Beckens (9 Lokalisationen). **h** Metastasen des Beckens (358 Lokalisationen). (Nach [47])

4.4 Kompartments des Beckens

Bei der Betrachtung der Lokalisation tumoröser Veränderungen des Beckens sind folgende anatomische Gegebenheiten von Bedeutung:
Die Barrieren des Kompartments Knochen ist die Kortikalis, beim Gelenk sind dies Gelenkknorpel bzw. Gelenkknorpel und Gelenkkapsel.

Obwohl beide Beckenhälften zu beiden Seiten mit dem Os sacrum nicht knöchern verbunden sind, verhindern die beiden Amphiarthrosen mit ihren stark ausgeprägten ligamentären Verbindungen eine intraossäre Tumorausbreitung zwischen Kreuz- und Darmbein in beide Richtung nicht. Ebenso ist eine Tumorausbreitung vom Acetabulum über das Gelenk in Richtung Femurkopf und umgekehrt möglich. Kreuzbeintumoren, die die Kortikalis überschritten haben, können sich direkt oder über die Foramina sacralia nach ventral in das perirektale Fettgewebe ausbreiten. Nach dorsal durchgebrochene Tumoren finden im Spinalkanal einen widerstandslosen Ausbreitungskanal nach kranial. Bei den beiden knöchernen Beckenhälften bilden die Grenzen zwischen den beteiligten drei Knochen (Os ilium, Os ischium und Os pubis) keine Barriere für eine Tumorausbreitung. Grenzüberschreitend sind zahlreiche intraossäre als auch periostale Gefäße, aber auch Muskelursprünge und Ansätze an der Knochenoberfläche. Die Beckenschaufel selbst trennt 2 Weichteilkompartments. Auf der Innenseite bildet in Höhe der Linea arcuata der Beckenboden eine räumliche Abgrenzung der inneren Beckenweichteile. Lücken in den einzelnen Kompartments ermöglichen jedoch eine Tumorausbreitung in viele Richtungen entlang den Gefäß- und Nervenstraßen (z. B. Plexus sacralis, N. ischiadicus, Vasa glutaea, Vasa femoralis, Vasa obturatoria, Vasa pudenda).

Aufgrund dieser anatomischen Gegebenheiten sind Tumoren oberhalb des Acetabulums eher innerhalb oder zusammen mit benachbarten befallenen Kompartments resezierbar, als Tumore auf Höhe oder unterhalb des Acetabulums.

Beim kindlichen Becken ist zu berücksichtigen, daß die knorpelige Y-Fuge eine Barriere für das intraossäre Tumorwachstum darstellen kann [383].

4.5 Therapeutische Prinzipien

Bezüglich der Therapie maligner Knochenerkrankugen des Beckenrings ist streng zu unterscheiden zwischen primären Malignomen auf der einen und Metastasen bzw. lokalen Weichteil- und Organtumoren mit Knocheninfiltrationen auf der anderen Seite. Während im ersten Fall die Therapie oft aus gutem Grund einen kurativen Ansatz und Anspruch haben kann, ist dies bei den sekundären malignen Veränderungen wegen des vielfach weit fortgeschrittenen Tumorstadiums oft nicht möglich. Das Ziel therapeutischer Bemühungen ist bei diesen Konstellationen angesichts der meist nur noch kurzen Lebenserwartung der Betroffenen die Schmerzbekämpfung an erster Stelle, gefolgt von einer raschen Wiederherstellung der Funktion.

Bevor eine wirksame und sinnvolle Therapie zum Einsatz kommen kann, müssen exakte Kenntnisse über Lokalisation mit Lagebeziehung zu benachbarten Strukturen, Größe und Ausdehnung sowie Art des Tumors vorliegen. Diese Kenntnisse werden erlangt durch die obligaten Staginguntersuchungen und sind die Basis für alle weiteren, interdisziplinären Therapieplanungen. Was den chirurgischen Teil betrifft, ist zu berücksichtigen, daß das funktionelle Ergebnis nach Extremitätenerhalt generell besser ist als nach Hemipelvektomie [87]. Es kann durch gelenkrekonstruierende Maßnahmen noch erheblich gesteigert werden [193]. Der Extremitätenerhalt ist jedoch nur gerechtfertigt, wenn ausreichende Resektionsgrenzen eingehalten oder wenn durch eine Amputation keine besseren Grenzen erreicht werden können und wenn nicht ein funktionsloses, d. h. gefühlloses, gelähmtes und instabiles Bein das Resultat des operativen Vorgehens ist. Die Durchtrennung des N. obturatorius, der die Adduktoren versorgt, kann ohne wesentliche Konzession an die Funktion in Kauf genommen werden [172].

Kontrollierbare Metastasen werden nicht als Kontraindikation für die extremitätenerhaltende, sog. innere Hemipelvektomie betrachtet [342].

4.6 Therapieplanung

4.6.1 Präoperative Staginguntersuchung

Um ein präoperatives Tumorstaging durchführen zu können, sind die folgenden Untersuchungen notwendig, die ggf. durch weitere fachspezifische Untersuchungen ergänzt werden müssen:

- körperliche Untersuchung und Befundung (insbesondere palpable Tumoren, deren Größe, Ausdehnung, Beschaffenheit, Verschieblichkeit),
- Lymphknotenstatus,
- Röntgenbeckenübersicht, Ala-, Obturator-, evtl. Inlet-, Outletaufnahmen,
- Thoraxröntgen a.-p., seitlich,
- Oberbauchsonogramm,
- CT Becken, evtl. CT Abdomen,
- Knochenszintigramm [192],
- MRI (Infiltration von Knorpel- bzw. Weichgeweben),
- Angiogramm (Gefäßversorgung des Tumors),
- Ausscheidungsurogramm (Lage der Ureteren),
- Zystoskopie,
- Prokto- bzw. Rektoskopie,
- gynäkologische Befunderhebung,
- neurologische Befunderhebung,
- Laborscreening (Tumormarker).

4.6.2 Biopsie

Die Biopsie hat stets erst nach den zuvor beschriebenen Staginguntersuchungen zu erfolgen, da durch die Biopsie die Aussagekraft von CT, Angio- und Szintigramm beeinträchtigt sein kann [331]. Auf der Suche nach möglichst schonenden Eingriffen wurden die verschiedensten Instrumente für eine Punktionsbiopsie entwickelt, bis hin zu einer hohlsägeartigen Zylinderstanze [51]. Die besten Ergebnisse in Hinblick auf eine Tumordifferenzierung sind jedoch von der offenen Biopsie zu erwarten, die bei ausgedehnten Tumoren generell als Inzisionsbiopsie durchzuführen ist.

Die Schnittführung ist bei der Biopsie so zu wählen, daß die Biopsiewunde bzw. -narbe zusammen mit dem Tumor en bloc entfernt werden kann. Dies gilt ebenfalls für den Kanal nach Punktionsbiopsien. Bei der Biopsie dürfen keine Gefäß- oder Nervenstraßen freigelegt werden, da sie sonst tumorzellenkontaminiert werden und daher bei der definitiven

Versorgung reseziert werden müßten. Im ungünstigsten Fall kann das bei Beckentumoren die Notwendigkeit einer verstümmelnden äußeren Hemipelvektomie bedeuten, wenn der Extremitätenerhalt nicht durch ein risikoreiches Zugeständnis an die Radikalität erkauft werden soll.

Eine Biopsie direkt aus dem Knochen ist nur notwendig, wenn keine knochenüberschreitende Ausbreitung des Tumors in die Weichteile vorliegt.

Der randständige Tumorteil ist in aller Regel am aussagekräftigsten für den Pathologen (zentrifugales Wachstum, zentrale Nekrose). Der tumorumgebende Weichteilsaum kann bereits makroskopisch so verändert sein (Pseudokapsel, Reaktionszone), daß er mit Tumorgewebe verwechselt werden und zu einer falschen Beurteilung des gewonnenen Gewebes führen kann. Hier ist an die Möglichkeit einer Schnellschnittuntersuchung zu erinnern. Gegebenenfalls ist die Frage der Biopsieart (Aspirationsbiopsie, Stanzbiopsie oder offene Biopsie), der Menge und des Ursprungs des gewonnenen Materials sowie der Art des Transportmediums mit dem Pathologen vorab zu klären [102].

4.6.3 Staging nach Enneking [91–93]

Anhand der histologischen Tumorklassifikation und des Gradings wird der Tumor vorzugsweise nach dem „Surgical-staging-System" von Enneking in Stadien eingeteilt, die gut mit der Prognose des Tumors korrelieren (Tabelle 21).

Tabelle 21. „Surgical-staging-System" von Enneking [91–93]

IA	G1	T1	M0
IB	G1	T2	M0
IIA	G2	T1	M0
IIB	G2	T2	M0
IIIA	G1/G2	T1	M1
IIIB	G1/G2	T2	M1

G	Histologisches Grading	G1 = low grade, G2 = high grade
T	Lokale Tumorausbreitung	1 (entsprechend A) = intrakompartinental, d. h. intraossär, intraartikulär oder parostal 2 (entsprechend B) = extrakompartinental, z. B. intraossärer Tumor, der das Periost von der Kortikalis abhebt, oder ein intraartikulärer Tumor, der die Gelenkkapsel penetriert
N	Befall regionaler Lymphknoten	
M	Fernmetastasen	

Als niedermaligne Tumoren gelten z. B. sekundäres Chondrosarkom, niedermalignes Fibrosarkom, maligner Riesenzelltumor und parossales Sarkom (Stadium I), als hochmaligne andere Tumoren, wie Osteosarkom, Ewing-Sarkom, malignes fibröses Histozytom, entdifferenziertes Chondrosarkom und Fibrosarkom (Stadium II). Das Stadium III liegt bei vorhandenen Fernmetastasen ohne Unterscheidung zwischen niedrig- oder hochmalignem Tumorcharakter vor. Bei den Stadium-II-Tumoren hat in den meisten Fällen bei Diagnosestellung der Tumor bereits die Kompartimentgrenzen überschritten [8]. Bei diesen Tumoren ist auch bereits mit dem Vorhandensein von Skipmetastasen zu rechnen, die Enneking als zweiten Tumorherd definiert, der ipsilateral im Markkanal diesseits oder jenseits eines Gelenks auftritt [88]. Das Vorhandensein von Skipmetastasen beeinflußt ganz wesentlich die Prognose. So konnte beobachtet werden, daß sich die Prognose bei Osteosarkomen der Extremitäten im Stadium IIB mit oder ohne Skipmetastasen signifikant unterscheidet und bei deren Vorhandensein eher der Prognose von Tumoren im Stadium III entspricht [390, 391].

4.6.4 Interdisziplinäres Tumorkonsil

Nach abgeschlossenem Staging muß im Rahmen eines Tumorkonsils der für den jeweiligen Tumor optimale Therapieplan erarbeitet werden, der den Umfang und die zeitliche Abfolge neoadjuvanter Maßnahmen und der operativen Therapie festlegt. Mindestanforderungen für das Konsil ist je ein kompetenter Vertreter aus den Fachdisziplinen Röntgendiagnostik, Chirurgie, Onkologie, Nuklearmedizin, Anästhesie, ggf. Pathologie, Gynäkologie und Endokrinologie. Vor allen Dingen ist für den Chirurgen die Frage zu klären, ob ein zu planender Eingriff lediglich palliativen Charakter haben kann, oder ob unter kurativer Intention ohne Zugeständnisse an die Radikalität ein Extremitätenerhalt im Hinblick auf das zu erwartende funktionelle Resultat möglich und sinnvoll ist.

4.7 Operative Verfahren

4.7.1 Operative Verfahren bei primären Knochentumoren

Nach Enneking [90–92] können bei unterschiedlichen Resektionsgrenzen im onkologischen Sinne die folgenden operativen Verfahren unterschiedlicher Radikalität definiert werden:

- intraläsionale Resektion (Curettage) unter Belassung makroskopischer Tumorreste,
- marginale Resektion (marginal excision, excisional biopsy) unter Einbeziehung der Pseudokapsel und der umgebenden Reaktionszone unter Belassung möglicherweise verborgener Satelliten- und Skipmetastasen,
- weite lokale Resektion (wide excision) des Tumors, der Pseudokapsel, der Reaktionszone und einer Manschette gesunden Gewebes, aber intrakompartimentelle Resektion unter Belassung möglicherweise vorhandener Skipmetastasen,
- radikale, extrakompartimentelle Resektion, d.h. en-bloc-Resektion des Tumors mitsamt dem ganzen betroffenen Kompartment.

Die Indikation zum differenzierten operativen Vorgehen mit kurativem Anspruch kann für die folgenden Tumorarten beschrieben werden (Tabelle 22):

Tabelle 22. Operatives Vorgehen mit kurativem Anspruch

Art	Vorgehen
Benigne Tumoren	Intraläsional (z. B. Curettage [43]), marginal
Benigne Tumoren mit aggressivem Wachstum und Rezidivneigung bzw. Tumore fraglicher Dignität	Marginal [129], Resektion mit Sicherheitsabstand von 2–5 cm unter Einbeziehung des Periosts und evtl. eines Weichteilmantels [237]
Kleine Tumoren niedrigen Malignitätsgrades	Weite Resektion mit Sicherheitsabstand von 5 [8] – 10 cm [46]
Alle anderen Tumoren	Radikale Resektion

4.7.2 Resektionstypen bei Beckentumoren

Für die Tumoren des Beckens hat Enneking [90, 92, 94, 342] 5 Resektionstypen beschrieben (Tabelle 23, Abb. 101). Bei den Typen I und III bleibt das Acetabulum erhalten, beim Typ II erfolgt die Resektion des Acetabulums. Der Resektionstyp IIA wird meist mit dem Typ I kombiniert, der auch die Massa lateralis des Kreuzbeins umfassen kann. In gleicher Weise wird die Resektion IIB meist zusammen mit der Entfernung von Scham- und Sitzbein (Typ III) durchgeführt. Die Kombination aller 3 Resektionstypen wird als innere Hemipelvektomie bezeichnet [85]. Operationszeiten und Blutverlust werden in der Literatur [342] mit 8 (6,5–10,5) h und 3670 (3100–6000) ml bei interner Hemipelvektomie und mit 5,1 (1,75–7,5) h und 2718 (300–4050) ml bei acetabulumerhaltenden Eingriffen ohne besondere rekonstruktive Maßnahmen angegeben.

Tabelle 23. Resektionstypen nach Enneking [90–93]

Resektionstyp	Resektionsausmaß
I	Darmbeinschaufel
IIA	Obere Acetabulumhälfte
IIB	Untere Acetabulumhälfte
IIC	Komplettes Acetabulum
III	Sitzbein, Schambein

Abb. 101a–e. Klassifizierung der Beckenteilresektionen. (Nach [77]).
a Typ I: Resektion des Darmbeinflügels ohne Beeinträchtigung des Acetabulums.
b Typ III: Resektion von Sitzbein und Schambein ohne Beeinträchtigung des Acetabulums. Resektionstypen II: **c** Typ IIA: Resektion von Darmbeinschaufel und Acetabulum. **d** Typ IIB: Resektion von Acetabulum, Sitzbein und Schambein. **e** Typ IIC: Resektion von Darmbeinschaufel, Acetabulum, Sitzbein und Schambein

4.7.3 Spezielle Operationstaktik bei Sakrumtumoren

Wegen der Gefahr unkontrollierbarer Blutungen bei der Resektion von nach ventral durchgebrochenen malignen Tumoren über einen dorsalen Zugang wird in der Literatur ein zweiteiliges, kombiniertes ventrales und dorsales Vorgehen empfohlen [389]. Dabei werden bei einem Befall von S2 und höher sowie bei deutlicher intrapelviner Ausdehnung gefährdete Strukturen (Rektum, Ureter, Blutgefäße) mobilisiert bzw. bei vorhandener Notwendigkeit Kolo- bzw. Ureterostomien angelegt und ggf. die A. iliaca interna oder A. glutaea superior entsprechend der Tumorausdehnung ligiert. Auf die Bedeutung der CT bei der Operationsplanung bei Sakrumtumoren mit der Fragestellung Segmentlokalisation, Infiltration der Foramina sacralia und Nervenwurzeln, Beteiligung der SIG, Einbruch in die LWS und den Lumbalkanal, Infiltration der Beckenorgane und Gefäße und Infiltration des N. ischiadicus haben Schratter et al. [313] hingewiesen. Unter günstigen Voraussetzungen, z. B. bei streng retroperitonealer Lage des Tumors, kann der ventrale Zugang auch extraperitoneal über eine lange, laterale Hautinzision von der 12. Rippe bis zum Tuberculum pubicum und auch als alleiniger Zugang zur Tumorentfernung ausreichend sein [346]. Nach Umlagerung wird dann der Tumor von dorsal her reseziert, wobei hochradikale Sakrektomien durch den ersten Sakralwirbel [129] und selbst die Mitnahme des gesamten ersten Sakralwirbels und Entfernung beider SIG durch Osteotomien der Darmbeine ca. 1,5 cm lateral der SIG [329] beschrieben wurden. Die Stabilisierung erfolgte im letzteren Fall durch Beckenkamm-Spongiosa- und Fibulatransplantate, sakrale Querstäbe, Drahtcerclagen und das Harrington-Instrumentarium. Aebi [1] beschrieb einen rein dorsalen Zugang zur Sakrumresektion nach Osteotomie der dorsalen Beckenschaufeln in Höhe der SIG und seitlichem Wegklappen derselben. Um die Sphinkterfunktionen und die Funktion des N. ischiadicus zu erhalten, sollten die Wurzeln S_1 bilateral und S_2/S_3 unilateral grundsätzlich geschont werden, d. h., es sollte vor der Sakrektomie eine Laminektomie von $L_5/S_1/S_2$ und eine Identifizierung dieser Nervenwurzeln durchgeführt werden [346].

Im eigenen Vorgehen wurde bei einem zweizeitigen Vorgehen die Abschottung intrapelviner Organe durch Einnähen des Omentum majus ventral des Defekts durchgeführt. Diese Maßnahme hat sich als sehr wirksamer Schutz vor Organverletzungen bei der nachfolgenden dorsalen Tumorexcision eines sakralen Rektumkarzinomrezidivs erwiesen. Auch Muskelplastiken, z. B. der kranial abgelöste und nach unterhalb des Peritoneums umgeschlagene M. rectus abdominis [219], können zur Anwendung kommen.

4.7.4 Operative Verfahren bei Knochenmetastasen

Das Becken ist häufig Sitz metastatischer Prozesse, zum überwiegenden Teil handelt es sich um Metastasen von Mamma-, Prostata-, Bronchial- und Schilddrüsenkarzinomen. Schmerzhafte Zustände infolge einer pathologischen Instabilität des Beckenrings mit Gefährdung der Gehfähigkeit sind jedoch selten, die Behandlung besteht fast ausschließlich in einer Strahlentherapie. Liegen aber Metastasen im Bereich des Acetabulums vor, so kommt es häufig zu einer zunehmenden, schmerzhaften Protrusion des Femurkopfes in Richtung auf die Läsion [162].

Die Sanierung im Sinne einer lokalen Tumorkontrolle ist nur möglich, sofern sowohl Primärtumor als auch Satelliten- und Skipmetastasen und die Metastase selbst radikal entfernbar sind. Bei den Knochenmetastasen ist aus diesem Grunde die intraläsionale Curettage oder Resektion ohne oder mit Verbundosteosynthesen bzw. prothetischem Ersatz eine häufige Therapieform [234]. Ziel palliativer Verfahren ist neben der Funktionsherstellung vor allem die Schmerzausschaltung oder -reduktion.

Defekte im Bereich des Acetabulums erfordern je nach Ausdehnung einen Acetabulumersatz sowie eine Abstützkonstruktion für das Acetabulum. Harrington [139, 162] unterscheidet zur Auswahl der geeigneten Pfannenrekonstruktion 3 Läsionstypen (Tabelle 24).

Tabelle 24. Läsionstypen des Acetabulums [139]

Typ	Läsion
I	Geringgradiger Befall des subchondralen Knochens intakt: Pfannenrand, Vorderwand, Hinterwand, Pfannendach, Pfannengrund
II	Defekt des Pfannengrunds intakt: äußerer Pfannenrand, Pfannendach, Vorder- und Hinterwand
III	Destruktion des Pfannenrands mit a) Vorderwanddefekt, b) Hinterwanddefekt, c) Pfannendach- bzw. Pfannengrunddefekt

Entsprechend den 3 Läsionstypen werden differenzierte Rekonstruktionsmaßnahmen vorgeschlagen (Tabelle 25).

Tabelle 25. Rekonstruktionsmaßnahmen bei Läsionstypen

Typ	Rekonstruktion
I	Konventioneller Gelenkersatz durch zementierte TEP
II	Zementierte mit metallischer Pfannendacharmierung
III	Zusätzliche Abstützung der Pfannendacharmierung gegen Rekonstruktionsplatten oder Schrauben

Der Stellenwert lokaler Devitalisierung von Tumorgewebe intraoperativ durch thermische oder chemische Substanzen (Palacos, flüssiger Stickstoff, Phenol) wird z. T. sehr unterschiedlich beurteilt.

4.8 Operationsindikation

Bei der Auswahl des Operationsverfahrens ist das Tumorstaging von entscheidender Bedeutung. Der Operationsaufwand und die damit verbundenen Risiken müssen im richtigen Verhältnis stehen zu dem zu erwartenden funktionellen Resultat, dies auch angesichts der weiteren Lebenserwartung des betroffenen Patienten.

Bei tumorähnlichen Veränderungen oder benignen Tumoren ist ein intraläsionales Vorgehen gerechtfertigt (z. B. Curettage). Sind tragende Teile betroffen, z. B. Acetabulumdachregion, erfolgt die Defektauffüllung mit Spongiosa oder Knochenzement.

Die Resektion von den oberen Anteilen des Darmbeins, die außerhalb des Hauptkraftflusses liegen, sowie von Sitz- oder Schambein erfordert keinen Ersatz. Ebenso kann zusammen mit dem Schambein der vordere Pfeiler mit etwa $1/3$ des Acetabulums ersatzlos reseziert werden. In diesem Fall kann durch Transposition des M. rectus femoris einer Luxation des Hüftkopfes nach ventral entgegengewirkt werden [8]. Die Resektion von Pfannenanteilen im Bereich des hinteren Pfeilers erfordert jedoch wegen der drohenden Luxationstendenz weitere Maßnahmen.

4.8.1 Wiederherstellung der Beckenringstabilität

Nach Resektion des Iliums (Typ-I-Resektion) ist eine iliosakrale Arthrodese direkt oder unter Verwendung eines autologen Knochentransplantats möglich [45, 136, 247, 369]. Becker [8] hält bei Resektionen des hinteren Darmbeinabschnitts eine spontane Pseudarthrosenbildung für ausreichend, da die Instabilität des Beckens eher vom Ausmaß der erforderlichen Resektion des M. glutaeus abhängt, als von der Unterbrechung des Beckenrings. Bei Resektionen geringeren Ausmaßes kommt eine sich entwickelnde straffe Pseudarthrose funktionell dem Schluß des Beckenrings offenbar gleich. Friedl [116] zeigt ein Beispiel einer Verbundosteosynthese mit Platte im Bereich des SIG.

Für Resektionen der Darmbeinschaufel und des Acetabulumdachs (Typ I und Typ IIA) stellte Wuisman [392] eine Transposition des restlichen Acetabulumblocks als Rekonstruktionsmaßnahme vor (Abb. 102). Nachteil dieser sehr interessanten Technik ist die Beinverkürzung.

Nach notwendig gewordener Resektion des Acetabulums kann in 5 verschiedenen Weisen verfahren werden [96]: 1. Keinerlei skelettrekonstruierende Maßnahmen, sondern lediglich Weichteilverschluß unter Belassung einer „Dreschflegelhüfte" („flail hip", „flail limb"); 2. Pseudarthrosenbildung zwischen proximalem Femurstumpf und Anteilen des Beckens (Ilium, Ischium, Sakrum); 3. Bildung einer Arthrodese (iliofemoral, ischiofemoral oder sakrofemoral); 4. Rekonstruktion der Gelenkpfanne mit Prothesen aus künstlichen Werkstoffen; 5. Rekonstruktion unter Verwendung osteochondraler allogener Transplantate. Betrachtet man die funktionellen Resultate nach Anwendung dieser verschiedenen Techniken, so ergeben sich nach einer Fusion bessere Ergebnisse in Hin-

Abb. 102a, b. Möglichkeit der Acetabulumrekonstruktion durch Umkehrplastik bei Resektion der Darmbeinschaufel inklusive Acetabulumdach. (Nach [392]). **a** Resektion, **b** Transposition des Acetabulumblocks an die Resektionsfläche des dorsalen Beckenabschnitts nach 90°-Drehung uhrzeigergegensinnig und 180°-Rotation um die Horizontalachse

blick auf Stabilität, Kraft, Akzeptanz und Aktivität der Betroffenen im Vergleich zur Pseudarthrosenbildung oder „flail hip". Ohne Unterschied waren Schmerzreduktion, Deformität und Komplikationen. Lediglich bezüglich des Bewegungsausmaßes war die Pseudarthrose der Fusion überlegen. Das bedeutet wiederum, daß eine im Vergleich zur Pseudarthrose bessere und gleichzeitig genauso haltbare Gelenkkonstruktion bzw. Bekkenteilrekonstruktion notwendig ist, will man die Vorteile beider Verfahren vereinigen [96].

Nach teilweiser Resektion von Ilium, der Acetabulumregion, vorderem Beckenabschnitt und koxalem Femurende kann eine iliofemorale Arthrodese ohne oder mit – entsprechend dem Ausmaß der Resektion – auto- oder allogenem Knochentransplantat zum Längenausgleich zur Anwendung gelangen. Verwendet wurden z. B. autologe Fibulatransplantate [149, 247], Tibiaspan [160] oder allogene Femurtransplantate [247]. Eine gute Möglichkeit eines Beinlängenausgleichs nach Typ-IIIC-Resektionen ist auch die Verwendung einer Sattelprothese (Link Saddle Prothesis), die durch Modulbauweise individuell angepaßt werden kann [42, 174, 175, 246, 292]. Auch die Verwendung von Anteilen des resezierten Darmbeinabschnitts oder des gegenseitigen gefäßgestielten Darmbeinkamms wurde beschrieben. Für die Revaskularisation des Transplantats wird in der Regel die A. circumflexa ilium profunda verwendet. Eine exakte Kenntnis der Durchblutungssituation der Darmbeinregion ist unerläßlich [130]. Eine Alternative zu rekonstruierenden Maßnahmen stellt die spontane Entwicklung einer ischio- oder iliofemoralen Pseudoarthrose dar [87, 96, 136, 159].

Die verschiedenen Möglichkeiten zur Rekonstruktion der Gelenkfunktion werden weiter unten im Detail erläutert.

Die speziellen Risiken bei der Verwendung auto- oder homologen Knochenmaterials zum Wiederaufbau der Beckenstabilität bzw. Gelenkfunktion sind die Infektion, die Knochennekrose sowie die Pseudarthrose. Im Gegensatz zum rein resezierenden Verfahren ist nach Angaben von Huth et al. [159] das Infektionsrisiko nach komplexen Beckenrekonstruktionen doppelt so hoch. Der Mißerfolg von Arthrodesen wird in derselben Publikation mit 50% und das Auftreten von Dislokation, Lockerung, Infektion oder Fraktur nach Knochentransplantat mit Endoprothese in mehr als ⅔ der Fälle angegeben. Allerdings beschreiben Stephenson et al. [342] häufige Komplikationen wie Nervenläsion, Blasenperforation, Infektion, Hautnekrose und Wundheilungsstörungen, auch ohne rekonstruktive Maßnahmen angewendet zu haben. Einer Analyse über Komplikationen bei Beckenteilresektionen von Capanna et al. [48] ist zu entnehmen, daß bei Resektionen des vorderen Beckenabschnitts besonders Infektion und Gefäßverletzungen, bei Darmbeinschaufelentfernungen vorwiegend Nervenschäden und bei Acetabulumresektionen namentlich mechanische Probleme zu verzeichnen waren. Wegen der höheren Komplikationsrate bei Verwendung allogenen Materials zeichnet sich derzeit ein Trend ab zugunsten technischer Werkstoffe, wobei hier speziell die nach den jeweiligen Erfordernissen individuell angefertigte Prothese zu nennen ist [330].

4.8.2 Hemipelvektomie

Eine Indikation zur klassischen Hemipelvektomie stellen IB-Tumore des Beckenbodens dar, die an das Gefäß-Nerven-Bündel angrenzen und daher eine Tumorresektion nicht zulassen (z. B. bei Infiltration der sakralen Nervenwurzeln, da eine einwandfreie Funktion des Beins die Intaktheit des Ischiadikusnerven voraussetzt), sowie IIB-Tumoren des koxalen Femurendes, die über die pelvitrochantäre Muskulatur bzw. Gefäß-Nerven-Straßen rasch auf den Beckenknochen oder das Sakrum übergreifen können. Im letzteren Fall können relativ lange Stümpfe im Bereich der Symphyse (Perinealmuskulatur) und des Darmbeins (M. erector trunci) belassen werden [8, 159]. Bei der Hemipelvektomie ist zur Ernährung der Haut unterhalb des Leistenbands die A. femoralis, zumindest aber die A. iliaca externa zu erhalten. Modifikationen durch Verwendung eines gefäßgestielten myokutanen Quadrizepslappens sind möglich [223]. Teleky et al. [349] beschrieben in einem solchen Fall die Gefäßrekonstruktion nach Resektion der A. und V. iliaca externa durch Reinsertion des Gefäßstiels des Quadrizepslappens an der A. und V. iliaca communis.

4.8.3 Operationsindikation bei Knochenmetastasen

Die Indikationsstellung zur Operation ist bei Knochenmetastasen allgemein schwieriger als bei Primärtumoren (Tabelle 26), da die Metastasierung in der Regel ein fortgeschrittenes Tumorstadium repräsentiert. Die Lebenserwartung von Patienten mit pathologischen Frakturen wird in der Literatur mit 4–15 Monaten angegeben [116]. Allerdings können interdisziplinäre Therapiekonzepte auch auf diesem Gebiet Erfolge verzeichnen. Beobachtete man vor 1970 noch eine durchschnittliche Überlebenszeit nach pathologischen Frakturen von 7,2 Monaten, so betrug sie in den letzten Jahren 18,8 Monate und speziell bei Metastasen im Bereich des Beckenrings 14,5 Monate [292]. Vor der Indikationsstellung zur operativen Therapie bzw. Tumorreduktion ist jedenfalls stets zu prüfen, ob der Versuch einer lokalen Tumorkontrolle z. B. durch Chemotherapie oder Radiatio erfolgversprechend ist. Eine Operationsindikation wird generell bei Tumorschmerzen, bei pathologischer Fraktur oder bei bevorstehender oder wahrscheinlicher pathologischer Fraktur gesehen.

Tabelle 26. Primärtumoren bei Metastasen und Ursache pathologischer Frakturen ($n = 149$ [117])

Primärtumore	[%]	Frakturursachen	[%]
Prostatakarzinom	40–84	Metastasen	80
Mammakarzinom	11–65	Benigne Tumoren	10
Schilddrüsenkarzinom	31–50	Maligne Tumoren	3
Bronchialkarzinom	30	Andere/unbekannt	7
Hypernephrom	27		

4.9 Ersatzmaterialien

Für den Ersatz resezierter Beckenabschnitte, speziell des Acetabulums, stehen die folgenden Materialien zur Verfügung:

- allogenes Material: autoklavierter Knochen,
- technische Werkstoffe: Polyacetalharz, Metall.

Die Verwendung strahlensterilisierten Leichenknochens mit Standard-TEP zum Gelenkaufbau und Fixierung mit Schrauben oder Platten zeigten Langlais et al. [193] an 4 Fällen. Sie konnten funktionell sehr gute Ergebnisse erzielen, trotz Acetabulumermüdungsbruch mit Protrusion der einzementierten Pfanne in einem Fall. Ebenfalls gute Ergeb-

Abb. 103. Individuell
angefertigte Becken-
halbprothese nach
IIC-Resektion von
Dunham [77]

nisse konnten Delloye [64], Harrington [140, 141] und Poitout [272] durch die Verwendung allogenen Materials teilweise auch ohne Verwendung eines künstlichen Gelenks erzielen. Weitere Beispiele zeigen Johnston [168], Rodrigo u. Prolo [294], Kouvalchouk [184] und Thompson [351].

Der Ersatz resezierter Beckenabschnitte durch Implantate aus Polyacetalharz, welche mit Platten am Knochen fixiert wurden und ebenfalls eine Standard-TEP beinhalteten, wurde anhand mehrerer klinischer Beispiele berichtet [40, 41, 173, 237, 238, 239]. Auch hiernach waren die funktionellen Ergebnisse z. T. sehr gut. Auch wird über TEP-Zement-Kombinationen in Verbindung mit Küntscher-Stäben und Kirschner-Drähten zur Verankerung im Knochen berichtet [167].

Eine Gelenkrekonstruktion ist auch möglich durch Implantation einer erweiterten Metallschale mit TEP [55, 77, 173, 237, 246]. Die laschenförmigen Erweiterungen dieser individuell angefertigten Acetabulummetallschalen wurden dabei von außen auf die knöchernen Resektionsstümpfe aufgelegt und mit Schrauben fixiert. Auf diese Weise können auch ausgedehnte Defekte überbrückt werden (Abb. 103). Die Befestigung der Prothese kann durch eine intramedulläre zapfenartige Verbindung zwischen Prothese und Darmbein verbessert werden [135].

4.9.1 Herstellung individueller Tumorprothesen

Zunächst wurden die Prothesen anhand äußerer Vermessung des Beckens und konventioneller Röntgenbilder präoperativ angefertigt [173]. Um die Paßgenauigkeit zu verbessern, wurde ein zweizeitiges Vorgehen entwickelt [40, 241]. In einem ersten operativen Schritt wurden die befallenen Beckenabschnitte reseziert, um danach ein naturgetreues Modell des entnommenen Knochens herzustellen. Die individuelle, vorfabrizierte Prothese wurde anschließend bei einem 2. operativen Eingriff implantiert. Um betroffenen Patienten diese Resektion und Rekonstruktion in 2 Operationsschritten zu ersparen, wurde die Planung der Prothese anhand eines Modells vorgeschlagen, das mit Hilfe der CT aus Styropor angefertigt wurde. Die problematische Fixierung der Prothese im dorsalen Beckenabschnitt am Kreuzbein führte schrittweise zu einer Weiterentwicklung von der reinen Schraubenfixierung über zusätzliche Spongiosachips zur Nivellierung inkongruenter Flächen bis zur Einblockung eines kortikospongiösen Dübels zwischen Knochen und Implantat. Knöcherne Muskelursprünge wurden geschont und jeweils an der Prothese mit Schrauben refixiert. Ebenfalls konnten Schöllner u. Ruck [311] die Tumorresektion und Prothesenimplantation in einer Sitzung durchführen. Die anhand eines Gipsmodells angefertigte und aus 4 Metallteilen zusammengeschweißte Prothese wies durch ihre sandwichartige Knochen-Metall-Verbindung eine solide Verankerungsmöglichkeit an den gesunden proximalen und distalen Knochenstümpfen auf.

Nach dem derzeitig neuesten Stand technischer Möglichkeiten kann nach Weiterentwicklung der eben beschriebenen Verfahren der Prothesenherstellung die gegossene Metallprothese als Optimum individueller Tumorprothesen nach ausgedehnter Resektion im Bereich des Beckenrings angesehen werden. Maßangefertigte Prothesen sind in der Extremitätenchirurgie schon länger bekannt [89]. Zur Herstellung individuell angefertigter, paßgenauer Beckenteilprothesen aus gegossenem Metall ist eine CT-Untersuchung mit möglichst geringer Schichtdicke erforderlich [284]. Über den CT-Datensatz ist es nicht nur möglich, sich anhand eines dreidimensional rekonstruierten Bilds einen genauen Überblick über den Knochendefekt zu verschaffen. Der CT-Datensatz erlaubt auch, ein Modell im Maßstab 1:1 des betroffenen Skelettabschnitts anzufertigen. Das Modell wird mit rechnergesteuerten Maschinen („multi-axis computer-controled milling machine", [236]) aus PU-Schaum gefräst und gibt die knöcherne Situation naturgetreu wieder. Anhand des Modells können dann die Resektionsgrenzen und das Design einer entsprechenden Prothese festgelegt werden. Chirurg und Prothesenbauer planen insbesondere die Knochen-Metall-Verbindung bzw. die Prothesenverankerung im Detail: Schraubenverbindung, Sandwichverbindung, Erhöhung der Kontaktfläche durch madreporische Oberflächenbeschaffenheit wie metallspongiöse Oberfläche [203] bzw. PCA-

Tabelle 27. Vor- und Nachteile individuell angefertigter, gegossener Metallprothesen

Vorteile	Nachteile
Ermüdungsarmes Material	Hohe Hersteltungskosten
Biokompatibles Material	
Paßgenaue Individualprothese	
Protheseneinbau im Detail planbar	
Resektionslehren möglich	
Keine intraoperative Konfektionierung der Prothese notwendig	Intraoperative Bearbeitung der Prothese kaum möglich
Erleichterung der Implantation durch In-situ-Kombination einzelner Bauelemente mit stabiler Verbindung der einzelnen Komponenten untereinander	
Gute Verankerungsmöglichkeit im Knochen durch Schrauben und/oder Befestigungslaschen	
Optimale Knochen-Metall-Verbindung durch madreporische Kontaktflächenbeschaffenheit der Prothese (metallspongiöse Oberflächenstruktur bzw. PCA- oder BCS-Oberfläche)	Unterfütterung bei ausgedehnterer Resektion als geplant äußerst problematisch

oder BCS-Oberfläche, Schnittstellen der Prothese bei ausgedehntem Ersatz und Befestigung der einzelnen Prothesenteile untereinander unter Berücksichtigung der vorher geplanten Operationsbedingungen (PCA = porous coated anatomy: nachträglich auf die Prothesenoberfläche aufgesinterte Kügelchen; BCS = ball coated surface: direkt gegossene Kügelchen; bei beiden Verfahren wird eine optimale Porengröße von durchschnittlich 300 µm angestrebt; Madrepore = zoologisch: Löcherkoralle).

Zusammenfassend bietet die gegossene Metallprothese für den prothetischen Ersatz mehrere Vorteile, denen nur wenige Nachteile gegenüberstehen (Tabelle 27).

Neben der Behebung knöcherner Defekte nach Tumorresektion sind für die individuell angefertigte Metallprothese auch große knöcherne Defekte des Beckens bei Zustand nach mehrfachem TEP-Wechsel ein potentielles Anwendungsgebiet, bei dem bislang vorwiegend alloplastisches Knochenmaterial zur Anwendung kam [305].

Ob die Finite-Elemente-Berechnung bei der Anfertigung individueller Prothesen des Beckenrings oder des Acetabulums [254] einen wesentlichen Beitrag leisten wird, kann derzeit nur spekulativ angenommen werden.

4.10 Operationstechnik

4.10.1 Präoperative Vorbereitung

Die folgende „Checkliste" soll die Vorbereitung einer Operation bei Beckentumoren erleichtern.

- Vorbereitung zur offenen Biopsie:
  Festlegung der Schnittführung bei der definitiven Tumorresektion, evtl. Anmeldung einer Schnellschnittuntersuchung beim Pathologen. Die offene Biopsie darf neue Kompartments nicht eröffnen, insbesondere dürfen keine Gefäß-Nerven-Straßen freigelegt werden.
- Tumorkonsil mit der Fragestellung neoadjuvanter Maßnahmen bei Primärtumoren bzw. additiver Maßnahmen, z. B. Radiojodtherapie bei Schilddrüsenmetastasen oder antihormonelle Therapie bei Mammakarzinommetastasen
- Perioperative Vorbereitung bei der definitiven Tumorresektion:
  Bereitstellung von Erythrozyten-, Thrombozytenkonzentraten und FFP
  evtl. Embolisation der A. glutaea superior oder A. iliaca interna
  evtl. Ureterschienung
- Antibiotika festlegen

Cave: Kontrastmittelgabe verbaut bei jodaufnehmenden Schilddrüsenmetastasen die Möglichkeit einer präoperativen Radiojodtherapie.

4.10.2 Operative Zugänge

Der Hemipelvektomiehautschnitt nach Enneking [90] für die innere Hemipelvektomie erlaubt die Darstellung des gesamten Beckenknochens bis zur Symphyse. Der Hautschnitt beginnt an der Spina iliaca posterior inferior, verläuft entlang der Crista iliaca und dem Leistenband bis auf die Höhe der Femoralgefäße. Hier biegt die Inzision nach distal um und verläuft etwa 7 cm nach distal entlang dem M. rectus femoris, um dann nach seit-

Abb. 104a, b. Schnittführung zur inneren Hemipelvektomie. **a** nach [90], **b** nach [332]

Abb. 105. Darstellen der Beckenschaufel durch Ablösen der Bauchwandmuskeln vom Ilium. (Nach [332]; *1* Tumor unter M. Iliacus, *2* SIAS, *3* Lig. inguinale, *4* Mm. psoas major et minor, *5* N. femoralis, *6* A. und V. femoralis, *7* Samenstrang, *8* A. und V. iliaca externa, *9* Lig. inguinale

lich umzubiegen und am Oberschenkel dorsalseitig etwa am proximalen Drittelpunkt zu
enden (Abb. 104a). Der so gebildete große Lappen wird nach hinten weggehalten, so daß
die gesamte Beckenschaufel und das proximale Femurende dargestellt werden können.
Der alternative Hautschnitt für die innere Hemipelvektomie verläuft zunächst gleich, er
setzt sich aber entlang dem Verlauf des Leistenbandes fort, zieht um die Innenseite des
Oberschenkels herum nach dorsal und endet am Oberschenkel dorsolateral etwa in Höhe
des Trochanter major (Abb. 104a). Die weiteren Resektionsschritte sind weitgehend
identisch. Sie wurden von Simon [332] anschaulich dargestellt (Abb. 104–109).

Abb. 106. Resektion der medialen
inferioren Beckenabschnitte.
(Nach [332]); *1* Samenstrang, *2*
Lig. inguinale, *3* Femoralisscheide,
4 M. pectineus, *5* M. obturatorius
externus, *6* M. adductor magnus, *7*
R. ischiadicus, *8* Tuberositas ischii,
9 Mm. semitendinosus, biceps,
semimembranosus (hamstrings),
10 M. glutaeus maximus, *11* Lig.
sacrotuberale, *12* M. levator ani,
13 M. transversus perinei, *14* M.
ischiocavernosus, *15* Mm. rectus
abdominis et pyramidalis

Abb. 107. Laterale Dissektion.
(Nach [332]); *1* Abgetrennte Mm.
latissimus dorsi, sacrospinalis et
quadratus lumborum, *2* Trennung
des M. glutaeus maximus, *3* Haut-
lappen, *4* M. sartorius, *5* M. tensor
fasciae latae, *6* M. glutaeus medius

Abb. 108. Situation nach Ablösen der Mm. rectus femoris, pectineus und adductor magnus (*3*) sowie des M. sartorius (*5*) vom Hüftbein und des M. iliopsoas vom Trochanter minor (*4*). (Nach [332]); *1* A., V. und N. femoralis, *2* Hüftgelenkkapsel, *6* Tuberositas ischiadica, *7* Lig. sacrotuberale, *8* M. obturatorius externus, *9* M. ischiocavernosus

Abb. 109. a Knöcherne Resektionsgrenzen. **b** Durchtrennung der restlichen Weichgewebe. (Nach [332]); *1* M. quadratus lumborum, *2* M. psoas, *3* M. piriformis, *4* Lig. sacrospinale et sacrotuberale, *5* M. iliopsoas, *6* SIG. Zusätzlich werden durchtrennt: Mm. levator ani, coccygeus und die kurzen Außenrotatoren (nicht dargestellt)

4.11 Resultate nach Tumorresektionen

4.11.1 Rezidivrate

Von Campanacci [46] wurden die folgenden Gründe für Lokalrezidive angegeben: 1. Resektionsgrenze zu nahe am Tumor, 2. unerkannte intramedulläre Tumorausbreitung, 3. Tumorzellenaussaat während der Resektion, 4. Tumor für radikale Entfernung zu ausgedehnt, 5. Skipmetastasen, 6. iatrogene Tumorimplantation durch Biopsie während der Amputation. Auf die möglichen Konsequenzen eines Wieder- oder Weiterwachsens des Tumors, auch unter Berücksichtigung neoadjuvanter Maßnahmen, ist der Patient hinzuweisen [382, 383].

Die Rezidivrate nach En-bloc-Resektion wird wie folgt angegeben (Tabelle 28, [247]):

Tabelle 28. Rezidivraten nach tumorbedingten Beckenteilresektionen

Rezidivrate	nach En-bloc-Resektion [%]
8	Acetabulumtumor
17	Ischiopubistumor
27	Lokal begrenzter Iliosakraltumor
38	Iliosakraltumor mit Befall des Sakrums oder der Wirbelsäule

Rezidive fand O'Connor [247] meist am sakralen Resektionsrand bei marginaler Resektion. Rezidivraten anderer Autoren [90, 94] liegen mit 50% nach Resektion von Iliosakraltumoren und 15–24% bei Acetabulumtumoren etwas höher. Neben der Tumorlokalisation und der Resektionsart ist die Tumorart und die Art der Begleittherapie ganz wesentlich ausschlaggebend für das onkologische Resultat. So fanden Capanna et al. [49] bei Ewing-Sarkomen des Beckens eine Rezidivrate von 80% nach neoadjuvanter Chemotherapie, chirurgischer Resektion und teilweise auch Radiotherapie. Diese Rate war noch höher bei alleiniger neoadjuvanter Chemotherapie und Radiotherapie. Die in der Literatur angegebenen Rezidivraten sind wegen der unterschiedlichen Bedingungen nur sehr schwer untereinander vergleichbar.

4.11.2 Funktionelle Resultate

In der Literatur werden die funktionellen Ergebnisse nach acetabulumerhaltenden Eingriffen erwartungsgemäß mit nahezu normaler Funktion angegeben. Nach Acetabulumresektion sind ohne rekonstruktive Maßnahmen in den meisten Fällen gute funktionelle Ergebnisse nach den Richtlinien der „Musculoskeletal Tumor Society" [96] zu erzielen, so daß die Notwendigkeit rekonstruktiver Maßnahmen als eingeschränkt beurteilt wird [87, 95, 342]. Allerdings ist nach Resektion ohne Rekonstruktion des Acetabulums mit einer Beinlängendifferenz von bis zu 4 cm zu rechnen [342].

Bei Resektion im Sakralbereich muß mit den folgenden neurologischen Ausfällen gerechnet werden (Tabelle 29).

Tabelle 29. Neurologische Ausfälle nach Sakrumresektion

Durchtrennung	Ausfall
S3–4 bilateral	Perirektale Hypästhesie
Zusätzlich S2 unilateral	Stuhl- bzw. Urininkontinenz in 50% (Stuhlinkontinenz möglicherweise reversibel)
S2–5 bilateral	Irreversible generelle Inkontinenz

4.11.3 Auswirkung der Implantate auf postoperative Bestrahlung

Aufgrund klinischer Beobachtungen von Harrington et al. [138] konnte weder durch implantiertes Methylmetacrylat noch durch Metall, wie z. B. Hüftgelenk-TEP, ein negativer Effekt auf die Bestrahlung beobachtet werden. Dies gilt sowohl für das menschliche Gewebe als auch für den Knochenzement.

4.12 Tumorresektion und Ersatzoperation – Klinische Beispiele

Bei tumorbedingten Resektionen im Bereich des Beckengürtels ist zu unterscheiden zwischen Resektionen, die keine für die Belastbarkeit notwendige Skelettrekonstruktion erfordern (Typ-I-Resektionen nach Enneking [96], d. h. Resektionen der Darmbeinschaufel und Typ-III-Resektionen, d. h. der Rr. pubici), und Resektionen der Acetabulumregion, die in aller Regel besondere Maßnahmen zur Wiederherstellung der Stabilität und/oder Funktion notwendig machen (Typ-II-Resektionen). Bei den Typ-I- oder -III-Resektionen bieten Ersatzmaterialien aber den Vorteil der Verankerungsmöglichkeit abgelöster Weichteile, was der Funktionsverbesserung und der Verhinderung von Herniationen dient, aber auch das kosmetische Ergebnis durch Wiederherstellung der Konturen günstig beeinflußt. Verschiedene Möglichkeiten funktionsverbessernder und stabilisierender Maßnahmen werden im folgenden anhand von klinischen Beispielen dargestellt.

4.12.1 Typ-III-Resektion: Metastase des R. pubicus

Bei einer 60jährigen Frau lag eine Osteolyse des unteren R. pubicus rechtsseitig vor (Abb. 110). Es handelte sich hierbei um eine Solitärmetastase eines Hypernephroms. In solchen Fällen kann nach Tumorresektion ein entsprechend eingepaßtes Polyacetalimplantat zur Verhinderung einer Weichteilherniation eingebracht werden.
Im Anschluß an die Metastasenresektion wurde die Tumornephrektomie durchgeführt; 2 Jahre nach der Operation war die Patientin metastasenfrei.

Abb. 110. a Röntgenbild einer 60jährigen Frau mit Hypernephrommetastase im Bereich des rechten unteren R. pubicus. **b** Resektat und Symphysenprothese aus Polyacetal. **c** Symphysenprothese in situ: Verankerung mit Platten am gegenüberliegenden Schambein sowie an den gleichseitigen Schambein- und Sitzbeinstümpfen. **d** Postoperatives Röntgenergebnis.

Abb. 110 b–d

Abb. 111. a Röntgenbild und **b** CT-
Schicht einer 19jährigen Patientin mit
Osteosarkom der Darmbeinschaufel.
c Resektat und **d** Planung eines Aus-
schnitts einer Polyacetalbeckenhälfte als
Platzhalter zur Refixierung der Muskulatur und zur Wiederherstellung der Bek-
kenkontur. **e** Befestigung der Darmbein-
teilprothese mit Platten und Schrauben.
f Postoperatives Röntgenbild. **g, h** Kos-
metisches und funktionelles Ergebnis 1
Jahr postoperativ: normales Gangbild,
freie Funktion, leichte witterungsabhän-
gige Beschwerden.

4.12.2 Typ-I-Resektion: Osteosarkom der Darmbeinschaufel

Bei einer 19jährigen Patientin lag ein Osteosarkom der linken Darmbeinschaufel vor (Abb. 111). Da tragende Teile des Beckenrings nicht betroffen waren, wurde die Resektion und das Einsetzen eines Platzhalters aus Polyacetalharz geplant. Das Implantat wurde mit Osteosynthesematerial am Darmbein fixiert. Die Patientin blieb nach dem Eingriff 1988 und neoadjuvanter Therapie rezidiv- und metastasenfrei bei uneingeschränktem kosmetischem und funktionellem Ergebnis.

Abb. 111.f–h

4.12.3 Typ-I-Resektion: Fibröses Histiozytom der Darmbeinschaufel

Bei einem 73jährigen Patienten (Abb. 112) hatte ein fibröses Histiozytom der Darmbein-schaufel bereits die erheblichen Ausmaße von 14 × 12 × 10 cm eingenommen. Seit 3 Monaten traten starke, krampfartige Schmerzen in der linken Hüfte bei Belastung und Bewegung auf, die in das linke Bein bis in den Fuß ausstrahlten.

Auch hier wurde im Anschluß an die Tumorresektion ein Implantat aus einer vorgefer-tigten Polyacetalharzbeckenhälfte intraoperativ entsprechend dem resezierten Darm-beinschaufelabschnitt konfektioniert und mit Platten befestigt.

Abb. 112.a Röntgen-bild bei fibrösem Histiozytom der lin-ken Beckenschaufel: Osteolyse kaum zu erkennen. **b** Das CT zeigt die wahre Größe des Tumors sowie die Infiltration der Bek-kenschaufel.
c Resektat. **d** Darm-beinschaufelprothese aus Polyacetalharz.
e Teilprothese in situ; Befestigung mit 2 Platten. **f** postoperati-ves Röntgenbild

Abb. 112 c–f

4.12.4 Typ-II-Resektion und Metastasenchirurgie

4.12.4.1 Malignes Schwannom im Acetabulumbereich

Eine 34jährige Patientin erlitt ein 2. Rezidiv eines malignen Schwannoms im Bereich des rechten Sitzbeins. Der Tumor hatte inzwischen die mediale Acetabulumwand eingenommen (Abb. 113, 114).

Abb. 113. Röntgenbild einer 34jährigen Patientin mit Zweitrezidiv eines malignen Schwannoms auf Höhe der medialen Acetabulumwand rechts, Zustand nach Sitzbeinteilresektion rechts

Abb. 114. a Das CT läßt das Ausmaß des Rezidivtumors in unmittelbarer Nachbarschaft zum rechten Acetabulum erkennen.

Abb. 114. b Lagekontrolle der Temperaturmeßsonden zur Hyperthermiebehandlung

Während einer zwischenzeitlich durchgeführten Chemo- und Hyperthermiebehandlung wurden anhand eines Modells die Resektionsgrenzen und das Design der Prothese festgelegt und ein paßgenaues Prothesenteil angefertigt (Abb. 115). Die sandwichartige Knochen-Metall-Verbindung wurde zusätzlich mit einem interkortikalen Kiel ausgestattet, um die Knochen-Prothesen-Kontaktfläche zu erhöhen. Die madreporische Oberfläche der Prothese (BCS = Ball Coated Surface) dient dem gleichen Zweck. Zur Aufnahme des Femurkopfes war ein in die Metallprothese einzementiertes PE-Inlay vorgesehen, das dem natürlichen Femurkopf angepaßt war.

Abb. 115. a Becken-
modell im Maßstab
1:1 mit Resektions-
grenzen und aufge-
zeichneten Fixations-
laschen.

Abb. 115. b Die Resektion des Knochens kann durch Verwendung speziell angefertigter Resektionslehren erleichtert werden. **c** Beckenmodell mit Teilprothese. **d** Grenzflächen der Prothese zum Knochen: Sandwichverbindung, interkortikaler Kiel und BCS-Oberfläche

Abb. 116. Überbrückungsosteosynthese für die
Aufhängung eines Goretex-Patches zur Prävention einer Herniation

Intraoperativ zeigte sich, daß der Tumor trotz der Vorbehandlung derart progredient war, daß eine radikale Resektion nicht durchführbar war. Der Eingriff wurde palliativ beendet unter Bildung einer Überbrückungsosteosynthese, die nicht aus statischen Gründen angebracht wurde, sondern zur Aufhängung eines Goretex-Patches, der zur Prävention einer Herniation eingenäht wurde (Abb. 116).

4.12.4.2 Ausgedehnte Metastase eines Schilddrüsenkarzinoms

Bei einem 41jährigen Patienten hatten Metastasen eines Schilddrüsenkarzinoms bereits die rechte Acetabulumregion erheblich und die linke teilweise befallen (Abb. 117). Der rechte Femurkopf zeigte eine deutliche Protrusion mit drohender Perforation nach medial. Das Gangbild war hinkend, und der Patient hatte entsprechend dem Befund erhebliche Schmerzen. Auch in dieser Situation wurde eine Prothese nach der Sandwichtechnik geplant, diesmal aber ausgedehnt auf beide Seiten des Beckens (Abb. 118). Im Gegensatz zum vorausgegangenen Beispiel kann hier die Prothese nur eingebaut werden, wenn sie aus mehreren Teilen, hier 5 Teile, besteht.

Die Prothese wurde implantiert (Abb. 119), allerdings unter intraläsionalen Konditionen nach onkologischen Gesichtspunkten und unter einem erheblichen Blutverlust intra- und postoperativ. Der intraoperative Blutverlust konnte durch einen großlumigen, über die A. femoralis in die Bauchaorta eingeführten Ballonkatheter aufgrund der guten Vaskularisation des Tumors nur bedingt reduziert werden. Der Patient verstarb ca. 4 Wochen postoperativ an den Folgen eines allgemeinen Organversagens und ARDS (Abb. 120).

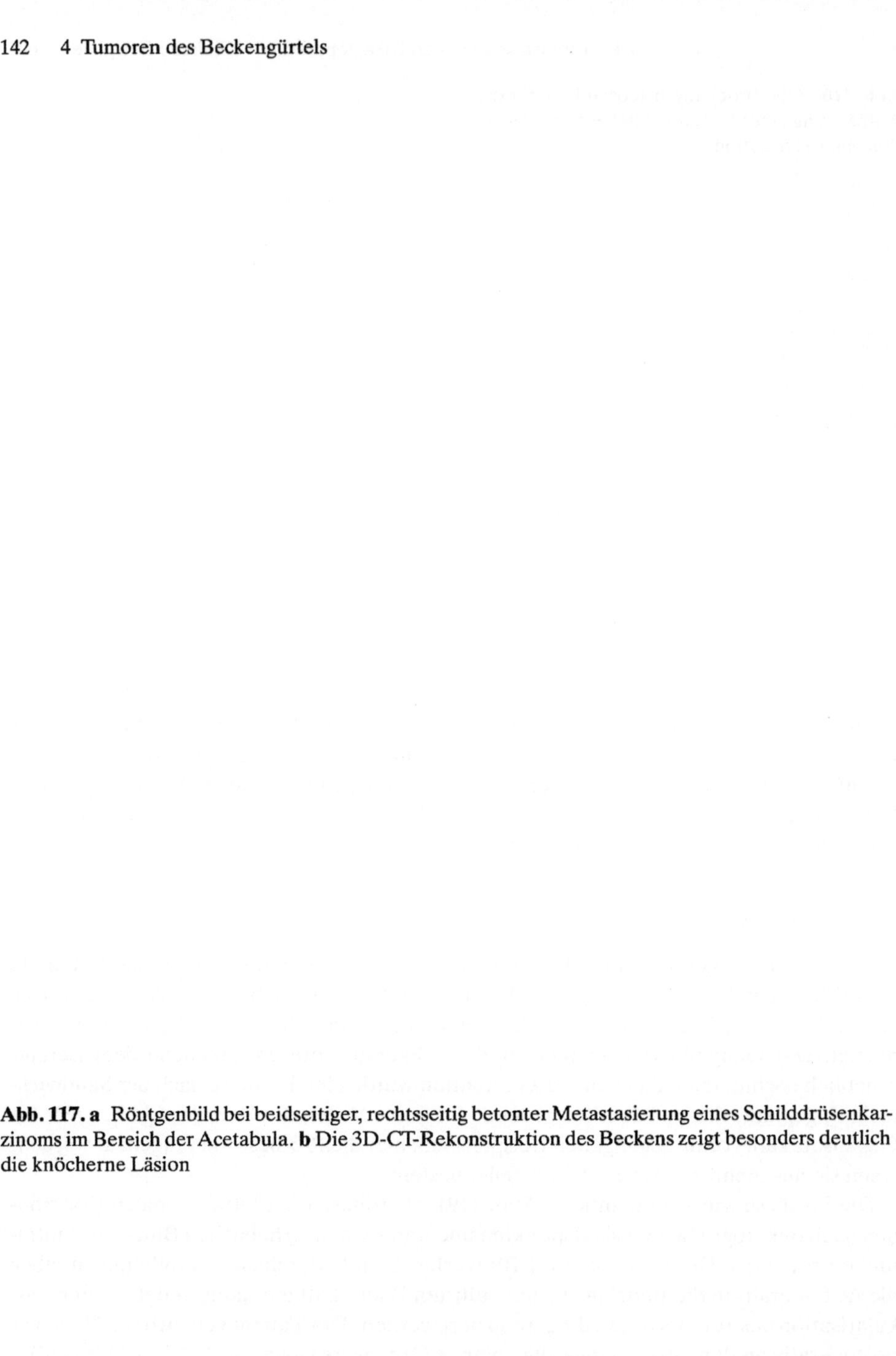

Abb. 117. a Röntgenbild bei beidseitiger, rechtsseitig betonter Metastasierung eines Schilddrüsenkarzinoms im Bereich der Acetabula. **b** Die 3D-CT-Rekonstruktion des Beckens zeigt besonders deutlich die knöcherne Läsion

Abb. 118. a 5teilige Beckenteilprothese. Beachte die supraazetabuläre Grenzfläche der Prothese mit interkortikalem Kiel und BCS-Oberfläche. **b–d** Beckenteilprothese am Modell aus verschiedenen Blickrichtungen verdeutlicht die sandwichartige Befestigung auf beiden Seiten

Abb. 119. Beidseitig kombinierte ilioinguinale Schnittführung zur Prothesenimplantation

Abb. 120. Postoperatives Röntgenbild

4.12.4.3 Totaler Beckenringersatz mit lumbosakraler Stabilisierung und integrierter Acetabulumplastik bei ausgedehnter Metastasierung

Bei einer 41-jährigen Frau in der Prämenopause wurde im März 1990 eine rechtsseitige Ablatio mammae mit Axilladissektion wegen eines invasiven, mäßig differenzierten duktalen Mammakarzinoms vom soliden Typ durchgeführt. Zum Zeitpunkt der Operation lag bereits eine multiple Metastasierung vor (Brust- und Lendenwirbelsäule, Becken, rechter Oberschenkel, linker Oberarm). Das postoperative Tumorstadium war: pT4b, N2/G2 (7/10 positive Lymphknoten). Wegen des positiven Rezeptorverhaltens (Östrogen 36 fmol/mg, Gestagen 130 fmol/mg) wurde im April 1990 eine therapeutische Ovariektomie und im selben Monat eine Verbundosteosynthese des linken Humerus bei pathologischer Fraktur durchgeführt. Es folgte eine Bestrahlung des linken Beckens mit 54 Gy sowie des linken Oberarms mit 38 Gy.

Nach der Ovariektomie konnte ein Rückgang der Tumormarker verzeichnet werden (Abb. 121). Daher wurde die Prognose quoad vitam als relativ günstig eingeschätzt und die Indikation zu einer stabilisierenden Operation des Beckens diskutiert. Durch die Maßnahme sollte eine Belastbarkeit des Beckens im Sitzen und Stehen erreicht und eine Schmerzreduktion herbeigeführt werden.

Präoperative Diagnostik
Über das Ausmaß der knöchernen Destruktion informierten konventionelle Röntgenaufnahmen und CT, letztere gaben auch Auskunft über die Tumorausdehnung in den Weichteilen (Abb. 122). Um den Verlauf und gegebenenfalls Beeinträchtigungen der Blutgefäße beurteilen zu können, wurden Angiogramme angefertigt. Sie dienten auch bei der Planung des operativen Zugangs zur Beurteilung der Bauchwandernährung durch die Vasa epigastrica angesichts des vorausgegangenen Pfannenstielschnitts. Zur Darstellung des Ureterenverlaufs war ein Ausscheidungsurogramm unerläßlich, hierfür wurde im Anschluß an die Angiographie eine Abdomenübersichtsaufnahme angefertigt.

Abb. 121. Verlauf
der Tumormarker
nach Ovariektomie,
d. h. vor der geplan-
ten Beckenstabilisie-
rungsoperation

Abb. 122. a Röntgen-
bild. **b** CT bei ausge-
dehntem Befall des
Beckenrings durch
Mammakarzinomme-
tastasen

Abb. 122b

Die präoperativen Röntgenbilder des Beckens inklusive CT (Abb. 122) zeigten eine knöcherne Destruktion des Os sacrum, wobei nur noch einzelne Knochenreste erkennbar waren, ebenfalls vollkommene Destruktion der Massa lateralis des Kreuzbeins inklusive Sakroiliakalfuge links und teilweise auch rechts.

Das linksseitige Darmbein war vollkommen tumorös durchsetzt, wobei auch das Acetabulumdach betroffen war. Die destruierende Metastase befiel auch den linken hinteren Pfeiler und reichte bis in das linke Sitzbein symphysennah. Das linke Schambein war ebenfalls betroffen, ebenso war im rechten Schambeinast eine Metastase erkennbar. Der linksseitige M. iliacus war infiltriert.

Beim 5. Lendenwirbelkörper war der linke Processus transversus und beim 4. Lendenwirbelkörper der linke Wirbelbogen betroffen.

Die Angiographie der Aorta abdominalis sowie das Ausscheidungsurogramm zeigten anatomische Verhältnisse.

Operationsplanung
Zunächst wurde anhand des CT-Datensatzes ein Fräsmodell des Beckens aus PU-Schaum im Verhältnis 1:1 hergestellt (Abb. 123). Anhand dieses Modells und der präoperativen Röntgenbilder wurden in der nächsten Planungsphase die Resektionsgrenzen im Bereich stabiler Skelettanteile festgelegt (Abb. 124a). Diese Resektionsgrenzen entsprechen im wesentlichen den Verankerungsflächen der Prothese, deren Funktion und Gestalt vorzugsweise anhand eines Modells definiert werden kann. Im vorliegenden Fall sollte die Prothese den folgenden Anforderungen gerecht werden:

- Ersatz des Kreuzbeins mit seiner Verbindung zur rechten Beckenhälfte,
- Ersatz der gesamten statisch bedeutungsvollen linken Beckenhälfte,
- Wiederherstellung des Beckenrings,
- Ersatz des Widerlagers des linken Hüftkopfes (Acetabulum),
- Wiederherstellung des lumbosakralen Übergangs, d. h. Stabilisierung des gesamten, rekonstruierten Beckenrings an der Wirbelsäule.

Unter diesen Bedingungen wurde jetzt die Form der Prothese festgelegt, die den kompletten Beckenring ersetzen und eine Stabilisierung des Beckenrings gegen die Lendenwirbelsäule gewährleisten sollte. Eine solche Prothese ist nur implantierbar, wenn sie aus mehreren Elementen besteht. Das Design der einzelnen Bausteine wird in solchen Fällen immer von anatomischen und physikalischen Grundsätzen gleichermaßen bestimmt. So war bei der Lösung des vorliegenden Problems mehrfach eine Kompromißfindung zwischen Prothesenbauer und Chirurgen notwendig. Die Verbindung der einzelnen Elemente mußte so geplant werden, daß sie einerseits den statischen Anforderungen genügte und andererseits unter Operationsbedingungen herstellbar war. Auf diese Weise wurde ein vierteiliges Implantat konzipiert (Abb. 124.b, c), bestehend aus einer lumbalen Wirbelsäulenkomponente, einem sakralen Querträger, dem rechten iliosymphysealen Ringsegment sowie einem linken ilioazetabulären Prothesenteil. Bei dem letztgenannten Teil wurde ein maßangefertigtes Polyethyleninlay als Pfanne für den in situ verbleibenden linken Hüftkopf eingeplant. Für die lumbale Wirbelsäulenkomponente war eine Befestigung mit je 2 Schrauben im Lendenwirbelkörper 3, 4 und 5 vorgesehen. Diese Befestigungsschrauben waren so konzipiert, daß sie im Bereich der Spongiosa der Wirbelkörper normales Spongiosagewinde und über die Wirbelkörper hinaus nach dorsal ein Maschinengewinde besaßen. An diesen Maschinengewinden sollten zu einem späteren Zeitpunkt von dorsal her Platten zur Befestigung der lumbalen Wirbelsäulenkomponente ver-

Abb. 123a, b. Modell des Beckens verdeutlicht
die knöcherne Situation: nahezu vollständige
Zerstörung der linken Beckenhälfte

Abb. 124. a Modell nach Festlegung der Resektionsgrenzen. **b** Beckenringprothese am Modell montiert. **c** 4teilige Beckenringprothese: einzelne Komponenten und montierte Prothese

schraubt werden. Um ein Ausdrehen der rechtsgängigen Schrauben bei Anbringung der Kontermuttern von dorsal her zu vermeiden, wurde das Maschinengewinde linksgängig konzipiert. Auch wurde bei der Planung berücksichtigt, daß intraoperative Komplikationen möglicherweise zu einem frühzeitigen Abbruch der Prothesenimplantation zwingen könnten. Eine Befestigungseinrichtung der einzelnen Implantatteile am Knochen wurde daher vorbereitet.

Operationsvorbereitung
Über die allgemein übliche anästhesiologische Vorbereitung und Bereitstellung einer adäquaten Menge an Blutkonserven (10 Konserven sofort verfügbar, 10 weitere Konserven nach Anforderung) hinaus haben wir uns über die Verfügbarkeit eines großkalibrigen

Ballonkatheters für die Möglichkeit einer intraoperativen Katheterembolisation der Aorta abdominalis vergewissert. Darüber hinaus wurden präoperativ Ureterschienen beidseits (Double-J) eingelegt.

Durchführung der Operation

Die Operation wurde im Oktober 1990 durchgeführt. Unter Berücksichtigung der Tatsache, daß trotz des vorbestehenden Pfannenstielschnitts der vorausgegangenen Ovariektomie die Aa. epigastricae beidseits angiographisch nachweisbar waren, konnte eine quere Oberbauchlaparotomie durchgeführt werden, ohne die Vitalität des M. rectus abdominis bzw. der entsprechenden Hautareale beidseits zu gefährden. Die Oberbauchlaparotomie wurde mit einer medianen Laparotomie kombiniert, so daß eine T-förmige Eröffnung der Bauchhöhle resultierte (Abb. 125a). Nach Wegklappen beider Bauchwandflügel wurde der gesamte Dünndarm in einem Plastikbeutel verpackt und nach rechts-kranial weggehalten (Abb. 125b).

Im Bereich der unteren Lendenwirbelsäule wurden die V. cava und die Aorta abdominalis gehoben, wozu es notwendig war, die Vasa sacralia mediana und die unteren beiden Lumbalgefäßpaare zu durchtrennen. Die Prothesenlager am Beckenring und an der Lendenwirbelsäule wurde entsprechend der Gestalt der Prothese vorbereitet. Die Tumorresektion bzw. -reduktion erfolgte hierbei bewußt intraläsional. Danach erfolgte der Einbau der Lendenwirbelsäulenkomponente (Abb. 126a), an der in situ der sakrale Querträger befestigt wurde. Die anschließend eingebaute rechte iliosymphyseale Komponente mit ihrer Verbindung zum sakralen Querträger zeigt die Abb. 126b. Der linke Hüftkopf, der frei in den Weichteilen lag (Abb. 126c), wurde schließlich durch die linke azetabuläre Komponente bedeckt (Abb. 126d, e). Schließlich wurde die Prothese durch Schrauben an der Lendenwirbelsäule transpedikulär und im Bereich der Symphyse befestigt.

Die Operation dauerte 22,5 h und wurde unter antibiotischer Prophylaxe durchgeführt. Während der Operation war die Gabe von 25 Einheiten Erythrozytenkonzentrat, 4 Einheiten Vollblut und 10 Einheiten FFP notwendig.

Abb. 125. a Quere Oberbauchlaparotomie kombiniert mit medianer Laparotomie. **b** Wegklappen beider Bauchwandflügel und Beiseitehalten des im Plastikbeutel verpackten Dünndarms.

Abb. 126. a Intraoperativer Situs: Lendenwirbelsäulenkomponente mit abdomineller Aorta und V. cava. **b** Intraoperativer Situs: Verbindung zwischen sakralem Querträger und rechtem iliosymphysealem Ringsegment. **c** Intraoperativer Situs: Linker Hüftkopf liegt frei in den Weichteilen. **d** Acetabulumkomponente mit einzementiertem Polyetyleninlay passend zum Hüftkopf. **e** Intraoperativer Situs: Eingebauter Pfannenteil

Abb. 127. Intraoperativer Situs: Dorsale Plattenfixierung im Bereich der Lendenwirbelsäule

Bei einem weiteren Eingriff 10 Wochen später wurden schließlich die lumbalen Schrauben von dorsal her mit Platten und Muttern gekontert (Abb. 127). Das Becken war dadurch vollständig belastbar. Die Abb. 128a–c zeigt das postoperative Röntgenergebnis.

Abb. 128a–c. Postoperative Röntgenaufnahmen. a a.-p., b seitlich vor dorsaler Verplattung der Lendenwirbelsäule, c seitlich nach dorsaler Verplattung der Lendenwirbelsäule

Postoperativer Verlauf

Der unmittelbare postoperative Verlauf war gekennzeichnet durch eine starke Überblähung des Abdomens mit negativer Auswirkung auf die Atemmechanik, weswegen die Patientin etwa 4 Wochen assistiert beatmet werden mußte. Die Darmtätigkeit kam nur sehr zögerlich in Gang. Auch bestanden langsam abnehmende Ödeme beider Beine. Bis auf eine epifasziale Wundheilungsstörung an 2 umschriebenen Arealen der Bauchwand heilten die Wunden primär.

Neurologischerseits bestand postoperativ eine links betonte beidseitige Plexus-lumbosacralis-Schädigung, die sich im Verlauf diskret zurückbildete. Die Patientin blieb postoperativ katheterisiert. Die sensorische Stuhlkontrolle bildete sich innerhalb von 3 Monaten zurück.

Die Kontrolle der Tumormarker zeigte postoperativ einen leichten Anstieg, so daß eine antihormonelle Therapie mit Medroxyprogesteronacetat (Clinovir) durchgeführt wurde. Mit der Mobilisierungsbehandlung konnte nach Komplettierung der Prothese durch dorsale Verplattung begonnen werden. Zu diesem Zeitpunkt kam es zur pathologischen rechtsseitigen pertrochantären Femurfraktur, die mit γ-Nagel versorgt wurde. Die Patientin war bei Verlegung zur weiteren physikalischen Therapie im Juli 1990 zwar bei

Abb. 129a, b. Funktionelles Ergebnis 9 Monate postoperativ. **a** Sitzen im Sitzwagen, **b** Gehen im Gehgestell

der Verrichtung der täglichen Körperpflege und beim Verlassen des Bettes auf fremde Hilfe angewiesen, sie konnte jedoch im Sitzwagen sitzen und sich trotz persistierender beidseitiger Peronaeusparese im Gehgestell auf Stationsebene bewegen (Abb. 129).

Diskussion

Als interdisziplinäre Aufgabe gelang es, die Stabilität eines weitgehend metastasenbefallenen Beckenrings wiederherzustellen. Die vorgestellte Methode erreicht die Grenzen des chirurgisch Durchführbaren. In derartigen Fällen muß das Benefit für den Patienten sehr kritisch vor dem Hintergrund der Risiken betrachtet werden. Verglichen mit den immensen Anstrengungen, die im Rahmen der vorliegenden Beschreibung nur annähernd wiedergegeben werden können, mag das Benefit für die Patientin gering erscheinen. Allein die Sitzfähigkeit im Rollstuhl und die deutlich reduzierten Schmerzen bedeuteten der relativ jungen Patientin jedoch einen erheblichen Gewinn an Lebensqualität. Die Patientin verstarb 15 Monate nach der Beckenringstabilisierung (22 Monate nach der Ablatio mammae) an den Folgen ausgedehntester Metastasierung.

Die vorgestellte Technik der Stabilisierung zwischen LWS und den beiden Darmbeinschaufeln kann als Stabilisierungsmethode nach Sakrektomien herangezogen werden. Für eine dauerhafte Fixierung der Prothese an der LWS schlägt Mears eine zusätzliche Verblockung der Wirbelsäulenkomponente der Prothese in den Wirbelkörpern und eine zusätzliche Spondylodese vor [98, DC Mears (1992) persönliche Mitteilung].

4.13 Experimentelle Untersuchung der Primärstabilität individuell angefertigter Beckenteilprothesen durch ein oberflächenspannungsoptisches Verfahren

4.13.1 Klinische Fragestellung

Nachdem in den vorausgegangenen Kapiteln die Indikationen und Möglichkeiten tumorbedingter Beckenteilresektionen unter Extremitätenerhalt sowie die Möglichkeiten bekkenringstabilisierender und gelenkwiederherstellender Maßnahmen erläutert wurden, soll im folgenden näher auf die Befestigung der Beckenteilprothese nach Resektion des Acetabulums (Typ-II-Resektion, Abb. 130) eingegangen werden. Hat man sich für eine Rekonstruktion des Gelenks mit künstlichen Werkstoffen entschieden, so stehen 3 prinzipiell unterschiedliche Systeme zur Auswahl (Abb. 131). Einer präoperativen Planung anhand von Röntgenbildern oder besser einem 1:1-Modell bedürfen die ConForm-Prothesen (Fa. Link, Hamburg), die mit den Pfannenschalen verwandt sind. Die flügelförmigen Fixationslaschen, die auf den Knochen aufgelegt und mit Schrauben und ggf. Kontermuttern und/oder zusätzlicher Unterfütterung mit Knochenzement am Knochen befestigt werden, können entsprechend den jeweiligen Erfordernissen gestaltet werden. Metallpfanne und Laschen sind entweder aus einem Werkstück gefertigt oder aus mehreren Teilen zusammengeschweißt. Die Vorteile dieses Systems sind in dem relativ einfachen Design zu suchen und in der Möglichkeit, auch intraoperativ nötigenfalls noch Korrekturen an der Gestalt der Prothese durch Verbiegen und Verschränken der Laschen oder sogar deren Verkleinerung vornehmen zu können. Ausgedehnte Prothesen können jedoch den Einbau erschweren oder unmöglich machen. Auf der anderen Seite ist die Möglichkeit, einzelne Prothesenteile intraoperativ in vivo zusammenzufügen, bei diesem System begrenzt. Der wesentliche Nachteil besteht für die Befestigung der Prothesen aber darin, daß die Prothesen mit ihren Fixationslaschen seitlich am Knochen befestigt werden und wegen fehlender Knochenkontaktflächen senkrecht zur Hauptbelastungsrichtung hohen Scherkräften ausgesetzt sind. Günstiger ist die Krafteinleitung von der Prothese in die Darmbeinschaufel über eine senkrecht zum Kraftfluß ausgerichtete Kontaktfläche, weil diese Prothesen-Knochen-Grenze auf Druck belastet wird. Die Prothese kann aus Polyacetalharz hergestellt werden, sie ist im Handel als ganze Darmbeinplastik in einer Standardgröße verfügbar (Fa. Mathys, CH-Bettlach) und wird intraoperativ entsprechend den Erfordernissen konfektioniert. Die Befestigung am Knochen erfolgt mit Platten. Eindeutiger Vorteil dieses Systems ist die schnelle Verfügbarkeit im Bedarfsfall, dieser Vorteil muß u. U. mit einer ungünstigeren Paßform der Prothese erkauft werden.

Abb. 130. Schematische Darstellung des rechten Beckens vor und nach Typ-II-III-Resektion der rechten Acetabulumregion

Abb. 131a–d. Möglichkeiten zur Stabilisierung des Beckenrings und zur Gelenkrekonstruktion. **a** Metallschale mit *integrierten Befestigungslaschen* zur Befestigung auf dem Knochen ist Scherkräften ausgesetzt. **b** Bekkenteilplastik aus Polyacetal, befestigt mit Osteosyntheseplatten an der Knochenresektionsgrenze, wird *auf Druck* belastet.
c HCTE-Prothese mit formschlüssiger Metall-Knochen-Verbindung und integrierter Lasche zur Befestigung am Knochen kombiniert die Vorteile beider voranstehender Systeme.
d Erhöhung der Primärstabilität durch sandwichartige Prothesen-Knochen-Befestigung, intraossären Kiel und reibungserhöhende, madreporische Oberfläche

Aufgrund dieser ungünstigeren Paßform sind belastungsabhängige Bewegungen zwischen Plastik und Darmbeinstumpf kaum zu vermeiden, so daß die Gefahr einer Schraubenauslockerung aus dem Knochen oder eines Materialbruchs erhöht ist. Die Vorteile beider Systeme – Fixationslaschen und Acetabulumteil aus einem Guß und paßgenaue Druckauflage auf dem Knochen – sind in den gegossenen Individualprothesen (Howmedica computer tomography evaluation HCTE-Prothese; Fa. Howmedica, Kiel) kombinierbar. Zusätzliche Oberflächengestaltung der Knochen-Kontakt-Flächen der Prothese, wie Zapfen oder Kiele, erhöhen über eine Oberflächenvergrößerung die Haftung am Knochen. Außerdem werden Scherkräfte am Interface extrem reduziert. Der Oberflächenvergrößerung dient ebenso eine madreporische Oberflächengestaltung der Prothesenauflage am Knochen (ball coated surface, BCS), die durch ihre optimale Porengröße von durchschnittlich 300 µm ein Einwachsen des Knochens in die Prothese ermöglicht. Die Möglichkeit des intraoperativen Zusammenbaus einzelner Prothesenelemente erleichtert ganz wesentlich den Einbau auch ausgedehntester Prothesen.

Diese grundsätzlichen Überlegungen berechtigen zu der Annahme, daß die HCTE-Prothese mit sandwichartiger Prothesen-Knochen-Befestigung, intraossärem Kiel und reibungserhöhender, madreporischer Oberfläche (BCS) die besten Voraussetzungen bietet, eine Primärstabilität zu erreichen, die eine sofortige Belastung nach Implantation zuläßt. Diese Annahme sollte experimentell überprüft werden. Gleichzeitig war es Ziel der Untersuchung, unerwartete Spannungsspitzen zu erfassen, die auf einen möglicherweise drohenden Materialermüdungsbruch an Knochen oder sogar an der Prothese selbst hindeuten können. Die experimentelle Untersuchung diente dem Zweck, die Knochen-Prothesen-Verbindung nach Typ-II-Beckenteilresektion weiter zu optimieren.

4.13.2 Material und Methode

Für die experimentelle Untersuchung wurde eine HCTE-Prothese aus Vitallium verwendet, die für die Rekonstruktion nach Typ-II-III-Resektion bei malignem Schwannom im rechten Acetabulumbereich hergestellt wurde (Fa. Howmedica, Kiel). Die klinischen Daten sind im Abschn. 4.12.4.1 zusammengefaßt. Die zweiteilige Prothese, bestehend aus Acetabulumkomponente und kontralateraler symphysealer Komponente, wies eine sandwichartige Befestigungseinrichtung auf. Der Darmbeinstumpf wurde hierbei zwischen zwei auf der Außenfläche und einer auf der Innenfläche der Darmbeinschaufel gelagerten Fixationstaschen befestigt. Die ventrale außenseitige Lasche wurde mit transossären Schrauben mit der innenseitigen Lasche verbunden und gekontert. Den Gegenpart für die zweite außenseitige Lasche bildete eine freie Platte. Auf diese Weise konnte mehr Spielraum für das Einsetzen der Prothese erreicht werden. Auf das Vorhandensein eines interkortikalen Kiels und einer BCS-Oberfläche wurde bereits hingewiesen. Nach Resektion der ipsilateralen Rami bis an die Symphyse heran war eine formschlüssige Befestigung des symphysealen Prothesenteils auf dem kontralateralen Schambeinast mit Schrauben vorgesehen (Abb. 132).

Die Prothese wurde an ein weibliches, formalinfixiertes Leichenbecken (Beckensegment von LWK-V mit proximalen Femurstümpfen und intakten Bändern; s. Abschn. 2.3) montiert. Unter Verwendung der Resektionslehre (Abb. 133a) wurde das rechte Darmbein oberhalb des Acetabulums mit der oszillierenden Knochensäge durchtrennt und das Hüftgelenk mitsamt den Sitz- und Schambeinästen und dem Oberschenkelstumpf nach Durchtrennung der Symphyse und der Ligg. sacrospinale und sacrotuberale entfernt. Anschließend wurde die Beckenteilprothese am Darmbeinstumpf mit den zur Prothese gehörenden Schrauben und Kontermuttern befestigt. Da sich die Beckenmaße des verwendeten Leichenbeckens etwas von denen der Patientin unterschieden, war die Verlängerung des symphysealen Prothesenteils um ca. 1 cm notwendig. Ein entsprechendes Ansatzstück wurde aus Aluminium gefertigt und mit dem Schambein verschraubt. In die azetabuläre Aufnahmeöffnung wurde eine handelsübliche PE-Pfanne (Hüftpfanne mit Rand, Außendurchmesser 49 mm, Innendurchmesser 32 mm, Nr. NA 921, Fa. Aesculap,

Abb. 132a, b. HCTE-Prothese zur Rekonstruktion nach Typ-II-III-Resektion (vgl. Abb. 115)

Abb. 133. a Beckenpräparat mit angesetzter Resektionslehre. **b** Becken mit Teilprothese in der Belastungsmaschine montiert. **c** Beckenteilprothese am Leichenbecken montiert. Wegen Inkongruenz des Modellbeckens mit dem verwendeten Leichenbecken war der Nachbau der symphysealen Komponente aus Aluminium erforderlich. **d** Formschluß zwischen Prothese und Schaftprothese durch PE-Inlay, hier noch ohne Palacos

Tuttlingen) mit Palacos (Fa. Merck, Darmstadt) einzementiert, so daß eine handelsübliche Schaftprothese als Femurersatz verwendet werden konnte (Abb. 133b).

Das Material und die Methode der Präparatebeschichtung mit einer spannungsoptischen Kunststoffschicht wurde im Abschn. 2.3 beschrieben. Die Beschichtung der Metallprothese erfolgte analog dem Beckenknochen, beide in montiertem Zustand mit einer zusammenhängenden Schicht jeweils auf der Außen- und Innenseite. Neben dem kom-

Abb. 134. a Beckenpräparat mit montierter Beckenteilprothese und aufgebrachter spannungsoptischer Schicht. **b, c** Isoliertes Darmbein mit Beckenteilprothese und spannungsoptischer Schicht, eingegossen in Araldit-Block

pletten Beckenpräparat (Abb. 134a) wurde das rechte Darmbein mit montierter Prothese isoliert getestet. Der dorsale Abschnitt des Darmbeins wurde hierzu bis knapp ventral des SIG in Araldit (Ciba-Geigy, Wehr) zusammen mit der Befestigungsschraube für die Materialprüfmaschine eingegossen (Abb. 134b, c). Die spannungsoptische Schicht wurde soweit gekürzt, daß sie den Araldit-Block nicht berührte.

Die Beckenpräparate wurden in einer Materialprüfmaschine (s. Abschn. 2.3) einer Belastungsprüfung mit definierten Lasten unterzogen. Die qualitative Erfassung der Spannungslinien erfolgte durch Polariskopie. Die physikalischen Grundlagen, Material und Methode wurden im Abschn. 2.3 eingehend beschrieben.

4.13.3 Ergebnisse

Durch Verwendung der Resektionslehre konnte eine gute Paßform zwischen Knochen und Prothese ohne Schwierigkeiten erreicht werden. Bei der Verankerung der symphysealen Komponente am kontralateralen Schambein fanden die Schrauben keinen ver-

Abb. 135a–c. Spannungsoptische Untersuchung an der rechten Leichenbecken-Innenseite mit Beckenteilprothese. **a** 0 N, **b** 500 N, **c** 1000 N (geringe Signaländerung oberhalb der dorsalen Konterplatte)

Abb. 136a–c. Spannungsoptische Untersuchung an der rechten Darmbeininnenseite mit Beckenteilprothese. **a** 0 N, **b** 1000 N, **c** 2000 N (geringfügige Änderung des spannungsoptischen Signals besonders oberhalb der ventralen Befestigungslasche)

gleichbar festen Halt, wie er von der Versorgung im Operationssaal her bekannt war. Daher wurde das Becken zunächst nur bis 1000 N belastet. Hierbei wurde lediglich beckeninnenseitig eine geringfügige Signaländerung oberhalb der dorsalen Konterplatte festgestellt (Abb. 135).

Bei einer Belastung von 1100 N kam es zum Ausreißen der kontralateralen Symphysenschrauben. Auch nach Korrektur und Verstärkung dieser Verbindung durch Konterplatte am Oberrand des Foramen obturatum konnte das Becken keine zusätzliche Kraft

Abb. 137a–e. Spannungsoptische Untersuchung an der rechten Darmbeinaußenseite mit Beckenteilprothese. **a** 0 N, **b** 500 N, **c** 1000 N, **d** 1500 N, **e** 2000 N (geringe Signaländerungen oberhalb der Befestigungslaschen, deutliche Veränderungen in der Darmbeinschaufel dorsal der „supraazetabulären Druckstrebe"

mehr aufnehmen, da es bereits, wie sich jetzt herausstellte, zum Bruch im Bereich der ipsilateralen Massa lateralis des Kreuzbeins gekommen war. Daher wurden die weiteren Belastungsprüfungen an der isolierten Beckenhälfte, die in Araldit eingebettet wurde, fortgesetzt. Die Beckenhälfte konnte jetzt bis 2000 N belastet werden. Beckeninnenseitig zeigte sich hierbei eine geringfügige Änderung des spannungsoptischen Signals besonders oberhalb der ventralen Befestigungslasche und auch im Bereich der dorsalen Knochen-Prothesen-Auflagefläche (Abb. 136). Dorsalseitig ergaben sich ebenfalls oberhalb der Befestigungslaschen geringe Signaländerungen. Deutliche Veränderungen zeigte aber die Darmbeinschaufel, das Zentrum dieser Signalantwort lag dorsal der „supraazetabulären Druckstrebe", einer pfeilerartigen Verdickung der Beckenschaufel. Die Veränderungen dehnten sich zum geringen Teil auf diese Druckstrebe aus, das Kerngebiet war aber besonders bei der Belastung von 2000 N relativ scharf von ihr abgrenzbar (Abb. 137).

4.13.4 Interpretation der Ergebnisse und Schlußfolgerungen

Für den Versuchsaufbau war zunächst die Feststellung von Interesse, daß das Becken mit intakter intrapelviner Zuggurtung (Ligg. sacrospinale und sacrotuberale) mit 2000 N belastet werden konnte (s. Abschn. 2.3), wohingegen bei montierter Prothese, d. h. bei durchtrennter intrapelviner Zuggurtung und entferntem Schambein, die Befestigungsschrauben der symphysealen Prothesenkomponente bei einer Belastung von 1100 N ausbrachen und es gleichzeitig zu einer Fraktur der ipsilateralen Massa lateralis des Kreuzbeins kam. Es war dies die Folge eines Hochklappens der Beckenhälfte um einen ventralen und dorsalen Drehpunkt, vergleichbar dem Hochklappen eines Eimerhenkels, ein Verletzungsmechanismus, der deshalb im angloamerikanischen Sprachraum als „bucked handle injury" (vgl. Abschn. 3.1) bezeichnet wird. Zwar war die symphyseale Komponente nachträglich manuell hergestellt und wies keine oberflächenvergrößernde Zapfenverbindung auf. Auch waren die Schrauben im kontralateralen Schambein nicht sehr fest verankerbar. Eine zusätzliche Befestigung am kontralateralen Schambeinast mit Konterplatte und -muttern am Oberrand des Foramen obturatum konnte aber den Eimerhenkelmechanismus wegen der bereits eingetretenen dorsalen Beckenringläsion nicht verhindern. Für den Prothesenbau bedeutet dies, daß aus dem Ersatz der Acelabulumregion ohne Refixierung der intrapelvinen Zuggurtung eine Überlastung des Beckenrings resultieren kann, die nur teilweise durch den Ringschluß kompensiert werden kann. Es ist daher angebracht, eine Fixierungsmöglichkeit entweder für die Beckenbodenbänder oder sogar für die Spina ischiadica, vorzugsweise auch mit madreporischer Oberfläche, einzuplanen. Die Refixierung der intrapelvinen Zuggurtung hat nicht nur einen beckenring-, sondern auch einen beckenbodenstabilisierenden Effekt zur Vermeidung von Herniationen.

Bei der spannungsoptischen Untersuchung fiel auf, daß es im Vergleich zur Untersuchung am nichtresezierten Beckenpräparat vermehrt zur Signalgebung an der Schaufelaußenseite kam. Umgekehrt sind die Signale, die an der Innenseite in unmittelbarer Nähe des SIG und oberhalb der Linea terminalis gesehen wurden, jetzt nahezu verschwunden. Dies ist zu interpretieren als Folge einer geänderten Krafteinleitung von der Hüftpfanne in den dorsalen Beckenabschnitt. Denn während am Nativbecken das Prinzip der kürzesten bzw. direktesten Wege zur Druckübertragung eingehalten wird, wird die Kraft bei montierter Prothese durch die Prothesenauflage, den interkortikalen Kiel und die Fixationslaschen großflächig eingeleitet. Diese Entlastung zugunsten der Region der Linea terminalis führt zu einer relativen Mehrbelastung weiter ventral und kranial gelegener Bereiche der Beckenschaufel, namentlich der Region dorsal der auf der Außenseite deutlich erkennbaren supraazetabulären Druckstrebe. Hier signalisiert die Spannungsoptik eine flächige Spannungserhöhung, die durch eine Verformung zu erklären ist. Ob die Art der Darmbeinbefestigung bei der Entstehung dieser spannungsoptischen Signale beteiligt ist, kann nicht mit Sicherheit ausgeschlossen werden, da die spannungsoptische Untersuchung der Außenfläche des kompletten Beckens mit montierter Prothese bei vergleichbarer Belastung nicht vorliegt. Die Ergebnisse der spannungsoptischen Untersuchungen der Darmbeininnenfläche waren zumindest beim Nativbecken und beim isolierten Darmbein übereinstimmend. Weitgehend ausgespart von dieser Signalgebung war in Übereinstimmung mit den Ergebnissen der Untersuchungen am nichtresezierten Becken (s. Abschn. 2.3) die erwähnte supraazetabuläre Druckstrebe. Diese Untersuchungsergebnisse sind deutliche Anzeichen dafür, daß eine Befestigung der Prothese durch Fixationslaschen über der supraazetabulären Druckstrebe zu einer Optimierung der Primärstabilität führt, verglichen mit Fixationslaschen, die ausgerechnet auf „bewegtem" Grund befestigt sind. Dasselbe kann für die Langzeitstabilität postuliert werden.

Dessen ungeachtet wies die Befestigung der Acetabulumprothese am Darmbeinstumpf eine ausgezeichnete Stabilität auf. Bei 2000 N kam es nur zu einer geringen Verschiebung zwischen Darmbeinstumpf und Prothese, was an der geringen Signaländerung oberhalb der vorderen Befestigungslasche zu sehen ist. Diese Bewegung beider Teile zueinander kann ebenfalls innenseitig am hinteren Interface erkannt werden, wo die Signalgebung durch eine Scherung zustande kommt. Die Verschiebung ist in einer Größenordnung von Bruchteilen eines Millimeters anzusiedeln. Bei der In-vivo-Anwendung bauähnlicher Prothesen mit madreporischer Knochenkontaktfläche werden vermutlich die Minimalbewegungen der Anfangsphase durch das „Einwachsen" des Knochens in die Poren der Prothese in der Folgezeit reduziert.

4.13.5 Zusammenfassung

Es konnte gezeigt werden, daß die spannungsoptische Untersuchung nicht nur interessante und wertvolle Informationen über die Belastung des Beckenknochens liefert (s. Abschn. 2.3), sondern auch besonders hilfreich bei der Planung und Optimierung von Beckenteilprothesen sein kann, wenn es darum geht, Spannungszustände, namentlich unerwartete Spannungszustände, darzustellen. Die Methode liefert diese Ergebnisse bereits und v. a. durch ihre qualitative Aussage. Durch die Versuchsanordnung konnte ein negativer Effekt auf den Beckenring nach Typ-II-III-Resektion (Acetabulumregion mit Scham- und Sitzbein) auf den Beckenring nachgewiesen werden. Für den Prothesenbau können aus der vorgestellten spannungsoptischen Untersuchung einer Prothese nach Typ-II-III-Resektion die folgenden Erkenntnisse zur Optimierung der Prothese gewonnen werden:

1. Die Spina ischiadica sollte als knöcherner Ansatz der intrapelvinen Zuggurtung (Ligg. sacrospinale und sacrotuberale) erhalten bleiben und an der Prothese verankert werden können. Andernfalls ist zumindest eine Befestigung der Prothese am kontralateralen Schambein notwendig. Diese Maßnahmen wirken in abnehmender Reihenfolge Kräften entgegen, die die eine Beckenhälfte um einen ventralen und dorsalen Drehpunkt nach kranial klappen, vergleichbar dem Henkel eines Eimers. Der Beckenring wird durch beide Maßnahmen ventral und dorsal vor Überlastung geschützt.

2. Die sandwichartige Knochenmetallverbindung zwischen Prothese und Darmbeinstumpf mit beidseitigen Fixierungslaschen, interkortikalem Kiel und reibungserhöhender, madreporischer Oberfläche hat sich in vitro als äußerst stabil erwiesen. Zur Reduzierung auch minimaler Relativbewegungen am Interface in der Anfangsphase sollten die Fixierungslaschen der Prothese im Bereich der supraazetabulären Druckstrebe liegen.

5 Abschließende Zusammenfassung

In der vorliegenden Arbeit wurden neben anatomischen und biomechanischen Gegebenheiten des Beckens die erforderlichen Maßnahmen zur Behandlung des traumatisch lädierten Beckens und Acetabulums dargestellt. Eigene experimentelle Untersuchungen zur Biomechanik und Frakturversorgung ergänzen die operationstechnischen Ausführungen. Eine solche Zusammenstellung klinischer Erfahrungen ist gerade zum jetzigen Zeitpunkt sinnvoll und notwendig, da in den letzten Jahren das therapeutische Vorgehen bei Beckenring- und Acetabulumverletzungen weitgehend standardisiert wurde. Einige stabilisierende Verfahren allerdings, wie die perkutane SI-Fugenverschraubung, die perkutane Verschraubung dorsaler Pfannenrandfragmente und die Stabilisierung von Ossacrum-Frakturen mit einer Spezialplatte, werden derzeit erst an wenigen Zentren durchgeführt, so daß deren klinischer Stellenwert zur Zeit nicht definiert werden kann. Auch kann bei den operativen Zugängen, speziell bei den technisch sehr anspruchsvollen erweiterten Zugängen zum Acetabulum, ein Trend vom erweiterten iliofemoralen Zugang zum erweiterten lateralen Zugang („Maryland-Zugang") beobachtet werden. Um derartige Fragen zu klären, wurde 1991 eine Arbeitsgruppe Becken innerhalb der DGU und der Deutschen Sektion der AO-International gegründet mit dem Ziel, im Rahmen einer prospektiven multizentrischen Studie auf dem Boden vergleichbarer Ergebnisse Richtlinien für die Diagnostik und Behandlung von Beckenfrakturen zu erarbeiten. Die Chirurgische Klinik, Klinikum Innenstadt der LMU München, ist in dieser Arbeitsgruppe vertreten. Man darf auf die Ergebnisse dieser Studie und die daraus abgeleiteten Konsequenzen gespannt sein. Ein weiterer klinisch relevanter Schwerpunkt ist in der detaillierten Darstellung der Versorgung polytraumatisierter Patienten mit Beckenverletzungen wiedergegeben. Hier konnte besonders die Einhaltung eines diagnostischen und therapeutischen Stufenplans die Behandlungsergebnisse bezüglich der Letalität sehr günstig beeinflussen.

Einen zweiten Arbeitsschwerpunkt neben der Frakturversorgung stellt die Beckenteilprothetik dar. Auf diesem Gebiet ermöglichen neue Techniken der Prothesenherstellung neue Operationsverfahren. Deshalb ist für die Operationsplanung und -durchführung eine exakte Kenntnis nicht nur der Anatomie der den Beckengürtel umgebenden Weichteile, sondern auch der Statodynamik des ossär-ligamentären Beckenrings von entscheidender Bedeutung. In Verbindung mit eigenen klinischen Erfahrungen auf dem Gebiet der Tumor- und Wiederherstellungschirurgie des Beckengürtels ergab sich hieraus die klinisch relevante Fragestellung der Prothesenverankerung, die die Grundlage für experimentelle Untersuchungen darstellte. Die experimentellen Untersuchungen dienten dazu, klinikrelevante Problemstellungen anschaulich darzustellen und das klinisch relevante Ziel der Qualitätssicherung zu unterstützen. Da maßangefertigte Prothesen als Einzelanfertigungen im Knochen-Prothesen-Verbund nicht auf Ermüdungsfestigkeit hin überprüft werden können, sofern deren weitere Verwendung am Patienten vorgesehen ist, wurde ein spannungsoptisches Modell erarbeitet, mit dem Oberflächenspannungen des Beckenknochens und der Prothese zur Darstellung gebracht werden können. Durch dieses Oberflächenschichtverfahren gelang eine neuartige anatomisch-biomechanische Darstellung der Spannungsverläufe innerhalb der Kortikalis des Beckenknochens. Dies bedeutet, daß man neue Kenntnisse erhält, die helfen, das Verständnis für die Form zu vertiefen und die Wechselwirkung von Form und Funktion zu verstehen. In Verbindung mit Prothesenteilen lassen sich möglicherweise ermüdungsbruchgefährdete Prothesenteile oder Spannungsspitzen im Knochen anhand der dargestellten Spannungslinien erkennen und vermeiden. Die vorgestellte Methode bildet auch die Grundlage für spannungsoptische Vermessung von Knochenprothesenverbindungen anderer Lokalisationen und kann ganz allgemein als Untersuchungsmethode für derartige Probleme herangezogen werden. Durch Interpretation der dargestellten Spannungsverläufe kann man die Frakturversorgung optimieren, in der Prothetik können Resektionsgrenzen definiert, Prothesen-Knochen-Verbindungen optimiert, und nicht zuletzt kann der operative Aufwand und damit das Risiko für den Patienten sowohl bei der Frakturversorgung als auch bei der Prothetik minimiert werden.

Literatur

1. Aebi M (1990) Der rein dorsale Zugang zur Sakrumresektion. Operat Orthop Traumatol 2:271–280
2. Alonso JE, Ritchie W (1992) Heterotopic ossification in triradiate approaches to acetabular fractures. Vortrag 12.10.92, Surgery of the Pelvis and Acetabulum: An International Consensus, Office of Continuing Medical Education, 11.–15.10.92, Pittsburgh PA (Abstract)
3. Arcq M (1973) Die paraartikulären Ossifikationen – eine Komplikation der Totalendoprothese des Hüftgelenkes. Arch Orthop Unfallchir 77:108–131
4. Ballmer PM, Isler B, Ganz R (1988) Ergebnisse operativ behandelter Acetabulumfrakturen. Unfallchirurg 91:149–153
5. Bandhauer K, Hassler H (1989) Die Verletzung der Urogenitalorgane. Chirurg 60:649–656
6. Bauer R, Kerschbaumer F, Poisel S (1986) Operative Zugangswege in Orthopädie und Traumatologie. Thieme, Stuttgart New York
7. Baumgaertel F (1992) Diagnostik, Klassifikation und Indikationsstellung bei Acetabulumfrakturen. Orthopädie 21:427–441
8. Becker W (1988) Diagnostik und Therapie von Knochentumoren im Bereich des Beckens. Z Orthop 126:282–288
9. Bell AL, Smith RA, Brown TD, Nepola JV (1988) Comparative study of the orthofix and Pittsburgh frames for external fixation of unstable pelvic ring fractures. J Orthop Trauma 2:130–138
10. Ben-Menachem Y, Coldwell DM, Young JWR, Burgess AR (1991) Hemorrhage associated with pelvic fractures: Causes, diagnosis, and emergent management. AJR 157:1005–1014
11. Berner W, Tscherne H (1986) Biomechanik der dorsalen und ventralen Osteosynthese des Sacroiliacalgelenkes. Hefte Unfallheilkd 181:627–631
12. Bettermann A, Ecke H (1991) Biomechanische Untersuchungen verschiedener Banding-Formen an der Symphyse. Akt Traumatol 21:135–138
13. Betz A, Schweiberer L (1985) Traumatologie im Greisenalter. Z Allg Med 61:936–943
14. Betz A, Sebisch E (1989) Versorgung der Frakturen des hinteren Pfannenrandes und des hinteren Pfeilers. In: Krueger P, Schweiberer L (Hrsg) Manual zum Operationskurs – Chirurgie des Beckens, Bde 11, 12. GB COPY-SHOP, München S 1–10
15. Betz A, Euler E (1990) Proximale Femurfrakturen – Die Behandlung der Schenkelhalsfrakturen. OP-Journal 6:25–30
16. Betz A, Euler E, Schweiberer L (1990) Verletzungen des Schenkelhalses und der Trochanterregion. In: Beck E (Hrsg) Breitner Chirurgische Operationslehre, Bd XI: Traumatologie 4. Urban & Schwarzenberg, München Wien Baltimore, S 1–40
17. Bhansali S, Desal P (1963) Ewing's sarcoma. J Bone Joint Surg [Am] 45:541–553
18. Bielack S, Winkler K (1988) Perioperative Chemotherapie des Osteosarkoms. In: Preusser P, Wilke H, Bünte H (Hrsg) Perioperative antineoplastische Chemotherapie. Marseille, München, S 109–123
19. Blahs U, Huber RM, Kenn RW, Kierse R, Mangel E, Pfeiffer KJ (1989) Radiologische Diagnostik. In: Krueger P, Schweiberer L (Hrsg) Manual zum Operationskurs – Chirurgie des Beckens, Bd IV. GB COPY-SHOP, München, S 1–30
20. Blatter R (1978) Frakturen des Beckens und des Acetabulums. In: Weber BG, Brunner Ch, Freuler F (Hrsg) Die Frakturbehandlung bei Kindern und Jugendlichen. Springer, Berlin Heidelberg New York, S 248–257

21. Blum J, Beyermann K, Ritter G (1991) Häufigkeit der Hüftpfannenfrakturen vor und nach Einführung der Gurtanschnallpflicht. Unfallchirurgie 17:274–279

22. Böhm P, Wirth CJ (1987) Grundlagen der operativen Therapie von Knochentumoren unter besonderer Berücksichtigung der Lokalisation am Becken und an der unteren Extremität. Unfallchirurg 90:556–565

23. Böhmer G, Roesgen M, Hierzholzer G (1992) Dreidimensionale Computertomographie in der Unfallchirurgie – Eine Kasuistik. Akt Traumatol 22:47–56

24. Bombelli R (1981) Radiological pattern of the normal hip joint and its biomechanical meaning. In: Draenert K, Rütt A (Hrsg) Morphologie und Funktion der Hüfte. Art and Science, München, S 113–138 (Histo-Morph Bewegungsapp 1)

25. Bosch U, Pohlemann T, Haas N, Tscheme H (1992) Klassifikation und Management des komplexen Beckentraumas. Unfallchirurg 95:189–196

26. Bosch U, Pohlemann T, Tscheme H (1992) Strategie bei der Primärversorgung von Beckenverletzungen. Orthopäde 21:385–392

27. Bosse MJ, Reinert CM (1993) Pelvic fractures. In: Frame SB, McSwain NE (eds) Retroperitoneal trauma. Thieme, New York Stuttgart, pp 173–192

28. Boulanger BR, Milzmann D, Mitchell K, Roddguez A (1992) Body habitus as a predictor of injury pattern after blunt trauma. J Trauma 33:228–232

29. Braun W (1989) Röntgenbestrahlung des Hüftgelenkes zur Verhinderung von heterotopen Verknöcherungen. In: Krueger P, Schweiberer L (Hrsg) Manual zum Operationskurs – Chirurgie des Beckens, Bd. 19. GB COPY-SHOP, München, S 17

30. Brinckmann P, Frobin W, Hierholzer E (1980) Belastete Gelenkfläche und Beanspruchung des Hüftgelenks. Z Orthop 118:107–115

31. Brooker AF, Bowerman JW, Robinson RA, Riley LH (1973) Ectopic ossification following total hip replacement – Incidence and a method of classification. J Bone Joint Surg [Am] 55:1629–1632

32. Brotman S, Soderstrom CA, Oster-Granite M, Cisternino S, Browner B, Cowley RA (1981) Management of severe bleeding in fractures of the pelvis. Surg Gynecol Obstet 153:823–826

33. Brunner R, Morscher E, Hünig R (1987) Para-articular ossification in total hip replacement: An indication for irradiation therapy. Arch Orthop Trauma Surg 106:102–107

34. Bruns J, Dahmen G (1986) The gluteal approach to the ischium. Arch Orthop Trauma Surg 105:369–372

35. Bucholz RW (1981) The pathological anatomy of Malgaigne fracture-dislocations of the pelvis. J Bone Joint Surg [Am] 63:400–404

36. Buckley SL, Burkus JK (1987) Computerized axial tomography of pelvic ring fractures. J Trauma 27: 496–502

37. Bünte H, Beck H (1970) Pathologische Frakturen in Skelettmetastasen maligner Tumoren – Indikation und chirurgische Therapie. Chir Praxis 14:361–368

38. Bünte H (1983) Peritonitis bei Verletzungen des Beckens, seiner Knochen und Weichteile. Langenbecks Arch Chir 361:233–235

39. Burk DL, Mears DC, Kennedy WH, Cooperstein LA, Herbert DL (1985) Three-dimensional computed tomography of acetabular fractures. Radiology 155:183–186

40. Burri C, Claes L, Gerngroß H, Mathys Jun R (1979) Total „internal“ hemipelvectomy. Arch Orthop Trauma Surg 94:219–226

41. Burri C, Frommer A, Hauke G, Schulte J (1984) Tumoren von Becken und Hüfte. In: Draenert K, Rütt A (Hrsg) Erfahrungen mit dem operativen Gelenkersatz. Art & Sciences, München, S 155–176 (Histo-Morph Bewegungsapp 2)

42. Cameron HU (1992) The technique of total hip arthroplasty. Mosby, St. Louis

43. Campanacci M, Capanna R, Picci P (1986) Unicameral and aneurysmal bone cysts. Clin Orthop Relat Res 204:25–36

44. Campanacci M, Baldini N, Boriani S, Sudanese A (1987) Giant-cell tumor of bone. J Bone Joint Surg [Am] 69:106–114

45. Campanacci M, Guernelli N, Capanna R (1987) Pelvic resections involving and not involving the acetabulum. In: Coombs R, Friedlander G (eds) Bone tumour management. Butterworth, Oxford, pp 114–117

46. Campanacci M, Laus M (1980) Local recurrence after amputation for osteosarcoma. J Bone Joint Surg [Br] 62:201–207

47. Campanacci M (1990) Bone and soft tissue tumors. Springer, Wien New York
48. Capanna R, van Horn JR, Guernelli N et al. (1987) Complications of pelvic resections. Arch Orthop Trauma Surg 106:71–77
49. Capanna R, Toni A, Sudanese A, McDonald D, Bacci G, Campanacci M (1990) Ewing's sarcoma of the pelvis. Int Orthop 14:57–61
50. Colapinto V (1980) Trauma to the pelvis: urethral injury. Clin Orthop Relat Res 151:46–55
51. Coombs R, Halliday K (1987) Biopsy techniques. In: Coombs R, Friedlander G (eds) Bone tumour management. Butterworth, Oxford, pp 81–87
52. Crowninshield RD, Brand RA (1981) A physiologically based criterion of muscle force prediction in locomotion. J Biomech 14:793–801
53. Cryer HM, Miller FB, Evers BM, Rouben LR, Seligson DL (1988) Pelvic fracture classification: Correlation with hemorrhage. J Trauma 28:973–980
54. Dabezies EJ, Millet CW, Murphy CP, Acker JH, Robicheaux RE, D'Ambrosia RD (1989) Stabilization of sacroiliac joint disruption with threaded compression rods. Clin Orthop Relat Res 246:165–171
55. Dahmen G, Heise U (1985) Alloplastischer Beckenersatz mit Hüftgelenk und proximalem Femur – Eine Möglichkeit der Tumorbehandlung. Z Orthop 123:265–272
56. Dahners LE, Jacobs RR, Jayaraman G, Cepulo AJ (1984) A study of external skeletal fixation system for unstable pelvic fractures. J Trauma 24:876–881
57. Dalstra M, Huiskes R (1992) Load-transfer in pelvic cortical bone. VIII. Meeting of the European Society of Biomechanics, Rome Italy, June 1–24, 1992, p 60
58. Dapunt O, Karlbauer A, Möseneder H, Boeckl O (1985) Verletzung des Magen-Darm-Traktes nach stumpfem Bauchtrauma. Chirurg 56:695–698
59. Daum WJ, Scarborough M (1992) Heterotopic ossification after acetabular flexion. Surgery of the Pelvis and Acetabulum: An International Consensus, Office of Continuing Medical Education, 11.–15.10.92, Pittsburgh PA
60. Debrunner HU (1975) Studien zur Biomechanik des Hüftgelenkes I – Ein neues Modell für die Berechnung der Hüftbelastung. Z Orthop 113:377–388
61. Defalco AJ (1992) Urethral and bladder reconstruction in pelvic fractures – The role for primary realignment. Surgery of the Pelvis and Acetabulum: An International Consensus, Office of Continuing Medical Education, Pittsburgh 11.–15.10.1992
62. Delal SA, Burgess AR, Siegel JH et al. (1989) Pelvic fracture in multiple trauma: Classification by mechanism is key to pattern of organ injury, resuscitative requirements, and outcome. J Trauma 29:981–1002
63. Delling G, Welkerling H (1992) Pathomorphologie der malignen chondrogenen Knochentumoren – eine Analyse von 94 Fällen des Hamburger Knochentumorregisters (1974–1989). Z Orthop 130:1–8
64. Delloye C, de Nayer P, Allington N, Munting E, Coutelier L, Vincent A (1988) Massive bone allografts in large skeletal defects after tumor surgery: a clinical and microradiographic evaluation, Arch Orthop Trauma Surg 107:31–41
65. Denis F, Davis S, Comfort Th (1988) Sacral fractures: An important problem retrospective analysis of 236 cases. Clin Orthop Relat Res 227:67–81
66. Dietrichs E (1991) Anatomy of the pelvic joints – A review. Scand J Rheumatol 88s:4–6
67. Dijkstra PF, Vleeming A, Stoeckart (1989) Complex motion tomography of the sacroiliac joint – An anatomical and roentgenological study. Fortschr Röntgenstr 150:635–642
68. DIN 53457 (1987) Bestimmung des Elastizitätsmoduls im Zug-, Druck- und Biegeversuch
69. Djerf K, Gillquist J (1987) Calcar unloading after hip replacement. A cadaver study of femoral stem designes. Acta Orthop Scand 58:97–103
70. Dock W, Grabenwöger F, Pinterits F, Ittner G (1988) Sonographie des Abdomens beim Polytraumatisierten. Wert der Methode. Unfallchirurg 91:179–184
71. Dock W, Grabenwöger F, Schratter M, Farrés MT, Kwasny O (1989) Diagnostik von Beckenfrakturen: Beckenübersichtsaufnahmen versus CT. Fortschr Röntgenstr 150:280–283
72. Dörner A, Kahl K-J, Schöttle H (1986) Die operative Versorgung der Symphysenruptur. Hefte Unfallheilkd 181:637–641
73. Dolati B (1985) Die operative Versorgung der Symphysenruptur. Unfallchirurgie 11:223–227
74. Dolati B, Beck E (1988) Operative Versorgung der Verletzungen des hinteren Beckenringes durch elastische Stabilisierung. Unfallchirurgie 14:199–203

75. Dolati B (1992) Pathomechanism of open book injuries – Experimental study. Surgery of the Pelvis and Acetabulum: An International Consensus, Office of Continuing Medical Education, Pittsburgh, 11.–15.10.1992 (Abstract)

76. Drerup B, Hierholzer E (1987) Movement of the human pelvis and displacement of related anatomical landmarks on the body surface. J Biomech 20:971–977

77. Dunham WK (1987) Acetabular resections for sarcoma. In: Ennking WF (ed) Limb salvage in musculoskeletal oncology. Churchill Livingstone, New York, pp 170–184

78. Dunn EL, Berry PH, Connally JD (1983) Computed tomography of the pelvis in patients with multiple injuries. J Trauma 23:378–383

79. Ecke H, Hofmann D (1986) Indikation und Technik der Osteosynthese bei Beckenringverletzungen: Zuggurtung. Hefte Unfallheilkd 181:581–582

80. Ecke H, Hofmann D, Patzak HJ (1990) Die Rupturen der Amphiarthrosen am Beckenring. Unfallchirurgie 16:311–321

81. Eder M (1977) Pathologie des Wachstums und der Differenzierung. In: Eder M, Gedigk P (Hrsg) Lehrbuch der Allgemeinen Pathologie und der Pathologischen Anatomie, 30. Aufl. Springer, Berlin Heidelberg New York, S 207–269

82. Egbers H-J, Havemann D (1986) Äußere Fixation des instabilen Beckenringes? Hefte Unfallheilkd 181:610–611

83. Egbers HJ, Draijer F, Havemann D, Zenker W (1992) Stabilisierung des Beckenringes mit Fixateur externe – Biomechanische Untersuchungen und klinische Erfahrungen. Orthopäde 21: 363–372

84. Ehlers PN, Grimsehl H (1960) Über pathologische Frakturen unter Auswertung des Krankengutes der Chirurgischen Universitätsklinik Heidelberg (1943–1959). Langenbecks Arch Klin Chir 294:667–699

85. Eilber FR, Grant TT, Sakai D, Morton DL (1979) Internal Hemipelvectomy – excision of the hemipelvis with limb preservation – An alternative to hemipelvectomy. Cancer 43:806–809

86. Ekkernkamp A, Brand J, Wernet E, Muhr G, Rehn J (1992) Was beeinflußt das Resultat von Abdominaltraumen? – Eine Analyse von 558 Patienten. Unfallchirurg 95:380–386

87. Enneking WF (1966) Local resection of malignant lesions of the hip and pelvis. J Bone Joint Surg [Am] 48:991–1007

88. Enneking WF, Kagan A (1975) "Skip" metastases in osteosarcoma. Cancer 36:2192–2205

89. Enneking WF, Shirley PD (1977) Resection-arthrodesis for malignant and potentially malignant lesions about the knee using an intamedullary rod and local bone grafts. J Bone Joint Surg [Am] 59:223–236

90. Enneking WF, Dunham WK (1978) Resection and reconstruction for primary neoplasms involving the innominate bone. J Bone Joint Surg 60:731–746

91. Enneking WF, Spanier SS, Goodman MA (1980) A system for the surgical staging of musculoskeletal sarcoma. Clin Orthop Relat Res 153:106–120

92. Enneking WF (1983) Musculosceletal tumor surgery. Churchill Livingstone, New York

93. Enneking WF (1986) A system of staging musculoskeletal neoplasms. Clin Orthop Relat Res 204:9–24

94. Enneking WF (1987) Limb salvage in musculoskeletal oncology. Churchill Livingstone, New York

95. Enneking WF (ed) (1987) Functional results of reconstruction for periacetabular pelvic resections requiring sacrifice of the hip joint. In: Limb salvage in musculoskeletal oncology. Churchill Livingstone, New York, pp 103–191

96. Enneking WF, Menendez LR (1987) Functional evaluation of various reconstructions after periacetabular resection of iliac lesions. In: Enneking WF (ed) Limb salvage in musculoskeletal oncology. Churchill Livingstone, New York, pp. 117–135

97. Euler E (1989) Klinische Biomechanik des Beckenringes. In: Krueger P, Schweiberer L (Hrsg) Chirurgie des Beckens – Manual zum Operationskurs, Bd. 3. COPY-SHOP, München , 1–17

98. Euler E, Betz A, Schweiberer L (1992) Total pelvic ring replacement – A case report. Surgery of the pelvis and acetabulum: An international consensus, Office of Continuing Medical Education, Pittsburgh 11.–15.10.1992 (Abstract)

99. Euler E, Betz A, Schweiberer L (1992) Diagnostik, Klassifikation und Indikation zur operativen Therapie von Beckenringfrakturen. Orthopäde 21:354–362

100. Euler E, Krueger P, Betz A, Schweiberer L (1992) Beckenringfrakturen – müssen sie stabilisiert werden? Unfallchirurg 95:174–180

101. Euler E, Nast-Kolb D, Betz A, Schweiberer L (1992) Treatment of multiply injured patients with pelvic fractures in accordance with a graduated diagnostic and therapeutic plan. Surgery of the Pelvis and Acetabulum: An International Consensus, Office of Continuing Medical Education, Pittsburgh 11.–15.10.1992 (Abstract)

102. Exner GU, Von Hochstetter AR (1992) Technik und Taktik der Biopsie incl. Punktion. Z Orthop 130:272–275

103. Failinger MS, McGanity PLJ (1992) Unstable fractures of the pelvic ring. J Bone Joint Surg [Am] 74:781–791

104. Farthmann EH, Kirchner R (1983) Sphincter- und Beckenbodenverletzungen. Langenbecks Arch Chir 361:221–225

105. Farthmann EH, Kirchner R (1985) Die Versorgung von Gallenwegs- und Pankreasverletzungen. Chirurg 56:688–694

106. Farthmann EH, Kirchner R, Fraedrich G (1989) Organ- und Gefäßverletzungen des zentralen Retroperitoneums. Chirurg 60:657–664

107. Feifel G, Hildebrandt U (1983) Pfählungsverletzungen. Langenbecks Arch Chir 361:227–231

108. Fenzl G, Fischer G, Galle P (1990) Azetabulumfrakturen – operative versus konservative Behandlung. Unfallchirurgie 16:230–235

109. Fessler H (1957) Load distribution in a model of a hip joint. J Bone Joint Surg [Br] 39: 145–153

110. Ficker E (1989) Optische Flächenverfahren – Allgemeines und Überblick. In: Rohrbach C (Hrsg) Handbuch für experimentelle Spannungsanalyse. VDI-Verlag, Düsseldorf, S 195–207

111. Ficker E (1989) Spannungsoptische Modellverfahren. In: Rohrbach C (Hrsg) Handbuch für experimentelle Spannungsanalyse. VDI-Verlag, Düsseldorf, S 208–257

112. Finlay JB, Bourne RB, Landsberg RPD, Andreae P (1986) Pelvic stress in vitro – I. Malsizing of endoprostheses. J Biomech 19:703–714

113. Finlay JB, Bourne RB, Landsberg RPD, Andreae P (1986) Pelvic stress in vitro – II. A study of the efficacy of metal-backed acetabular prostheses. J Biomech 19:715–725

114. Flory PJ, Trentz O, Bühren V, Seiler H, Potulski M (1985) Management der komplexen Beckenverletzung. Akt Traumatol 15:139–144

115. Föppl L, Mönch E (1972) Spannungsoptik. Springer, Berlin Heidelberg New York

116. Friedl W (1990) Indication, management and results of surgical therapy for pathological fractures in patients with bone metastases. Eur J Surg Oncol 16:380–396

117. Friedl W, Ruf W, Krebs H (1986) Funktionelle Ergebnisse nach konservativer und operativer Therapie pathologischer Frakturen bei malignen Erkrankungen. Langenbecks Arch Chir 368:185–196

118. Fröhlich P, Szita J (1992) Beckenringfrakturen: Konservativ oder operativ? Hefte Unfallheilkd 222:178–180

119. Fuhs SE, Herndon JH, Gould FR (1978) Herniation of the bladder – An unusual complication of traumatic diastasis of the pubis. J Bone Joint Surg [Am] 60:704–707

120. Fulghum CS, Glisson RR, Callaghan JJ, Seaber AV, Ascherl R, Burgkart R (1992) Darstellung der Kraftübertragung Prothese – Knochen durch photoelastische Beschichtung des proximalen Femurs. In: Hipp E, Gradinger R, Ascherl R (Hrsg) Die zementlose Hüftprothese. Demeter, Gräfelfing

121. Gamble JG, Simmons SC, Freedman M (1986) The symphysis pubis – Anatomic and pathologic considerations. Clin Orthop Retal Res 203:261–272

122. Ganz RG, Krushell RJ, Jakob RP, Küffer J (1991) The antishock pelvic clamp. Clin Orthop Relat Res 267:71–78

123. Gatterer R, Scharf W, Karnel F (1988) Der Wert der Computertomographie bei der traumatischen Hüftluxation. Unfallchirurg 91:174–178

124. Gerthsen Ch, Kneser HO, Vogel H (1986) Physik, 15. Aufl. Springer, Berlin Heidelberg New York Toyko

125. Gibbons KJ, Soloniuk DS, Razack N (1990) Neurological injury and patterns of sacral fractures. J Neurosurg 72:889–893

126. Gilula LA, Murphy WA, Tailor CC, Patel RB (1979) Computed tomography of the osseous pelvis. Radiology 132:107–114

127. Goel VK, Svensson NL (1977) Forces on the pelvis. J Biomechanics 10:195–200

128. Goel VK, Valliappan S, Svensson NL (1978) Stress in the normal pelvis. Comput Biol Med 8:91–104

129. Goldmann AR, Glückert K, Exner GU (1989) Therapie der Tumore des Os sacrum. Z Orthop 127:406–409

130. Gongkang H, Hua M, Renxiu W (1985) Ilium. In: Shizhen Z, Yongjian H, Wenchun Y (eds) Microsurgical anatmoy. MTP Press, Lancaster Boston, pp 145–154

131. Goodman SB, Adler SJ, Fyhrie DP, Schurman DJ (1988) The acetabular teardrop and its relevance to acetabular migration. Clin Orthop Relat Res 236:199–204

132. Gordon RO, Mears DC (1991) Lateral compression injury of the pelvis – A case report. J Bone Joint Surg [Am] 73:1399–1401

133. Gozna ER (1982) Biomechanics of pelvic and acetabular fractures. In: Gozna ER, Harrington IJ (eds) Biomechanics of musculoskeletal injury. Williams & Wilkins, Baltimore London, pp 135–158

134. Gradinger R, Rechl H, Scheyerer M, Hipp E (1989) Nicht-radikale Operationen von malignen Beckentumoren. Z Orthop 127:420–423

135. Gradinger R, Rechl H, Hipp E (1991) Pelvic osteosarcoma – Resection, reconstruction, local control and survival statistics. Clin Orthop Relat Res 270:149–158

136. Guerra A, Briccoli A, Capanna R, Guernelli N, Picci P, Campanacci M (1985) Les résections avec conservation du membre inférieur dans le chondrosarcome du bassin. Rev Chir Orthop 71:493–501

137. Gunterberg B, Goldie I, Slätis P (1978) Fixation of pelvic fractures and dislocations. Acta Orthop Scand 49:278–286

138. Harrington KD, Sim FH, Enis JE, Johnston JO, Dick HM, Gristina AG (1976) Methylmethacrylate as an adjunct in internal fixation of pathological fractures – Experience with three hundred and seventy-five cases. J Bone Joint Surg [Am] 58:1047–1055

139. Harrington KD (1982) New trends in the management of lower extremity metastases. Clin Orthop Relat Res 169:53–61

140. Harrington KD, Johnston JO, Kaufer HN, Luck JV, Moore TM (1986) Limb salvage and prosthetic joint reconstruction for low-grade and selected high-grade sarcomas of bone after wide resection and replacement by authoclaved autogeneic grafts. Clin Orthop Relat Res 211:180–214

141. Harrington KD (1992) The use of hemipelvic allografts or autoclaved grafts for reconstruction after wide resections of malignant tumors of the pelvis. J Bone Joint Surg [Am] 74:331–341

142. Hartung C (1991) 3D in der Computertomographie. Radiol Assis 4:10–17

143. Hecht L, Beck H, Hecht-Zilch E (1979) Knochenmetastasen – Diagnostik, Therapie, Prognose. Med Klin 74:349–352

144. Heeg M, Oostvoggl HJM, Klasen HJ (1987) Conservative treatment of acetabular fractures: The role of the weight-bearing dome and anatomic reduction in the ultimate results. J Trauma 27:555–559

145. Heeg M, Klasen HJ, Oostvogel HJM (1992) Conservative treatment of acetabular fractures. Hefte Unfallheilkd 222:164–172

146. Hegerl C, Ascherl R, Hipp R, Stübinger B, Blümel G (1991) Zum Problem der heterotopen Ossifikationen – Histologische Untersuchungen. Hefte Unfallheilkd 220:692–693

147. Heining SM (in Vorbereitung) Qualitative und quantitative optische Spannungsmessung am Becken. Dissertation, Ludwig-Maximilians-Universität München

148. Heller M, Oltmann K, Spielmann RP, Crone-Müzebrock W (1989) CT tumoröser Läsionen des knöchernen Beckens. Fortschr Röntgenstr 150:383–389

149. Hermichen HG, Wentzensen A (1988) Stabile Osteosynthese nach Beckenschaufelresektion bei intraossärem Ewing-Sarkom. Aktuel Traumatol 18:204–208

150. Heuwinkel R, Schneider HM (1979) Zur Ätiologie und Pathogenese der Knochenneubildungen bei Hirnverletzten und Paraplegikern – II. Histochemie der frakturnahen Weichgewebe (Enzymmuster im Bereich der heilenden Fraktur). Unfallheilkunde 82:349–352

151. Hofmann D (1991) Vergleichende Untersuchung verschiedener Stabilisierungsverfahren bei der Luxation der Beckenhalbgelenke. Unfallchirurgie 17:247–252

152. Hofmann G, Bredow J (1986) Spätergebnisse der Beckenringverletzungen – Behandlung mit dem Fixateur externe. Hefte Unfallheilkd 181:612–619

153. Holm NJ (1980) The internal stress pattern of the os coxae. Acta Orthop Scand 51:421–428
154. Holm NJ (1981) The development of a two-dimensional stress-optical model of the os coxae. Acta Orthop Scand 52:135–143
155. Hougaard K, Thomsen PB (1988) Traumatic posterior fracture-dislocation of the hip with fracture of the femoral head or neck, or both. J Bone Joint Surg [Am] 70:233–239
156. Huggler AH, Schreiber A, Dietschi C, Jacob H (1974) Experimentelle Untersuchungen über das Deformationsverhalten des Hüftazetabulums unter Belastung. Z Orthop 112:44–50
157. Huittinen VM, Slätis P (1972) Fractures of the pelvis – Trauma mechanism, types of injury and principles of treatment. Acta Chir Scand 138:563–569
158. Huittinen VM, Slätis P (1972) Nerve injuries in double vertical pelvic fractures. Acta Chir Scand 138:571–575
159. Huth JF, Eckardt JJ, Pignatti G, Eilber FR (1988) Resection of malignant bone tumors of the pelvic girdle without extremity amputation. Arch Surg 123:1121–1124
160. Immenkamp M (1984) Operative Möglichkeiten bei Tumoren der Hüftregion. In: Draenert K, Rütt A (Hrsg) Erfahrungen mit dem operativen Gelenkersatz. Art and Science, München S 177–188 (Histo-Morph Bewegungsapp 2)
161. Isler B, Ganz R (1990) Klassifikation der Beckenringverletzung. Unfallchirurg 93:289–302
162. Isler B (1990) Chirurgische Maßnahmen bei der metastatischen Läsion des Extremitäten- und Beckenskelettes. Unfallchirurg 93:449–456
163. Izbicki JR, Wilker DK, Schweiberer L (1990) Das colorektale Karzinom und seine Präkanzerosen. De Gruyter, Berlin New York
164. Jacob HAC (1984) Modell-Untersuchungen zur Beanspruchung des Knochens im Bereich des Hüftgelenkes. In: Draenert K, Rütt A (Hrsg) Erfahrungen mit dem operativen Gelenkersatz. Art and Science, München S 39–52 (Histo-Morph Bewegungsapp 2)
165. Jacques LF, Gloviczki P, Patterson DE, Sarr MG (1988) Successful repair of an unusual hernia associated with traumatic pubic diastasis. Mayo Clin Proc 63:492–495
166. Jaffe HL, Lichtenstein L, Portis RB (1940) Giant cell tumor of bone. Its pathologic appearance, grading, supposed variants and treatment. Arch Pathol 30:993–1031
167. Johnson JTH (1978) Reconstruction of the pelvic ring following tumor resection. J Bone Joint Surg [Am] 60:747–751
168. Johnston JO (1988) Principles of limb salvage surgery. In: Chapman MW, Madison M (eds) Operative orthopaedics, vol 2. Lippincott, Philadelphia, pp 893–909
169. Judet R, Judet J, Letournel E (1964) Fractures of the acetabulum: Classification and surgical approaches for open reduction. J Bone Joint Surg [Am] 46:1615–1646
170. Jungbluth KH (1982) Indikation und Leistungsfähigkeit der Computertomographie in der Unfallchirurgie. Langenbecks Arch Chir 358:313–317
171. Jungbluth KH (1983) Frakturen des Acetabulum. Langenbecks Arch Chir 361:179–183
172. Karakousis CP, Emrich LJ, Driscoll DL (1989) Variants of hemipelvectomy and their complications. Am J Surg 158:404–408
173. Karpf PM, Mang W (1978) Das Retikulozellsarkom des Beckens – Diagnostische und therapeutische Probleme. Fortschr Med 96:1559–1562
174. Kasselt MR, Nieder E (1992) The saddle prosthesis – A prosthesis for the non-reconstructible acetabulum and for limb salvage. Surgery of the Pelvis and Acetabulum: An International Consensus, Office of Continuing Medical Education, Pittsburgh 11.–15.10.1992 (Abstract)
175. Keller A (1986) Spezialanfertigungen für den prothetischen Knochen- und Gelenkersatz. Vortrag anläßlich des Symposiums der Endo-Klinik Hamburg, 18.–19.4.86 (Sonderdruck). Link, Hamburg, S 1–7
176. Kindermann G (1983) Verletzungen des weiblichen Genitale. Langenbecks Arch Chir 361:209–211
177. Klaue P (1979) Indikationen zur Laparotomie nach stumpfem Körpertrauma mit Beckenfraktur – Die Rolle der Peritoneallavage. Unfallheilkunde 82:327–330
178. Klaue P – Die Bedeutung der Lavage nach Beckenverletzungen. Langenbecks Arch Chir 361:185–188
179. Klaue P (1985) Die Behandlung der Milzruptur. Chirurg 56:680–687
180. Kleinsorge F, Berg-Schlosser V, Maroske D (1985) Vorteile der Computertomographie-Diagnostik bei Acetabulumfrakturen. Chirurg 56:449–453

181. Klose HH, Schuchardt E (1980) Die beckennahen Apophysenabrisse. Orthopäde 9:229–236
182. Kölbel R, Golzo H (1977) Die Köhlersche Tränenfigur – Untersuchungen zur Beziehung von Röntgenbild und anatomischem Substrat. Fortschr Röntgenstr 127:326–333
183. Kotz R, Ritschl P, Kropej D, Schüler C, Wurnig C, Salzer-Kutschnik M (1992) Die Grenzen der Extremitätenerhaltung – Amputation Versus Resektion. Z Orthop 130:299–305
184. Kouvalchouk JF, Paszkowski A (1986) Irradiation des homogreffes osseuses – Leur utilisation après résection pour tumeur. A propos de quatre observations. Rev Chir Orthop 72:393–401
185. Krueger P, Pfeiffer KJ, Schweiberer L (1983) Frakturen und Luxationen des Beckenringes. Langenbecks Arch Chir 361:173–177
186. Krueger P, Euler E, Raderschadt M, Wischhöfer E, Hartge S, Weimann E, Schweiberer L (1986) Vergleichende experimentelle und klinische Untersuchungen verschiedener stabilisierender Osteosynthesetechniken im dorsalen Beckenbereich. Hefte Unfallheilkd 181:625–626
187. Krueger P, Hartge S, Euler E, Schweiberer L (1989) Wandel und Fortschritte in der operativen Behandlung von Frakturen des Beckenringes und des Acetabulums. Orthopäde 18:171–179
188. Kummer B (1981) Biomechanik der normalen und kranken Hüfte. In: Draenert K, Rütt A (Hrsg) Morphologie und Funktion der Hüfte. Art and Science, München S 99–111 (Histo-Morph Bewegungsapp 1)
189. Kuner EH, Schlickewei W (1979) Therapie der Beckenringbrüche. Hefte Unfallheilkd 140:84–90
190. Labitzke R, Witzel U (1986) Biomechanische Grundlagen und Technik der elastischen Hülsen-Seil-Verspannung der Beckenruptur. Hefte Unfallheilkd 181:622–624
191. Landjerit B, Jacquard-Simon N, Thourot M, Massin PH (1992) Physiological loadings on human pelvis: a comparison between numerical and experimental simulations. VIII. Meeting of the European Society of Biomechanics, Rome Italy, June 21–24 1992, p 195 (Abstract)
192. Langhammer H, Schön JR, Biehl T, Gössner W, Pabst HW (1984) Szintigraphie von Knochentumoren. In: Draenert K, Rütt A (Hrsg) Erfahrungen mit dem operativen Gelenkersatz. Art and Science, München S 137–144 (Histo-Morph Bewegungsapp 2)
193. Langlais F, Vielpeau C (1989) Allografts of the hemipelvis after tumour resection – Technical aspects of four cases. J Bone Joint Surg [Br] 71:58–62
194. Lansinger O, Karlsson J, Berg U, Mare K (1984) Unstable fractures of the pelvis treated with a trapezoid compression frame. Acta Orthop Scand 55:325–329
195. Lavallée G, Grégoire A, Laperrière J, Sylvestre J (1979) Lower urinary tract trauma. J Can Assoc Radiol 30:49–52
196. Leighton RK, Waddell JP, Bray TJ, Chapman MW, Simpson L, Martin RB, Sharkey NA (1991) Biomechanical testing of new and old fixation devices for vertical shear fractures of the pelvis. J Orthop Trauma 5:313–317
197. Letournel E, Judet R (1981) Fractures of the acetabulum. Springer, Berlin Heidelberg New York
198. Lierse W (1984) Becken. In: Lang J, Wachsmuth W (Hrsg) Praktische Anatomie, 2. Bd, Teil 8A. Springer, Berlin Heidelberg New York Tokyo
199. Lindner H, Breit A (1984) Strahlenbehandlung von hüftgelenksnahen Tumoren. In: Draenert K, Rütt A (Hrsg) Erfahrungen mit dem operativen Gelenkersatz. Art and Science, München S 189–200 (Histo-Morph Bewegungsapp 2)
200. Lindsey RW, Leggon RE, Wright DG, Nolasco DR (1988) Separation of the symphysis pubis in association with childbearing – A case report. J Bone Joint Surg [Am] 70:289–292
201. Lionberger D, Walker PS, Granholm J (1985) Effects of prosthetic acetabular replacement on strains in the pelvis. J Orthop Res 3:372–379
202. Lucas CE (1977) Diagnosis and treatment of pancreatic and duodenal injury. Surg Clin North Am 57:49–65
203. Lütten C, Lorenz H, Thomas W (1990) Metallspongiöse Endoprothesen für Revisionseingriffe am Hüftgelenk. Z Orthop 128:153–159
204. Lutzeyer W (1983) Harnröhren- und Blasenverletzungen. Langenbecks Arch Chir 361:197–203
205. Mäurer J, Österreich FU, Grabbe E (1990) Computertomographie und Kernspintomographie bei Beckentumoren ohne Organzusammenhang. Röntgenblätter 43:420–425
206. Magnin P, Schnepp J, Dargent D, Cherasse A (1969) Les conséquences obstétricales des fractures du bassin. Gyn Obst Paris 68:237–258
207. Matta JM, Anderson LM, Epstein HC, Hendricks P (1986) Fractures of the acetabulum – A retrospective analysis. Clin Orthop Relat Res 205:230–240

208. Matta JM, Mehne DK, Roffi R (1986) Fractures of the acetabulum – Early results of a prospective study. Clin Orthop Relat Res 205:241–250
209. Matta JM, Merritt PO (1988) Displaced acetabular fractures. Clin Orthop Relat Res 230:83–97
210. Matta JM, Saucedo T (1989) Internal fixation of pelvic ring fractures. Clin Orthop Relat Res 242:83–97
211. Mayron R, Ruiz E, Mestitz S, Omlie W (1985) Tissue-fat pulmonary embolism occurring in a patient with a severe pelvic fracture. J Emerg Med 2:251–256
212. McLaren AC (1990) Prophylaxis with indomethacin for heterotopic bone after open reduction of fractures of the acetabulum. J Bone Joint Surg [Am] 72:245–247
213. McRae Ronald (1987) Praxis der Frakturenbehandlung, 2. Aufl. Fischer, Stuttgart New York
214. Mears DC, Fu F (1980) External fixation in pelvic fractures. Orthop Clin North Am 11:465–479
215. Mears DC (1982) External fixation of pelvic ring fractures. In: Uhthoff HK (ed) Current concepts of external fixation of fractures. Springer, Berlin Heidelberg New York Tokyo, pp 281–292
216. Mears DC, Rubash HE (1986) Pelvic and acetabular fractures. SLACK, Thorofare, New Jersey
217. gestrichen
218. Meinhard BP, Misoul C, Joy D, Ghillani R (1987) Central acetabular fracture with ipsilateral femoral-neck fracture and intrapelvic dislocation of the femoral head without major pelvic-column disruption – A case report. J Bone Joint Surg [Am] 69:612–615
219. Meland NB (1992) Management of osteoradionecrosis and osteomyelitis of the pelvis and sacrum. Surgery of the Pelvis and Acetabulum: An International Consensus, Office of Continuing Medical Education, Pittsburgh 11.–15.10.1992 (Abstract)
220. Metz B (1968) Ein Beitrag zum Studium über die Statodynamik des Beckenringes. Z Orthop Grenzgeb 104:381–387
221. Metz CW, Sellers TD, Feagin JA, Levine MI, Onkey RG, Dyer JW, Eberhard EJ (1970) The displaced intracapsular fracture of the neck of the femur. J Bone Joint Surg [Am] 52:113–127
222. Miller JAA, Schultz AB, Andersson GBJ (1987) Load displacement behavior of sacroiliac joints. J Orthop Res 5:92–101
223. Mnaymneh W, Temple W (1980) Modified hemipelvectomy utilizing a long vascular myocutaneous thigh flap. J Bone Joint Surg [Am] 62:1013–1015
224. Moed BR (1992) Prophylactic indomethacin for the prevention of heterotopic ossification following acetabular fracture surgery in high-risk patients. Surgery of the Pelvis and Acetabulum: An International Consensus, Office of Continuing Medical Education, Pittsburgh 11.–15.10.1992 (Abstract)
225. Möser M, Hein W (1987) Kräfte an der Hüfte – Das Untergurtmodell, Teil 1: Kritik am Pauwels-Modell. Der Zweibeinstand. Beitr Orthop Traumatol 34:83–92
226. Möser M, Hein W (1987) Kräfte an der Hüfte – Das Untergurtmodell, Teil 2: Der Einbeinstand: das Turmkranprinzip. Beitr Orthop Traumatol 34:179–189
227. Moon MS, Ok IY, Ha KY, Sihn JC (1990) Tuberculosis of the ischiopubic ramus – A report of five cases. Int Orthop 14:175–177
228. Müller KH, Müller-Färber J (1982) Der Fixateur externe – seltene Indikationen, Kombination von internen und externen Osteosynthesetechniken, Sekundäreingriffe. Langenbecks Arch Chir 358:133–140
229. Müller KH, Witzel U (1986) Biomechanik des Beckenringes und Verletzungsformen. Hefte Unfallheilkd 181:557–565
230. Müller ME, Allgöwer M, Schneider R, Willenegger H (1991) Manual of internal fixation, 3rd edn. Springer, Berlin Heidelberg New York Tokyo
231. Müller-Färber J, Müller KH (1986) Indikation und Technik der Stabilisierung des dorsalen Beckenringsegmentes. Hefte Unfallheilkd 181:632–637
232. Müller-Gerbl M, Putz R, Hodapp N, Schulte E, Wimmer B (1989) Computed tomography-osteoabsorptiometry for assessing the density distribution of subchondral bone as a measure of long-term mechanical adaptation in individual joints. Skeletal Radiol 18:507–512
233. Müller-Gerbl M, Putz R, Hodepp N, Schulte E, Wimmer B (1990) Die Darstellung der subchondralen Dichtemuster mittels der CT-Osteoabsorptiometrie (CT-OAM) zur Beurteilung der individuellen Gelenkbeanspruchung am Lebenden. Z Orthop 128:128–133
234. Muhr G, Dávid A (1992) Skelettmetastasen im Beckenbereich. Chirurg 63:917–922
235. Mumenthaler M, Schliak H (1987) Läsionen peripherer Nerven, 5. Aufl. Thieme, Stuttgart New York

236. Murphy SB, Kijewski PK, Millis MB, Hall JE, Simon SR, Chandler HP (1988) The planning of orthopaedic reconstructive surgery using computer-aided simulation and design. Comp Med Imag Graph 12:33–45
237. Mutschler W, Burri C (1987) Die chirurgische Therapie von Beckentumoren. Chirurg 58: 724–731
238. Mutschler W, Burri C, Kiefer H (1987) Functional results after pelvic resection with endoprosthetic replacement. In: Limb salvage in musculoskeletal oncology. Churchill Livingstone, New York Edinburgh London, pp 156–166
239. Mutschler W, Burri C (1990) „Innere" Hemipelvektomie und Beckenersatz. Operat Orthop Traumatol 2:1–13
240. Nast-Kolb D, Keßler S, Duswald KH, Betz A, Schweiberer L (1986) Extremitätenverletzungen polytraumatisierter Patienten: stufengerechte Behandlung. Unfallchirurg 89:149–154
241. Nielsen HKL, Coombs R (1987) Pelvic bone replacement. In: Coombs R, Friedlaender G (eds) Bone tumor management. Butterworth, London, pp 183–195
242. Nusholtz GS, Kaiker PS (1986) Pelvic stress. J Biomech 19:1003–1014
243. Nutz V, Pfeifer P (1987) Operative Versorgung von Beckenfrakturen. Chir prax 38:105–120
244. Ochsner MG, Hoffman AP, DiPasquale D, Cole FJ, Rozycki GS, Webster DW, Champion HR (1992) Associated aortic rupture-pelvic fracture: An alert for orthopedic and general surgeons. J Trauma 33:429–434
245. Oonishi H, Isha H, Hasegawa T (1983) Mechanical analysis of the human pelvis and its application to the artificial hip joint – by means of the three dimensional finite element method. J Biomech 16:427–444
246. Otto K, Baars GW, Nieder E (1987) Beckenknochendefekte in der Alloarthroplastik. Orthopäde 16:261–276
247. O'Connor MJ, Sim FH (1989) Salvage of the limb in the treatment of malignant pelvic tumors. J Bone Joint Surg [Am] 71:481–494
248. Paar O, Sohn M, Kasperk R (1990) Strategie der interdisziplinären Frühoperation bei instabiler Beckenverletzung und urogenitaler Begleitläsion. Unfallchirurg 93:353–358
249. Pauwels F (1965) Gesammelte Abhandlungen zur funktionellen Anatomie des Bewegungsapparates. Springer, Berlin Heidelberg New York
250. Pauwels F (1973) Kurzer Überblick über die mechanische Beanspruchung des Knochens und ihre Bedeutung für die funktionelle Anpassung. Z Orthop 111:681–705
251. Pauwels F (1973) Atlas zur Biomechanik der gesunden und kranken Hüfte. Springer, Berlin Heidelberg New York
252. Pecorelli F, Della Torre P (1992) Results of conservative treatment of fractures of the acetabulum. Hefte Unfallheilkd 222:172–177
253. Peic S (1971) Die Köhlersche Tränenfigur und ihre Bedeutung in der Röntgendiagnostik. Röfo 114:305–316
254. Pekman WM, Brown TD (1987) A finite element analysis of reconstruction of the acetabulum with metastatic disease. Iowa Orthop J 7:74–84
255. Pellegrini VD, Konski AA, Gastel JA, Rubin P, McCollister Evarts C (1992) Prevention of heterotopic ossification with irradiation after total hip arthroplasty. J Bone Joint Surg [Am] 74:186–200
256. Pennal GF, Tile M, Waddell JP, Garside H (1980) Pelvic disruption: assessment and classification. Clin Orthop Relat Res 151:12–21
257. Pennal GF, Davidson J, Garside H, Plewes J (1980) Results of treatment of acetabular fractures. Clin Orthop Relat Res 151:115–123
258. Pennal GF, Massiah KA (1980) Nonunion and delayed union of fractures of the pelvis. Clin Orthop Relat Res 151:124–129
259. Photoelastic Division (1989) Einführung in das spannungsoptische Oberflächenschichtverfahren. Technical Note TN-702, Measurements Group, Raleigh
260. Photoelastic Division (1989) Introduction to stress analysis by the photostress method. Technical Note TN-702-1, Measurements Group, Raleigh
261. Photoelastic Division (1989) Die Auswahl spannungsoptischer Beschichtungsmaterialien. Technical Note TN-704, Measurements Group, Raleigh
262. Photoelastic Division (1982) Instructions for casting and contouring photoelastic sheets. Instruction Bulletin IB-221-B, Measurements Group, Raleigh

263. Photoelastic Division (1982) Instructions for bonding flat and contoured photoelastic sheets to test-part surfaces. Instruction Bulletin IB-223-E, Measurements Group, Raleigh
264. Plitz W, Kuhn V, Maier A, Carl C, Hagena FW (1993) Injury mechanisms of the ankle joint in high ski boots: photoelastic and mechanical investigations on the human bone specimen. In: Johnson RJ, Mote CD, Zelcer J (eds) Skiing trauma and safety: Ninth International Symposium. ASTM STP 1182. American Society for Testing and Materials, Philadelphia, pp 150–161
265. Pörschke W (1987) Ektopische Verkalkungen nach Sportverletzungen. Hefte Unfallheilkd 189:732–734
266. Pohlemann T, Gänsslen A, Kiesling B, Bosch U, Haas N, Tscherne H (1992) Indikationsstellung und Osteosynthesetechniken am Beckenring. Unfallchirurg 95:197–209
267. Pohlemann T, Kiessling B, Gänsslen A, Bosch U, Tscherne H (1992) Standardisierte Osteosynthesetechniken am Beckenring – Analyse des Krankenguts und operative Technik. Orthopäde 21:373–384
268. Pohlemann T, Gänsslen A, Tscherne H (1992) Die Problematik der Sakrumfraktur – Klinische Analyse von 377 Fällen. Orthopäde 21:400–412
269. Pohlemann T, Culemann U, Tscherne H (1992) Vergleichende biomechanische Untersuchungen zur internen Stabilisierung der transforaminalen Sakrumfraktur. Orthopäde 21:413–421
270. Poigenfürst J (1979) Beckenringbrüche und ihre Behandlung. Unfallheilkunde 82:309–319
271. Poigenfürst J, Ender HG, Zadra A (1992) Komplikationen der operativen Versorgung von Beckenfrakturen. Unfallchirurg 95:210–213
272. Poitout D, Gaujoux G, Lempidakis M (1990) Reconstructions iliaques totales ou partielles à l'aide d'allogreffes de banque. Int Orthop 14:111–119
273. Posel P (1989) Topographische Anatomie des Beckenringes. In: Krueger P, Schweiberer L (Hrsg) Chirurgie des Beckens – Manual zum Operationskurs, Bd II. COPY-SHOP, München, S 1–4
274. Prieto JJ, Pankovich AM (1982) Shortcomings of external fixation. In: Current concepts of external fixation of fractures. Springer, Berlin Heidelberg New York, pp 415–423
275. Princic J, Straus I, Jost I (1986) Möglichkeiten der operativen Behandlung von Brüchen und Rissen im Bereich des Beckenringes. Hefte Unfallheilkd 181:605–609
276. Probst A (1977) Bewegungsorgane – A. Knochen. In: Eder M, Gedigk P (Hrsg) Lehrbuch der Allgemeinen Pathologie und der Pathologischen Anatomie, 30. Aufl. Springer, Berlin Heidelberg New York, S 759–779
277. Probst J (1979) Beckenfrakturen – Spätfolgen und Begutachtung. Unfallheilkunde 82:340–348
278. Putz R (1989) Funktionelle Anatomie des Beckengürtels. In: Krueger P, Schweiberer L (Hrsg) Chirurgie des Beckens – Manual zum Operationskurs, Bd I. COPY-SHOP, München, S 1–6
279. Putz R, Müller-Gerbl M (1992) Anatomische Besonderheiten des Beckenrings. Unfallchirurg 95:164–167
280. Raffa J, Christensen NM (1976) Compound fractures of the pelvis. Am J Surg 132:282–286
281. Raithel D (1983) Diagnostisches und therapeutisches Konzept bei Gefäßverletzungen der Beckenetage. Langenbecks Arch Chir 361:205–208
282. Rapperport DJ, Carter DR, Schurman DJ (1985) Contact finite element stress analysis of the hip joint. J Orthop Res 3:435–446
283. Rath M, Dittmer H, Lissner J (1983) Computertomographie zur Beurteilung des Beckenrings und des Acetabulums. Langenbecks Arch Chir 361:169–172
284. Rechl H, Scheyerer M, Kaddick C, Lohner K (1992) Planungshilfen für zementlose Sonderkonstruktionen und Individualimplantate für den Hüftersatz. In: Hipp E, Gradinger R, Ascherl R (Hrsg) Die zementlose Hüftprothese. Demeter, Gräfelfing, S 274–276
285. Reichelt HG (1985) Sacroiliacale Distorsion bzw. Subluxation – ein medizinisch gefestigter Begriff? Chirurg 56:461–465
286. Reilmann H, Weinberg AM (1992) Zugänge, Zugangswahl und operative Techniken zur internen Stabilisierung von Acetabulumfrakturen. Orthopäde 21:442–448
287. Reinert CM, Bosse MJ, Poka A, Schacherer T, Brumback RT, Burgess A (1988) A modified extensile exposure for the treatment of complex or malunited acetabular fractures. J Bone Joint Surg [Am] 70:329–337
288. Renaudin F, Lavaste F, Skalli W, Pecheux C, Scmitt VA (1992) A 3D finite element model of pelvis in side impact. VIII. Meeting of the European Society of Biomechanics, Rome Italy, June 21–24, 1992, p 194 (Abstract)

289. Resnik CS, Stackhouse DJ, Shanmuganathan K, Young JWR (1992) Diagnosis of pelvic fractures in patients with acute pelvic trauma: Efficacy of plain radiographs. AJR 158:109–112
290. Richardson ML, Montana MA (1985) Nutrient canals of the ilium: A normal variant simulating disease on computed tomography. Skeletal Radiol 14:117–120
291. Ries M, Pugh J, Au JC, Gurtowski J, Dee R (1989) Cortical pelvic strains with varying size hemiarthroplasty in vitro. J Biomechanics 22:775–780
292. Ritschl P, Helwig U, Kotz R (1992) Chirurgische Therapie von Metastasen des Beckens und Sacrums. Z Orthop 130:202–206
293. Roder JD, Stübinger B, Gmeinwieser J, Müller E, Claudi BF (1988) Ergebnisse der operativen Behandlung von Beckenfrakturen bei polytraumatisierten Patienten. Aktuel Traumatol 18:129–133
294. Rodrigo JJ, Prolo DJ (1988) Allografts. In: Chapman MW, Madison M (eds) Operative orthopaedics, vol 2. Lippincott, Philadelphia, pp 911–928
295. Rommens P, Wissing H, Serdarevic M (1987) Die Bedeutung der Computertomographie für Diagnostik und Therapie der Frakturen des hinteren Beckenringes und des Hüftgelenkes. Unfallchirurgie 13:32–37
296. Rommens PM, Gielen J, Broos PL (1992) Die Bedeutung der CT für Diagnostik und Therapie der Frakturen des Beckenringes. Unfallchirurg 95:168–173
297. Rommens PM, Vanderschot PM, Broos PL (1992) Conventional radiography and CT examination of pelvic ring fractures – A comparative study of 90 patients. Unfallchirurg 95:387–392
298. Rommens PM, Vanderschot PM, De Boodt P, Broos PL (1992) Surgical management of pelvic ring disruptions – Indications, techniques and functional results. Unfallchirurg 95:455–462
299. Rubash HE, Brown TD, Nelson DD, Mears DC (1983) Comparative mechanical performances of some new devices for fixation of unstable pelvic ring fractures. Med Biol Eng Comput 21:657–663
300. Rudicel S (1985) Paraartikuläre (ektopische oder heterotope) Ossifikationen nach Hüfttotalprothese. Orthopäde 14:54–57
301. Rüedi Th, Von Hochstetter AHC, Schrumpf R (1984) Operative Zugänge der Osteosynthese. Springer, Berlin Heidelberg New York Tokyo, S 115–121
302. Ruf W, Mischkowsky T, Friedl W (1985) Diagnostisches Vorgehen beim stumpfen Bauchtrauma. Chirurg 56:673–679
303. Saroyan RM, Kerstein MD (1993) Vascular injuries. In: Frame SB, McSwain NE (eds) Retroperitoneal trauma. Thieme, Stuttgart New York, pp 135–156
304. Sawaguchi T, Brown TD, Rubash HE, Mears DC (1984) Stability of acetabular fractures after internal fixation. Acta Orthop Scand 55:601–605
305. Schipp U (1991) Komplette homologe Femurtransplantation bei schwerstem Knochenverlust des Femurs und des Beckens bei Zustand nach mehrfachem TEP-Wechsel. Orthop prax 27:808–814
306. Schmelzeisen H, Weller S (1980) Becken. In: Baumgartl F, Kremer K, Schreiber HW (Hrsg) Spezielle Chirurgie für die Praxis, Bd III/2: Haltungs- und Bewegungsapparat – Traumatologie. Thieme, Stuttgart, S 165–266
307. Schmiedt E (1979) Frakturen und Luxationen im Beckenbereich – Urogenitale Verletzungen. Unfallheilkunde 82:331–339
308. Schmit-Neuerburg KP, Hölter HW (1983) Therapeutische Prioritäten beim Polytrauma mit Beckenverletzung. Langenbecks Arch Chir 361:189–195
309. Schmorell E (1958) Die orthopädischen Besonderheiten der Frau durch ihre Fortpflanzungsaufgaben. In: Hohmann G, Hackenbroch M, Lindemann K (Hrsg) Handbuch der Orthopädie, Bd II. Thieme, Stuttgart, S 1120–1136
310. Schneider R (1987) Die Totalprothese der Hüfte – Ein biomechanisches Konzept und seine Konsequenzen. Huber, Bern Stuttgart Toronto
311. Schöllner D, Ruck W (1974) Die Beckenendoprothese – eine Alternative zur Hemipelvektomie bei Tumorpatienten. Z Orthop 112:968–970
312. Schöpf HJ (1989) Spannungsoptisches Oberflächenschichtverfahren. In: Rohrbach C (Hrsg) Handbuch für experimentelle Spannungsanalyse. VDI-Verlag, Düsseldorf, S 258–279
313. Schratter M, Lechner G, Ritschl P, Imhof H, Braun O (1989) CT in der OP-Planung bei tumorösen Prozessen des Kreuzbeins. Z Orthop 127:32–38

314. Schröder DW, Gall H (1992) Zum biomechanischen Einfluß der Synovialflüssigkeit auf die Funktion der Gelenke. Zuckschwerdt, München Bern Wien New York
315. Schweiberer L (1970) Beckenbrüche. Chirurg 41:55–62
316. Schweiberer L, Dambe LT, Klapp F (1978) Die Mehrfachverletzung: Schweregrad und therapeutische Richtlinien. Chirurg 49:608–614
317. Schweiberer L, Betz A (1985) Die Mehrfachverletzung, Diagnostik und Versorgung im Rahmen einer Chirurgischen Abteilung. In: Ungeheuer E (Hrsg) Das Polytrauma. Urban & Schwarzenberg, München Wien Baltimore, S 1–26
318. Schweiberer L, Nast-Kolb D, Duswald K-H, Waydhas Ch, Müller K (1987) Das Polytrauma – Behandlung nach dem diagnostischen und therapeutischen Stufenplan. Unfallchirurg 90:529–538
319. Schweiberer L, Nast-Kolb D, Waydhas Ch (1991) Management beim Polytrauma. In: Bünte H, Junginger Th (Hrsg) Jahrbuch der Chirurgie 1991. Biermann, Zülpich
320. Schweikert CH, Weigand H (1979) Ergebnisse nach konservativer und operativer Therapie der Acetabulumfrakturen. Hefte Unfallheilkd 140:166–180
321. Schwetlick G, Weber U, Hofmann J, Klingmüller V (1992) Vorläufige Behandlungsergebnisse mit dem gefäßgestielten Beckenspan bei der Hüftkopfnekrose. Z Orthop 130:129–135
322. Sciascia R (1967) Osservazioni anatomiche e radiologiche sull'architettura generale della sostanza spugnosa dell'osso coxale umano. Ann Ital Chir 43:1087–1109
323. Seiler H (1992) Zeitpunkt der Osteosynthese bei Beckenringverletzungen. Vor- und Nachteile der frühzeitigen operativen Versorgung. Unfallchirurg 95:181–184
324. Senegas J, Liorzou G, Yates M (1980) Complex acetabular fractures: A transtrochanteric lateral surgical approach. Clin Orthop Relat Res 151:107–114
325. Sennerich T, Kurock W (1987) Frakturen von Becken und Hüftgelenk beim jugendlichen Sportler. Hefte Unfallheilkd 189:709–713
326. Serafi A, Vielsäcker H, Müller KW (1992) Anwendbarkeit der Klassifikation der Beckenringfrakturen nach Isler und Ganz im klinischen Alltag. Aktuel Traumatol 22:197–202
327. Shanmugasundaram TK (1970) Unusual dislocation of symphysis pubis with locking – A case report. J Bone Joint Surg [Am] 52:1669–1671
328. Shaw JA, Eng M, Mino DE, Werner FW, Eng MM, Murray DG (1985) Posterior stabilization of pelvic fractures by use of threaded compression rods – Case reports and mechanical testing. Clin Orthop Relat Res 192:240–254
329. Shikata J, Yamamuro T, Kotoura Y, Mikawa Y, Iida H, Maetani S (1988) Total sacrectomy and reconstruction for primary tumors – Report of two cases. J Bone Joint Surg [Am] 70:122–125
330. Sim FH (1992) Pelvic resections and massive bone grafts in pelvic malignant bone tumors. Surgery of the Pelvis and Acetabulum: An International Consensus, Office of Continuing Medical Education, Pittsburgh 11.–15.10.1992 (Abstract)
331. Simon MA (1982) Current concepts review biopsy of musculoskeletal tumors. J Bone Joint Surg [Am] 64:1253–1257
332. Simon MA (1990) Local resection of the pelvis. In: McCollister EC (ed) Surgery of the musculoskeletal system, vol 3. Churchill Livingstone, New York Edinburgh London, pp 2447–2471
333. Skura DS (1992) Heterotopic ossification with acetabular fractures: Risk factors, prevention and treatment. Surgery of the Pelvis and Acetabulum: An International Consensus, Office of Continuing Medical Education, Pittsburgh 11.–15.10.1992 (Abstract)
334. Slätis P, Huittinen VM (1972) Double vertical fractures of the pelvis – A report on 163 patients. Acta Chir Scand 138:799–807
335. Slätis P, Karaharju EO (1980) External fixation of unstable pelvic fractures: Experiences in 22 patients treated with a trapezoid compression frame. Clin Orthop Relat Res 151:73–80
336. Slätis P, Karaharju EO, Kaukonen JP, Kalrento AL (1982) External fixation of pelvic fractures. Principles of the trapezoid compression frame. In: Uhthoff HK (ed) Current concepts of external fixation of fractures. Springer, Berlin Heidelberg New York, pp 273–280
337. Slätis P, Eskola A (1992) External fixation as a test for assessing chronic instability of the sacroiliac joint. Surgery of the Pelvis and Acetabulum: An International Consensus, Office of Continuing Medical Education, Pittsburgh 11.–15.10.1992 (Abstract)
338. Stankovic P, Stuhler T, Tiling T, Sattel W (1984) Die Analyse der Todesfälle nach Beckenverletzungen, Hefte Unfallheilkd 164:254–256

339. Steel HH (1978) Partial or complete resection of the hemipelvis – An alternative to hindquarter amputation for periacetabular chondrosarcoma of the pelvis. J Bone Joint Surg [Am] 60:719–730

340. Steinau HU, Biemer E (1990) Resektionsmethodik und funktionelle Wiederherstellungschirurgie maligner Weichgewebstumoren der Extremitäten. Langenbecks Arch Chir 375:239–245

341. Steindler A (1973) Kinesiology of the human body, Lecture XVI, Mechanics of the hip joint. Thomas, Springfield III, pp 261–296

342. Stephenson RB, Kaufer H, Hankin FM (1989) Partial pelvic resection as an alternative to hindquarter amputation for skeletal neoplasms. Clin Orthop Relat Res 242:201–211

343. Stocks GW, Gabel GT, Noble PC, Hanson GW, Tullos HS (1991) Anterior and posterior internal fixation of vertical shear fractures of the pelvis. J Orthop Res 9:237–245

344. Strasser H (1917) Lehrbuch der Muskel- und Gelenkmechanik, Bd III. Springer, Berlin

345. Strittmatter B, Kirchner R, Häring R, Farthmann EH (1989) Dünn- und Dickdarmverletzungen nach stumpfem Bauchtrauma. Helv Chir Acta 56:777–786

346. Sung HW, Shu WP, Wang HM, Yuai SY, Tsai YB (1987) Surgical treatment of primary tumors of the sacrum. Clin Orthop Relat Res 215:91–98

347. Taeger K (1992) Anästhesiologische Probleme und Besonderheiten in der Versorgung von schweren Beckenverletzungen. Unfallchirurg 96:185–188

348. Teeny SM, Wiss DA (1987) Case report – compartment syndrome: A complication of use of the MAST suit. J Orthop Trauma 1:236–239

349. Teleky B, Ritschl P, Kotz R, Polterauer P (1988) Gefäßchirurgische Rekonstruktionen bei orthopädischen Tumoroperationen. Chirurg 59:159–164

350. Thiede A, Petersen R, Hamelmann H (1983) Darmverletzungen. Langenbecks Arch Chir 361:213–220

351. Thompson RC, Manivel C (1988) Neuropathic arthropathy as a possible cause of failure of a whole joint allograft – A case report. Clin Orthop Relat Res 234:124–128

352. Tile M (1984) Fractures of the pelvis and acetabulum. Williams & Wilkins, Baltimore London

353. Tile M (1987) Fractures of the pelvis. In: Schatzker J, Tile M (eds) The rationale of operative fracture care. Springer, Berlin Heidelberg New York Tokyo, pp 133–172

354. Tile M (1987) Fractures of the acetabulum. In: Schatzker J, Tile M (eds) The rationale of operative fracture care. Springer, Berlin Heidelberg New York Tokyo, pp 173–213

355. Tile M (1988) Pelvic ring fractures: Should they be fixed? J Bone Joint Surg [Br] 70:1–12

356. Toni A, Gulino G, Baldini N, Gulino F (1985) Clinical and radiographic long term results of acetabular fractures associated with dislocations of the hip. Ital J Orthop Traumatol 11:443–454

357. Trentz O, Bühren V, Friedl HP (1989) Beckenverletzungen. Chirurg 60:639–648

358. Trunkey DD, Chapman MW, Lim RC, Dunphy JE (1974) Management of pelvic fractures in blunt trauma injury. J Trauma 14:912–923

359. Van der Werf GJIM, Van Hasselt NGM, Tonino AJ (1985) Radiotherapy in the prevention of recurrence of paraarticular ossification in total hip prostheses. Arch Orthop Trauma Surg 104:85–88

360. Varney M, Fischer I, Becker H, Derra E, Röher HD (1990) Intraabdominelle Zusatzverletzungen bei Polytraumatisierten mit Beckenfrakturen – Schwierigkeiten in Diagnostik und Therapie. Aktuel Traumatol 20:226–230

361. Vécsei V (1988) Ergebnissse der biomechanischen Untersuchungen verschiedener F.-e.-Montagen am Becken. Aktuel Traumatol 18:261–264

362. Vichard Ph, Zeil A (1985) Les hémorragies sous-péritonéales graves des fractures du bassin. Chirurgie 111:229–234

363. Völkel W (1983) Operative Maßnahmen und Ergebnisse bei Verletzungen des knöchernen Beckenringes. Unfallchirurgie 9:197–201

364. Von Hochstetter A, Rüedi Th (1983) Anatomie und Zugangswege zum knöchernen Becken. Langenbecks Arch Chir 361:163–167

365. Vukicevic S, Plitz W, Vukicevic D, Vinter I, Bergmann M (1982) Holographic study of the stresses in the normal pelvis with particular reference to the movement of the sacrum. In: Huiskes R, van Campen D, De Wijn J (eds) Biomechanics: Principles and applications. Nijhoff, The Hague Boston, pp 233–239

366. Vukicevic S, Marusic A, Stavljenic A, Vujicic G, Skavic J, Vukicevic D (1991) Holographic analysis of human pelvis. Spine 16:209–214

367. Waldeyer A, Mayet A (1976) Anatomie des Menschen, 13. Aufl. de Gruyter, Berlin New York
368. Walker PS, Robertson DD (1988) Design and fabrication of cementless hip stems. Clin Orthop Relat Res 235:25–34
369. Wanebo HJ, Whitehill R, Gaker D, Wang GJ, Morgan R, Constable W (1987) Composite pelvic resection – An approach to advanced pelvic cancer. Arch. Surg 122:1401–1406
370. Ward EF, Tomasin J, Vander Griend RA (1987) Open reduction and internal fixation of vertical shear pelvic fractures. J Trauma 27:291–295
371. Weber M (1992) Die Begutachtung von Frakturen und Rupturen des Beckens. Z Orthop 130:157–162
372. Weigand H, Schweikert CH (1979) Frakturtypen des Acetabulums. Hefte Unfallheilkd 140:13–26
373. Weinberg AM, Reilmann H (1992) Die Arbeitsgruppe Becken in der DGU und der deutschen Sektion der AO-International. Orthopäde 21:449–452
374. Weis EB (1984) Subtle neurological injuries in pelvic fractures. J Trauma 24:483–985
375. Weise K, Gehrlein B, Rühle S (1986) Indikationsstellung und Behandlungsergebnisse operativ versorgter Kombinationsverletzungen am Becken. Hefte Unfallheilkd 181:619–622
376. Weise K, Weller S (1987) Die konservative Therapie beim Hüftpfannenbruch – Indikation und Ergebnisse. Aktuel Traumatol 17:277–283
377. Weise K, Hermichen HG (1992) Indikation zur konservativen Therapie beim Hüftpfannenbruch. Hefte Unfallheilkd 222:153–164
378. Welch CE (1936) Pathological fractures due to malignant disease. Surg Gynecol Obstet 62:735–744
379. Wild JJ, Hanson GW, Tullos HS (1982) Unstable fractures of the pelvis treated by external fixation. J Bone Joint Surg [Am] 64:1010–1020
380. Wilker D, Schweiberer L (1984) Abdominopelvine Begleitverletzungen. Hefte Unfallheilkd 164:187–191
381. Wilker DK, Izbicki JR, Euler E, Schweiberer L (1991) Verletzungen des Beckens und der Retroperitonealorgane. Urologe(A) 30:183–188
382. Winkelmann W (1989) Die bewußt intraläsionale Tumorresektion. Z Orthop 127:418–419
383. Winkelmann W (1988) Eine neue Operationsmethode bei malignen Tumoren des Darmbeins. Z Orthop 126:671–674
384. Winkelmann W, Jürgens H (1989) Lokalkontrolle beim Ewing-Sarkom – Vergleichende Ergebnisse nach intraläsionaler, marginaler bzw. Tumorresektion im Gesunden. Z Orthop 127:424–426
385. Witschger P, Heini P, Ganz R (1992) Beckenzwinge zur Schockbekämpfung bei hinteren Beckenringverletzungen – Applikation, biomechanische Aspekte und erste klinische Resultate. Orthopäde 21:393–399
386. Wittler G, Frankenberger H, Rehder U (1989) Konzipierung eines Beckenteilersatzes mittels Berechnung der Belastung am Beckenknochen mit der Methode der Finiten Elemente. Biomed Tech 34:301–307
387. Wörsdörfer O, Magerl F (1987) Querfrakturen des Sakrums mit sacraler Paraplegie. Hefte Unfallheilkd 189:675–679
388. Wolff J (1892) Das Gesetz der Transformation der Knochen. Hirschwald, Berlin
389. Wuisman P, Härle A, Matthiaß HH, Roessner A, Erlemann R, Reiser M (1989) Two-stage therapy in the treatment of sacral tumors. Arch Orthop Trauma Surg 108:255–260
390. Wuisman P, Enneking WF (1990) Prognosis for patients who have osteosarcoma with skip metastasis. J Bone Joint Surg [Am] 72:60–68
391. Wuisman P, Enneking WF (1990) Die Stadieneinteilung von Osteosarkomen mit Skip-Metastasen. Z Orthop 128:457–462
392. Wuisman P, Winkelmann W (1993) Intern hemipelvectomy for malignant bone tumors and biologic reconstruction. International Symposium on Reconstructive Pelvic Surgery – A Multidisciplinary Forum, 18.–20.02.93, Mainz
393. Young JWR, Burgess AR, Brumback RJ, Poka A (1986) Pelvic fractures: Value of plain radiography in early assessment and management. Radiology 160:445–451
394. Young JWR, Resnik CS (1990) Fracture of the pelvis: Current concepts of classification. AJR 155:1169–1175

395. Zhou XM, Walker PS, Robertson DD (1990) Effect of press-fit femoral stems on strains in the femur. A photoelastic coating study. J Arthoplasty 5:71–82
396. Zsernaviczky J, Siemsen CH, Dahmen G (1975) Ermüdungsbrüche im vorderen Beckenbereich nach Hüftendoprothesen aus statisch-dynamischer Sicht. Z Orthop 113:367–371
397. Zwank L, Schweiberer L (1979) Beckenfrakturen im Rahmen des Polytrauma. Unfallheilkunde 82:320–326

Springer-Verlag und Umwelt

Als internationaler wissenschaftlicher Verlag sind wir uns unserer besonderen Verpflichtung der Umwelt gegenüber bewußt und beziehen umweltorientierte Grundsätze in Unternehmensentscheidungen mit ein.

Von unseren Geschäftspartnern (Druckereien, Papierfabriken, Verpackungsherstellern usw.) verlangen wir, daß sie sowohl beim Herstellungsprozeß selbst als auch beim Einsatz der zur Verwendung kommenden Materialien ökologische Gesichtspunkte berücksichtigen.

Das für dieses Buch verwendete Papier ist aus chlorfrei bzw. chlorarm hergestelltem Zellstoff gefertigt und im pH-Wert neutral.